全国名中医杨华临证集验

主 编 张达坤 蔡媛媛
主 审 杨 华

上海科学技术出版社

图书在版编目（CIP）数据

全国名中医杨华临证集验 / 张达坤，蔡媛媛主编. -- 上海：上海科学技术出版社，2025. 4. -- ISBN 978-7-5478-7106-5

Ⅰ. R249.7

中国国家版本馆CIP数据核字第2025VJ2955号

全国名中医杨华临证集验

主　编　张达坤　蔡媛媛
主　审　杨　华

上海世纪出版（集团）有限公司
上海科学技术出版社　出版、发行
（上海市闵行区号景路159弄A座9F-10F）
邮政编码 201101　　www.sstp.cn
常熟市兴达印刷有限公司印刷
开本 787×1092　1/16　印张 12.75
字数 200 千字
2025 年 4 月第 1 版　2025 年 4 月第 1 次印刷
ISBN 978-7-5478-7106-5/R·3239
定价：88.00 元

本书如有缺页、错装或坏损等严重质量问题，请向印刷厂联系调换

内 容 提 要

本书全面系统地总结了全国名中医杨华教授的学术思想与临床经验，内容涵盖其在中医理论研究方面的深刻见解、对中医经典著作的独到阐释以及卓有效验的治疗方法。全书分两部分：第一部分从学术思想方面详细介绍杨华的临证治验；第二部分按脏腑、气血津液、经络疾病分类，列举杨华在临床实践中对多种疾病的辨治思路和经验用药。书中通过真实案例展示了杨华对疾病从诊断到治疗的全过程，深入剖析诊疗思路，为中医从业者、医学生及中医爱好者提供了参考资料，有助于提升中医师的临床诊疗水平与理论素养。

编委会名单

主　编
张达坤　蔡媛媛

副主编
舒　盼　陈宇彬　杨振宇

编　委
张达坤　蔡媛媛　舒　盼
陈宇彬　杨振宇　李春盈
林道斌　刘宜峰　冯　超

主　审
杨　华

序一

中医之道，博大精深，承华夏千年智慧，系民族健康福祉。全国名中医杨华教授从医数十春秋，矢志岐黄，深耕临床。其临证之际，详察病机，精辨病症，每遇疑难重疾，皆能以其独到之见解、精准之方药，力挽沉疴，解患者于病痛困厄。其精湛医术，声名远播，患者咸赖。

于学术天地，杨教授笃志精研，上溯经典，穷究《内经》奥蕴，深探《伤寒》要旨，下涉诸家，博采众长，融会贯通。且能与时俱进，合现代医学之优，衷中参西，引后学追随之潮，使中医传承之路愈见宽广。

师者，医之基，学之范。杨教授言传身教，桃李芬芳。临床带教，亲示诊疗，口传心授，倾囊相授其经验体悟；学术交流，高论卓识，启迪后学，燃中医探索之热忱。莘莘学子受其熏陶，成中医栋梁之材，担传承发展之任。

今此学术经验集问世，集杨教授医路心血，囊经典医案、临证心得、理论深思。经典医案见证其医术之妙，心得理论饱含其医道之诚。此集为其学术大成，亦为中医临床实践及学术研究之启示。从业者可借此精进医术，厚植学养；爱好者能由此探中医幽微，悟文化精髓；研究者可从中觅创新灵感，启研究新思。愿广大读者开卷有益，感杨华教授学术魅力。

此书之出版，对中医传承工作的提升大有裨益，特为之序。

国医大师　林天东

甲辰年冬至

序 二

我出生于中医世家，祖父和父亲崇尚医德、刻苦行医，解除了许多群众的疾苦。在优良家风的熏陶下，自幼耳濡目染岐黄之术，父亲以《内经》《伤寒》为启蒙，教导我"医者仁心，贵在辨证"。后求学于中、西医两所院校，系统研习现代医学与经典理论，深感中医之博大精深，绝非固守一隅，而是需以开放之姿融汇新知。临床上我始终秉持"辨证与辨病相结合"的理念。例如，在治疗脾胃、肝胆疾病时，既遵循六经辨证调和肝脾，又结合内镜与生化指标评估疗效；面对甲状腺疾病，以疏肝理气、化痰散结为法，同时重视现代医学的激素调控与免疫干预。行医过程中需要不断学习新的知识和技能，同时还要面对临床实践中的各种挑战，其过程十分艰辛，但是不断学习和成长的过程也充满成就感和满足感。

时光荏苒，行医执教已逾45载。回首往昔，从青葱学子到银发医者，从中医世家的庭训启蒙到中西医结合的临床深耕，这一路走来，是患者的信任、师友的提携与对学术的求索，共同铸就了我的医道生涯。今将所学所悟整理成册，介绍本人学术体会和临床经验，既为总结，亦为传承，愿此书能为从业者、医学生及中医爱好者提供学习参考资料，对启迪临床思路、提高诊治水平有所裨益。能为中医事业的薪火相传尽绵薄之力，吾将欣慰之至也。

杨 华
2024年12月于海南省中医院

前 言

作为中华优秀传统文化中的瑰宝,中医药学千百年来传承不衰,为促进和保障人类健康、社会发展发挥了不可替代的作用,其间涌现出了一批又一批具有丰富实践经验的医家,杨华老师即是其中之一。

杨华出身中医世家,从事中医临床工作 45 年。他学识渊博,勤于实践,强调辨证论治贯穿疾病治疗始终,强调中西医融会贯通,灵活达变。现为二级主任医师、教授、博士生导师,全国名中医,第五、第七批全国老中医药专家学术经验继承工作指导老师,首届海南省名中医,海南省杰出人才。曾任海南省中医院党委书记、副院长,海南省中西医结合学会会长、名誉会长,中华中医药学会医师规范化培训与考核分会常务委员,《海南医学》杂志编委。曾荣获第二届中国中西医结合贡献奖,广州中医药大学学位与研究生教育优秀指导教师奖。负责的全国名中医杨华工作室和全国老中医药专家工作室培养临床博士学位研究生、全日制硕士学位研究生 6 名,全国老中医药专家学术经验继承人 4 人。全国名中医杨华工作室学术团队有博士生导师 1 人,主任医师 2 人,副主任医师 5 人,医学博士 3 人,医学硕士 6 人,全国老中医药专家学术经验继承人 4 人。围绕脾胃病、肝病、肺病、心病、老年病等常见病及内科疑难杂病开展临床和科研攻关,发表医学专业论文 20 余篇(其中 SCI 论文 1 篇),主持和指导省级自然科学基金项目及厅级科研项目多项,研发院内制剂"三清合剂"1 项。出版专著 1 部,主审专著 3 部,副主编著作多部。

杨华善用经方治疗常见病和多发病,擅长辨证与辨病相结合治疗内科疑难病症,强调在临床疗效观察中注重证候变化,注重影像学和生化指标的变化,强调中西医协同互补。

　　学习名医经验是中医学传承的重要方式之一，可帮助后学汲取经验、少走弯路。作为杨华老师的学生，笔者随诊多年，每遇棘手病证，必回顾老师所治类似病证的方法，倍感其临证所示皆为精要。故而希望通过整理、总结老师的学术思想及医案，展现老师宝贵的临证经验，以效后学。

　　本书经全体编纂人员历时两年多时间共同完成，虽数易其稿，但也难免有疏漏、不足之处，希望同道提出宝贵意见，以便修订和提高。

编　者

2024 年 12 月

目 录

上篇 学术经验

第一节 学术思想 ······ 003
 一、审证求因,治病求本 ······ 003
 二、中西医合参,辨证与辨病相结合,宏观与微观相结合 ······ 003
 三、突出杂病辨治重脾胃 ······ 003
 四、强调脾胃病应肝、脾、胃同治,调气、理血并用 ······ 004

第二节 临证经验 ······ 004
 一、脾胃病治验 ······ 004
 二、胆石症治验 ······ 012
 三、失眠治验 ······ 013
 四、心系疾病治验 ······ 015
 五、其他疾病治验 ······ 026

第三节 临证要诀 ······ 027
 一、抓主症,辨病机 ······ 027
 二、据四诊,辨体质 ······ 028
 三、明治法,选方药 ······ 029
 四、考经方,定药量 ······ 030

第四节 用方心得 ······ 031
 一、麻黄汤及其类方的临床应用 ······ 031
 二、桂枝汤及其类方的临床应用 ······ 036
 三、小柴胡汤及其类方的临床应用 ······ 037

第五节 经方学习心得 050
　　一、如何学习中医 050
　　二、谈师法经方 050
　　三、经方在临床应用中需要注意的几个问题 051

下篇 临证医案

第一节 肺系病证医案 055
　　一、感冒 055
　　二、咳嗽 056
　　三、喘证 063
　　四、哮病 065
　　五、发热 067

第二节 心系病证医案 068
　　一、不寐 068
　　二、心悸 076
　　三、胸痹 079

第三节 脑系病证医案 081
　　一、眩晕 081
　　二、头痛 086
　　三、痴呆 087

第四节 脾胃系病证医案 088
　　一、胃痛 088
　　二、胃痞 106
　　三、呃逆 111
　　四、呕吐 113
　　五、吐酸 115
　　六、便秘 120
　　七、腹痛 123

八、泄泻 ……………………………………………………… 125

　　九、痢疾 ……………………………………………………… 130

第五节　肝胆系病证医案 …………………………………………… 131

　　一、胆石症 …………………………………………………… 131

　　二、黄疸 ……………………………………………………… 133

　　三、胁痛 ……………………………………………………… 135

　　四、鼓胀 ……………………………………………………… 142

第六节　肾系病证医案 ……………………………………………… 144

　　一、尿频 ……………………………………………………… 144

　　二、水肿 ……………………………………………………… 145

　　三、癃闭 ……………………………………………………… 148

第七节　气血津液病证医案 ………………………………………… 149

　　一、郁病 ……………………………………………………… 149

　　二、梅核气 …………………………………………………… 152

　　三、消渴 ……………………………………………………… 153

　　四、自汗 ……………………………………………………… 158

　　五、盗汗 ……………………………………………………… 159

　　六、瘿病 ……………………………………………………… 160

　　七、瘿瘤 ……………………………………………………… 163

　　八、虚劳 ……………………………………………………… 166

　　九、乳癌 ……………………………………………………… 169

　　十、胃癌 ……………………………………………………… 170

　　十一、痤疮 …………………………………………………… 171

　　十二、荨麻疹 ………………………………………………… 173

　　十三、耳鸣 …………………………………………………… 174

　　十四、鼻渊 …………………………………………………… 175

　　十五、口干 …………………………………………………… 176

　　十六、口疮 …………………………………………………… 177

　　十七、喉痹 …………………………………………………… 178

十八、口臭 ……………………………………………………… 179
第八节　肢体经络病证医案 …………………………………… 180
　一、面瘫 ………………………………………………………… 180
　二、痹证 ………………………………………………………… 181
　三、胸痛 ………………………………………………………… 185
　四、蛇串疮疼痛 ………………………………………………… 186

参考文献 …………………………………………………………… 188

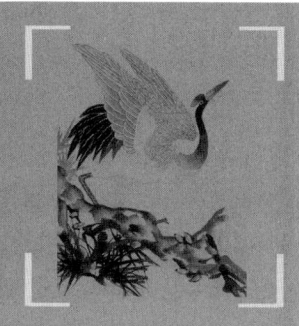

上篇

学术经验

第一节　学　术　思　想

一、审证求因，治病求本

对一些疑难复杂性疾病，杨华通过详审细察，辨析病证，结合西医学理论，提炼中医主症，分析和研究其病因病机、患者体质属性及对疾病的反应性，把握病势进退顺逆，准确辨证，以达到治病求本的效果。同时，在实践中，杨华还不断调整思路，灵活治疗随社会变化、疾病谱改变，所产生的复杂或变异性疾病。

二、中西医合参，辨证与辨病相结合，宏观与微观相结合

中医学非常重视人体的统一性、完整性及与自然的相互联系，认为人体是一个有机的整体，构成人体的各个组成部分之间在结构上不可分割，在功能上相互协调、相互补充，在病理上则相互影响。临证治病首先要树立"整体观念"。目前临床上所进行的各种检查，多数为局部性。治疗的手段是多方面的，有的疾病可以局部治疗，有的疾病则需采取综合措施。因此，医师的临床思维应是综合的、全面的，考虑分析问题也应是多方面的。通过西医学手段，辨识疾病。而辨证则是对疾病特定阶段的总结，综合了病性、病位、脏腑气血阴阳情况等。如对胃病的诊治，需要详询病史，四诊合参，有必要让患者做相关检查，证实具体病位所在，明确病变性质，是炎症、溃疡、萎缩，还是肿瘤。病变的早期，不借助于这种微观的局部观察，单靠中医宏观辨证，所做的总体判断和预后评估是有限的。中西医合璧，相互弥补，将呈线性表现的自然科学单元思维和呈非线性表现的哲学多元思维相互整合，构建新的整体医学观。

三、突出杂病辨治重脾胃

人体是一个统一的整体，脏腑之间密切相关，如脾胃功能紊乱，可以导致他脏病变，脾胃功能的康复，又有利于他脏病变的痊愈，因此他脏的病变亦常以调治脾胃为法。肺病日久，气阴不足，可以用培土生金法，俟气充足则其病自愈；饮伏痰阻，咳嗽喘逆之证，宜治咳必先治气，治气必先治痰，脾为生痰之源，临床上

可通过调理脾胃达到治疗咳喘的目的。又肾主水，脾属土，肾病水泛之证常可用土能制水之法，用培土健中之剂，以收气行水化之功。心主血、藏神，为君主之官，心血不足则怵惕不安，夜不能寐，健脾则能生血，营血充足，则心病愈矣。又有"胃不和则卧不安"之证，更应以调治中州为法。肝性喜动，得脾土之抑制，赖营血之柔润，则肝木自平。凡遇久病，脏腑气血受损，治宜辨其体质属阴属阳，分别治以阳虚治脾，阴虚治胃，使中气足，胃纳强，诸病自然渐愈。所以逢治沉疴、症情复杂者，以"上下交病治其中"之法，分别采用培中土、运大气、保元真、救气阴等法，立足于顾护脾胃之气，培中土，扩充了"三焦病证"在临床诊治中的运用范围，提高了临床疗效。

四、强调脾胃病应肝、脾、胃同治，调气、理血并用

脾胃病的辨证论治强调肝、脾、胃同治，调理、气血并用为法。脾胃的升降有肝宜疏、脾宜健、胃宜和，脾胃为气机之枢纽，胃为多气多血之府。如慢性胃炎的治疗，应注意气机升降出入及活血化瘀的灵活运用：① 胃在生理上重降，治疗上重通。② 重视胃的生理特性，通降胃气，脾胃分治。③ 注意脾胃为气机之枢纽，胃为多气多血之府，气滞可以影响血液运行，久病入络，久病留瘀，强调调理气血是治疗的重要环节，故理气活血法在临床各型中均需运用。

具体来说，运用升清降浊，疏肝清胃法，治疗胆汁反流性胃炎；补气提陷，佐活血法，治疗萎缩性胃炎；养血柔肝散结法，治疗肝硬化；疏肝扶脾法，治疗慢性溃疡性结肠炎；益气养阴，和胃降逆，佐理气顺腑法，治疗肿瘤患者放化疗引起的恶心呕吐、大便不通或大便泻下；养阴清热法，治疗变态反应性疾病。尤其是升陷和法治疗各种恶性肿瘤，均可取得满意的临床效果。

第二节 临证经验

一、脾胃病治验

脾胃病为临床的常见病、多发病，涵盖西医学中的功能性消化不良、慢性胃炎、消化性溃疡、功能性消化不良等常见消化系统疾病。西医学治疗消化系统疾

病时，习惯将其分为食管病、胃病、小肠病、结肠病等不同内脏器官的病变，独立地治疗某一器官。而中医认为，人体是有机整体，五脏六腑均有联系。脾胃为后天之本，脾胃之病与各脏腑均有关系，如常见的胃脘痛可由胃失和降、脾失健运、肝失疏泄等引起，治疗上往往兼顾其他脏腑的病变，注重全身调理，效果明显。

（一）胃生理上重降，治疗上重通

脾胃属中焦，位于人体中央，脾气主升而胃气主降，相反相成，是人体脏腑气机升降运动的枢纽。杨华治疗脾胃病首重脾胃的升降功能，尤其重视胃的通降功能。追根溯源，中医有关气机升降的理论源于《黄帝内经》，如《素问·经脉别论》言："饮入于胃，游溢精气，上输于脾，脾气散精……水精四布，五经并行。"饮食物及水谷精微的受纳、消化、吸收及分布有赖各脏腑的协调配合，其中脾胃的升降功能作用尤为重要。李东垣在《脾胃论》中强调中焦脾胃的生长和升发，认为只有脾气升发，谷气周布，元气才能充沛，反之则百病丛生。叶天士提出滋胃阴以降胃气的观点，补充了东垣脾胃学说中的不足，如《临证指南医案》中言："纳食主胃，运化主脾，脾宜升则健，胃宜降则和。"如脾气不升，"清气在下，则生飧泄"。水谷精微不得运化输布，而发生脘腹胀闷不舒、四肢无力、大便溏泄等。如胃气不降，"浊气在上，则生䐜胀"，皆因胃气上逆而致呕吐、呃逆、反酸、嗳气等。

杨华同样十分重视脾胃，在治疗上重视胃的通降功能。认为气机升降是人体生理活动的基本形式，脾胃又是气机升降之枢纽，脾胃在生理活动中起到十分重要的作用，治病应当顺应脾胃气机升降之性。胃的生理功能包括胃主受纳腐熟水谷和胃主通降，其中胃主受纳腐熟水谷的功能是否正常必须依赖胃主通降的功能情况，水谷纳入胃腑后，只有通过胃气的下降才能将腐熟的水谷向下传导至小肠泌别清浊，同时胃气的下降功能还能帮助大肠传导和排出糟粕；所以胃腑的功能可概括为以通为用、以降为和。同时针对胃气的下降功能，杨华强调胃在生理上重降，主张日常生活注意养护以保证胃气的通畅，饮食上主张合理有节，避免暴饮暴食，避免过于辛辣、刺激的饮食、药物，避免引起胃气上逆，如情志刺激等，从而达到胃以降为和的目的。另外，杨华强调不同的脾胃病，往往多可导致胃气上逆这一共同的病理结果，所以治胃要重通。但同样是胃气上逆，根据其病因病机的不同，需要应用不同的通法，如燥热内结大肠之阳明腑实证，可采用清热通腑之法，用承气汤类治疗；如为胃阴不足致胃腑失养，导致胃主通降功能不能正常进行，可采用润降之法；对于冷积内结肠腑之证，则可采用温通之法。另外，在治疗脾胃病时，杨华主张搭配调理气机类药物，以此来保证脾胃的升清和通降功能正常。在遇到某些腑气不通的情况时,需根据病因病机的不同,采用不同的通法,如泄热通腑法、润降法、温通法,来保证胃气通降功能正常,这样才能切中病机,药到病除。

(二)脾胃分治

脾为太阴湿土,属脏,胃为阳明燥土,属腑,脾胃同为气血生化之源、后天之本。脾在生理上主运化、主统血、主升清,喜燥而恶湿,为胃的继续受纳提供条件及能量;胃在生理上主受纳腐熟水谷,主通降,喜润而恶燥,为脾主运化提供前提。二者在食物的受纳、消化及水谷精微的化生、输布等生理过程中起着主要作用。脾胃虽同居中焦、共主消纳,然其生理功能各有偏重。此外,脾属太阴湿土、胃属阳明燥土,病症特点亦不尽相同。

杨华主张脾胃分治是指根据脾胃生理功能与病理变化的不同,采取区别对待的辨证治疗方法,这并非生硬地把脾胃分割开来,相反是重视脾胃间有机的联系,既脾胃分治又密切协同,二者并不矛盾。具体到治疗上强调脾病多虚、脾病多湿和脾气易陷下,治疗多取温补、燥湿以及升提等方法;强调胃病多燥、胃病多实和胃气易逆于上,治疗多采用润燥养阴、通便泄热以及理气降逆等方法。

杨华认为,脾胃之病当分而治之,调气理血并用。张仲景在《伤寒杂病论》六经辨证中,认为脾胃属太阴、阳明二经,并以提纲证"太阴之为病,腹满而呕,食不下,自利益甚,时腹自痛"和"阳明之为病,胃家实是也"开宗明义揭示出二者虚寒与实热不同的证候特点。杨华认为在临床上不仅要重视脾胃的整体性,重视其气机升降枢纽的作用,同时还要认识到脾胃二者生理、病理上的不同之处,辨证施治,如脾属太阴湿土,阴常有余,阳常不足,故脾之为病多是脾气虚寒证,治宜温中健脾,"宜服四逆辈";胃属阳明燥土,阳常有余,阴常不足,故胃之为病多表现为实证、热证,治疗多用承气汤及白虎汤类。脾胃分属太阴、阳明二经,治法方药不同,启示后人脾病与胃病有异,需辨证分而治之。然而,从另一个角度看,脾胃也有相统一的一面,诚如李东垣在《脾胃论·脾胃胜衰论》云:"夫饮食入胃,阳气上行,津液与气……脾禀气于胃,而灌溉四旁,荣养气血者也。"脾胃为气血生化之源,可以说脾胃为病,也是气血为病。脾胃的受纳及运化功能失常,水谷则无法正常受纳腐熟,气血化生乏源,兼之脾胃运化失常,精微物质生成不足,故引起气血亏虚;脾胃升降失司则易导致气血运行逆乱等。脾胃之病常为气血之病。因此,杨华在治疗脾胃病的同时,常常调气理血并用,并视气血状况加减用药。若气血不足则补气生血,若气滞血瘀则行气活血,多配以益气养血、理气活血等药物。

(三)重视气机升降出入

气机升降出入是维持人体生命活动的最重要功能。气机升降出入的任何一个环节出现障碍,都会导致人体功能障碍,引起疾病,严重者可危及生命。脾胃是维持人体气机升降出入功能的重要脏腑。脾脏生理上主升清,主输布水液上输于肺、主输布水谷精微至脏腑及四肢百骸。胃腑生理上主通降,包括降浊和降气,胃气以降为和。病理上脾病不能升清,导致清气下陷;脾不能输布水液,导致水肿、水湿困脾等病证;脾不能输布水谷精微,导致脏腑、四肢百骸失养,出现后天不足之虚劳等病证;胃气不能正常通降则胃气上逆,导致呕吐、呃逆、反酸、嗳气等病症。杨华强调治疗脾胃病必须重视气机升降出入,认为任何脾胃病都涉及气机升降出入的某一环节,遣方用药必须合理配置调理气机类药物,这样才能切中病机。

(四)突出"上下交病治其中"的辨证思路和论治规律

临床诊治疾病,或繁简不同,或轻重不一。其病情单纯、病变部位局限者治之犹易,若有上下交病、病变部位广泛者,治疗往往顾此失彼,难以周全,治之甚难。《黄帝内经》论"下病取上""上病取下"和"中病旁取"者不少。而直言"上下交病"的治法者鲜矣,惟温病名家叶天士在《临证指南医案》明确提出"上下交病,治在中焦",本为叶天士治疗上下失血之法,然杨华总结多年的临床经验认为此法不仅可以治疗上下失血,更是辨治复杂病证的重要方法,概而言之为"上下交病治其中"。此法强调了中医的整体观念与中焦脾胃的重要性,为治疗疑难杂症提供了一种新思路。

"上下交病"到底是何处为病呢?我们不应该单纯的以字面之意理解为"上"与"下"之病,它应该更加广泛,可以是"上""中""下"之病。根据中医学的整体观念,各脏腑在结构与功能上是完整统一的。正常的生命活动,一方面依靠各脏腑本身的正常工作,另一方面要依靠脏腑间的相互协调,这奠定了上下交病治其中的理论基础。脾胃为气机升降之枢、气血生化之源。治在中焦可以使清升浊降、阴阳相循、各司其用,脾升胃降,气机调畅,疾病渐愈;亦可运化水谷,传输精微,布散周身,营养五脏六腑、四肢百骸,使正气充,邪不可干,这便是治在中焦的原理。

那么何为"上下交病治其中"之理? 如若饮停痰阻,咳喘上逆,肺病日久难愈,必先治痰,而后方能气顺咳止;因脾为生痰之源,肺为储痰之器,治脾清源,则气顺咳止;肾为先天之本,脾为后天之本,先天之本有赖于后天之本的充养,肾水之病,多用培养脾土之剂,以收气行水化之功。心主血藏神,脾主运化,脾为气血生化之源,心血不足容易出现怵惕不安、夜卧难寐,这便是"胃不和则卧不安"。健脾生血,营血充足则心病得愈,因此调治中州是治疗心病的重要方法之一。肝性喜动,得脾土抑制,加之营血柔润,则肝木自平。凡久病沉疴、病情复杂者,宜辨体质,阳虚者治脾,阴虚者治胃,使中土气足,脾胃强健,诸病得愈。上下交取其中,是辨治复杂病证的较好方法,但仍需谨守病机,辨证而施。

(五)强调调理气血是治疗的重要环节

脾胃为气血化生之源,为多气多血之脏腑,脾胃病是因为脾胃的受纳、运化、升降功能失常所引起的一类疾病。从脾胃病的定义可以看出气血几乎涵盖了脾胃病发病的各个环节。如脾胃受纳失常,则水谷不能正常受纳腐熟,导致气血化生原料不足,引起气血亏虚;脾胃运化失常,则水谷不能正常化生为精微物质,导致气血化生不足,进而导致气血亏虚,脏腑经络失养;脾胃升降功能失常,导致气血运行失常而出现气滞、气逆、气陷、血瘀、出血等病证;脾胃病日久,久病易入络而出现瘀血病证。因而杨华治疗脾胃病时常加用理气活血药物。

(六)脾胃病诊治注意辨证与辨病相结合

杨华论治疾病强调与西医学概念中的辨病治疗相融合,挖掘中医的辨证论治和西医学的病理机制的潜在联系,在疗效观察中,既要注重证候的变化,也要注重影像学和各项生化指标的变化。

中医学认为,病即疾病,是在特定病因的影响下,人体正气与之抗争而引起的机体阴阳失调、组织损伤、脏腑功能失常或心理活动障碍的一个完整的生命过程,体现了疾病发生过程中的基本矛盾,是有原因、有发病机制、有突出临床特点和有预后可测的。证,即证候,是疾病过程中某一阶段或某一类型的病理概括,一般由一组相对固定的有内在联系的能揭示疾病某一阶段或某一类型病变本质的症状和体征构成,是疾病发生过程中的主要矛盾,是疾病的具体性质以及邪正双方力量对比等情况的总结。辨病论治就是运用中医学理论,针对病的整体性和特异性做出诊断,并确定治则、方药的思维过程。

辨证论治是张仲景在《伤寒杂病论》中系统提出来的,它是指医者根据患者的症状、舌脉、治疗、体质等情况,经过综合分析,对患者总体情况进行概括,并据此提出相应的治疗原则和处方用药的过程。杨华主张辨病与辨证相结合,但这种结合不是单纯指中医的病证结合,而是强调西医学辨病治疗与中医学辨证论治相结合。中医学与西医学二者的理论体系差异巨大,但是二者有一个契合点,那就是人体本身。无论用何种方法认识疾病、治疗疾病,最终目的都是人的健康。中医辨证与西医辨病各有长短,临床上二者有机结合是十分必要的。

中医辨证着眼全局,善于抓住疾病的主要矛盾,但针对性不强;西医则从微观出发,重视实验室检查,认识深入,定位精准,针对性强,但容易忽视人的整体性。要做到辨证与辨病相结合,一方面,不妨把西医学的检查手段当作中医四诊的延伸,见以往所不见,知以往所不知,更可避免中医"无证可辨"的尴尬境况;另一方面,在西医学辅助检查无阳性指标而"无病可治"时,重视人的整体性,使用中医辨证论治往往可以收获良效。辨证与辨病相结合,能够更全面而准确地认识疾病的个性与共性,为临床提供有效的诊疗方案,更好地使患者获益。

(七)重视脾胃疾病患者体质的划分

注重患者体质状态,如面色苍白、形体肥胖者多为中阳不足,面色萎黄、形体纤瘦为中气虚缓;舌苔红润、有液者为阴液未伤,舌中光剥或舌红碎裂为气阴不足,兼有苔厚腻满者为标本同病。

(八)分类论治脾胃病

将脾胃病分为三大类:气化失调类、功能受损类、器质病变类。根据不同类型拟定治法。

1. 胆汁反流性胃炎　胆汁反流性胃炎多由于胃肠结构异常和幽门功能紊乱所致,十二指肠内容物反流入胃,破坏胃黏膜屏障,导致胃黏膜慢性炎症。该病病程较长,迁延难愈,容易反复。胆汁反流性胃炎的病因尚未十分明确,胃-幽门-十二指肠协调运动失调被认为是该病的主要发病机制。临床表现多为胃部有灼热感及疼痛,或胃部不适或有饱胀感。西医多采用保护胃黏膜、促进胃肠动力、应用胆汁吸附剂等治疗,但容易反复发作,较难治愈,疗效并不理想。

中医历代医家对本病有不同的称谓,如"呕胆""胃脘痛""胆瘅"等。如《灵枢·四时气》:"善呕,呕有苦……故曰呕胆。"《素问·六元正纪大论》中云:"木郁之发,民病胃脘当心而痛,上支两胁痛,膈噎不通,食饮不下。"其中既表述了"木郁之发"的病机,又描述了"胃脘当心而痛"的病名,胃脘痛是胆汁反流性胃炎比较公认的中医病名之一。张璐在《张氏医通》中云:"若胃中湿气郁而成积,则湿中生热,从木化而吐酸。"说明胆木郁热犯胃是吐酸的主要病机;现代中医学将胆汁反流性胃炎归属为"胃脘痛""痞满""反胃"等范畴。

杨华擅长用中药治疗胃肠动力障碍性疾病,在多年治疗胆汁反流性胃炎的临床经验基础上,总结出几个对该病疗效比较显著的方剂,其中包括半夏泻心汤、小柴胡汤、四逆散、乌贝散、左金丸等。在上述方剂的基础上结合中药的现代药理研究创立三清汤,是杨华多年治疗胆汁反流性胃炎的经验总结。命名"三清汤",其意有三:一是清解肝(胆)郁,郁为热之因,热为郁之极,所谓"气有余便是火",方中柴胡、郁金、枳壳等通过解郁而清火(热)之源,郁解而热自散;二是直清其热,肝胃郁热已炽,急则治其标,以黄连、黄芩、蒲公英、浙贝母等苦寒直清肝胃之郁热,则热盛所致烧心、吐酸、口苦、呕吐等症随之而解;三是返浊为清,正本清源,即清热疏肝不忘顾护脾胃之本,脾胃为横逆之肝木,肆虐之郁热所伤,必虚而不健,酌加干姜、党参、大枣、甘草等健脾之药,使脾胃健运,以法半夏助胃腑通降,赤芍通胃络,脾升胃降而清浊自分。方药组成:黄连15 g,黄芩15 g,法半夏15 g,柴胡10 g,郁金20 g,枳壳15 g,赤芍30 g,干姜5 g,党参15 g,大枣10 g,蒲公英30 g,浙贝母15 g,甘草10 g。

黄连苦寒,归心、脾、胃、肝、胆、大肠经,功效清热燥湿,泻火解毒。现代药理提示黄连有抗病毒、抗肿瘤,改善糖尿病、心脑血管疾病的作用。黄芩苦寒,功效清热解毒,主治温病发热、肺热咳嗽、湿热泻痢、黄疸、血热吐衄,以及疮疡疖肿、胎动不安等。现代药理提示黄芩有抑菌、解热镇痛、保护细胞、抗肿瘤、利胆、保肝、降脂等作用。枳壳的现代药理研究提示,其含有的挥发油可发挥抑菌作用,还具有祛痰和镇咳作用,另外可调节消化道运动的幅度以及节律。柴胡的现代药理研究发现,其具有抗炎、护肝、利胆、抗菌等作用,与消化系统关系密切。半夏在药理上与脾胃有密切关系,功效包括抑制消化腺分泌和镇吐。赤芍的药理作用包括改善心血管舒张功能、粥样硬化,降低门脉高压,保护肝脏。现代药理研究提示浙贝母有明显的吸附胃蛋白酶、中和胃酸、镇痛、保护胃黏膜等作用。蒲公英能治肠痈、湿热黄疸,现代研究提示蒲公英具有胃肠保护、抑菌、抗炎、利胆保肝等作用。甘草对消化系统的作用主要表现为甘草甜素浸膏及黄酮苷对大鼠实验性溃疡的明显保护作用,此外甘草甜素、甘草次酸盐尚有抗炎症及抗肝损伤作用。

刘宜峰等采用杨华所制自拟经验方三清汤治疗肝胃郁热型胆汁反流性胃炎,将2014年7月至2015年2月海南省中医院门诊所收集的60例肝胃郁热型胆汁反流性胃炎患者随机分为对照组和观察组,每组各30例。观察组口服三清汤,每日1剂,6周为1个疗程;对照组给予铝碳酸镁片,每次1.0 g,每日3次,餐后1小时嚼服;莫沙必利片,每次5 mg,每日3次,餐前30分钟口服;6周为1个疗程。观察比较治疗后两组患者的临床疗效及胃镜情况，结果2个疗程后观察组患者的临床显效率为76.6%，总有效率为93.3%，明显高于对照组的60.0%和73.3%，差异均有统计学意义（$P<0.05$）；观察组胃镜情况显示总有效率为93.3%，明显高于对照组的70.0%，差异有统计学意义（$P<0.05$）。结果提示三清汤治疗肝胃郁热型胆汁反流性胃炎具有明显临床疗效。杨华所制经验方三清汤临床疗效显著，该方配伍严谨，思路合理，值得深入研究及推广运用。

2. 胃肠动力障碍性疾病的用药分析　胃肠动力障碍性疾病是胃肠综合征的总称，主要指因胃肠动力紊乱引起的以各种消化道症状为临床表现的胃肠道疾病。胃肠运动异常主要包括胃-食管反流、胃排空延迟、小肠通过时间延长及结肠推动性运动过强或减弱等。胃肠动力障碍可导致胃食管反流病、胃轻瘫、功能性消化不良、胆汁反流性胃炎、习惯性便秘、肠易激综合征等诸多疾病。属中医"痞满""纳呆""嘈杂""反胃""呕吐""呃逆""胃脘痛""腹痛""便秘"等范畴。王芳等认为胃肠动力障碍性疾病的中医病因包括饮食劳倦、情志失调、邪犯胃肠、中气不足等，病机主要为脾胃虚弱，气机失调。胃肠动力障碍性疾病是一类严重影响人类健康、降低人民生活质量的疾病，这类疾病的发病机制尚未完全明确，中枢神经系统、肠壁神经系统及众多神经递质均参与胃肠运动功能的调节。Hongo研究发现的精神情感刺激可诱发一系列胃肠动力障碍性疾病，与中医病因中的情志失调，木郁土虚而出现消化道症状内涵相一致。

杨华运用中药治疗胃肠动力障碍性疾病效果显著。刘宜峰等收集2012年8月至2015年1月杨华治疗胃肠动力障碍性疾病的910张处方，分析、总结其治疗胃肠动力障碍性疾病的中医遣方用药规律和特点。910张处方对应12种治法，分别为疏肝理气、疏肝健脾、清胃泻热、温补脾胃、滋阴益胃、疏肝泄热和胃、活血化瘀、疏肝和胃、健脾益胃、理气化痰、健脾利湿、消食化滞。

统计分析显示910张处方中，涉及经方366次，占37.2%；涉及时方454次，占46.2%；涉及自拟方163次，占16.6%。根据涉及经方、时方及自拟方分别计数，疏肝理气涉及四逆散、柴胡疏肝散；疏肝健脾涉及小柴胡汤、痛泻要方、逍遥散20次；清胃泻热涉及玉女煎、清胃散、大柴胡汤、大黄黄连泻心汤；温补脾胃涉及理中汤、小建中汤、吴茱萸汤20次；滋阴益胃涉及益胃汤、一贯煎、麦门冬汤、芍药甘草汤；疏肝泄热和胃涉及左金丸、化肝煎、半夏泻心汤、乌贝散、逍遥散；活血化瘀涉及丹参饮、失笑散、少腹逐瘀汤；疏肝和胃涉及柴胡疏肝散、半夏厚朴汤、四逆散；健脾益胃涉及补中益气汤、四君子汤、参苓白术散、小建中汤；理气化痰涉及半夏厚朴汤、启膈散；健脾利湿涉及平胃散、藿香正气散；消食化滞涉及保和丸、枳实消痞丸、大承气汤、枳实导滞丸。

二、胆石症治验

胆石症是指发生在胆管或胆囊内的结石，临床以口苦、腹痛、发热及黄疸为主要症状，是以B超检查为诊断标准的胆道系统常见病、多发病。根据其临床表现可归属中医学"胁痛""黄疸""腹痛"范畴。

外科手术是胆石症的首选治疗方法，尤其是腹腔镜胆囊切除术被认为是治疗胆石症的首选。由于外科手术技术的发展和成熟，以及手术对本病治疗效果立竿见影，且具有患者恢复快、住院时间短等优势，越来越多的患者在不了解自身病情以及其他治疗方案的情况下，盲目选择外科手术治疗。胆石症在内科治疗的基础上需要考虑外科手术的情况有：疼痛无缓解或反复发作，影响生活和工作者；胆囊壁逐渐增厚达4 mm及以上，或胆囊壁局部增厚或不规则，疑似胆囊癌者；胆囊壁呈陶瓷样改变；胆囊结石逐年增多和增大，或胆囊颈部结石嵌顿，合并胆囊功能减退或障碍者。

外科手术治疗胆石症并不是一劳永逸的。有学者统计，即便是保胆手术，患者术后5年结石复发率可达20%~40%。在微创技术快速发展的同时，存在部分手术适应证把握不严，治疗不够规范，并发症处理不够及时、不合理等情况，且手术治疗只是去除了胆石症的病变，缓解或解除胆石症的临床症状，但病因仍然存在，加上手术创伤，本就失调的脏腑更是雪上加霜。调查研究指出，胆囊病外科手术后10%~50%的患者出现胃肠道症状，进而引发新的病症——胆囊切除术后综合征，这又会为患者带来继发的病痛。

（一）病因病机分析

胆石症形成的病因病机复杂多样，是多种因素共同作用的结果。中医主要从七情内伤来论述，肝为刚脏，喜条达而恶抑郁，肝主疏泄，调节气机，肝气条达，气机通畅而不郁滞，规律调节胆汁排泄；肝失疏泄，气机紊乱，胆汁不能规律排泄以促进食物消化吸收，郁久形成结石。

（二）方药运用特点

《素问·六节藏象论》曰："藏象何如……凡十一脏，取决于胆也。"外科术后患者正气虚弱，肝胆络损，血瘀气滞，胆病及肝，胆病及脾，损伤多个脏腑，可出现诸多术后病症。对此现状，杨华从整体出发，以六经八纲辨证为基础，结合多年临床实践,认为本病少阳、阳明合病多见,创立了大柴胡汤合四金汤,简称柴胡四金汤。方中柴胡用于肝病,为疏肝解郁,调达肝气之要药,《雷公炮制药性解》曰:"柴胡气味升阳,能提下元清气上行……凡胸腹肠胃之病……得柴胡引清去浊而病谢矣。"且引诸药归少阳之经,以治肝胆之疾,引清去浊。《本草备要》曰:"郁金……行气,解郁;泄血,破瘀;凉心热,散肝郁。"故同用郁金行气疏肝解郁。鸡内金、海金沙、金钱草为清利肝胆,化石排石之经典用药,清半夏、枳实共用入脾胃经,可清热降逆,除烦止呕,以调和脾胃,复其升降之职。对不同胆石症患者进行辨证论治,因人而异,急则治其标,缓则治其本,此法治疗取得了较好的临床疗效,不仅可以缓解胆石症患者的临床症状,使部分患者排出结石,还可以从病因上根除结石,调理脏腑,以恢复各脏腑之间的协调关系,使其升降协调,疏泄畅通,防止胆石症复发。

(三)注重整体观

整体观是指以整体观念为指导,四诊合参,进行辨证论治。这是中医理论的特点,也是治疗的核心思想。把四诊收集到的资料,通过分析和综合,立足整体,辨清疾病的病因、性质、部位,根据辨证的结果立证选方,并根据患者的病情变化进行药物和药量的加减,调整方药之间的配伍关系以适应病情。胆石症发病率越来越高,病因病机复杂多样,中西医治疗方案也日益增多,但临床治疗应该做到因人而异,从整体出发进行辨证论治。胆石症不仅仅只是解决小小的石头这么简单,医生应该换位思考,要设身处地为患者考虑,选择最适合他们的治疗方案。

三、失眠治验

失眠,中医称"不寐",是以经常不能获得正常睡眠为特征的一类病证,主要表现为睡眠时间、深度的不足,轻者入睡困难,或寐而不甜,时寐时醒,或醒后不能再寐,重者彻夜不眠,患者常伴有多梦、畏声、畏光、白天精神体力差、头昏沉等症状。随着社会的发展,生活节奏的加快,人们普遍压力增大,受失眠困扰的人越来越多。

(一)病因病机分析

失眠多因情志所伤、劳倦思虑过度、饮食失节、久病体虚等因素,引起脏腑功能紊乱,气血失和,阴阳失调,阳不入阴而起病。

1. **情志失常** 情志过极可导致脏腑功能失调,引发不寐;或由暴受惊恐导致心虚胆怯,神魂不安,夜不能寐,正如《沈氏尊生书·不寐》言:"心胆俱怯,触事易惊,梦多不祥,虚烦不眠。"或由情志不遂,暴怒伤肝,肝郁化火,扰动心神而不寐;或由高兴过度,心神激动,神魂不安而不寐;或五志过极,心火内生,心神不安而不寐。

2. 劳逸失调　劳倦过多则伤脾,过逸少动也易致脾虚气弱,运化失司,气血生化乏源,以致心神失养而失眠;或因思虑过多,耗伤心脾气血,心伤则神不守舍,脾伤则营血亏乏,正如《证治准绳·不寐》言:"思虑伤脾,脾血亏损,经年不寐。"

3. 饮食失节　暴饮暴食,宿食停滞,损伤脾胃,化生痰热,壅遏中焦,胃气失和,痰热上扰心神,而致不寐,诚如《素问·逆调论》云:"胃不和则卧不安。"

4. 久病体虚　年迈血亏,病久血虚,心血不足,心失所养,心神欠安而不寐;年迈体弱,阴阳亏虚亦致不寐,如《证治要诀·虚损门》说:"年高人阳虚不寐。"又如《冯氏锦囊秘录·卷十二》亦提出:"壮年人肾阴强盛,则睡沉熟而长,老年人阴气衰弱,则睡轻微易知。"

失眠病因虽多,但病理变化不外乎阳盛阴衰,阴阳失调,或为阴虚不能纳阳,或为阳盛不得入阴。病位虽在心,但与肝、脾、肾密切相关。

(二) 遣方用药

杨华认为,失眠以心脾两虚,气血不足为多,临床以归脾汤加减治疗。归脾汤首载于宋代严用和《济生方》,方药组成为白术、人参、黄芪、炙甘草、茯神、酸枣仁、木香、龙眼肉、生姜、大枣。后明代医家薛己在上方基础上加远志、当归,组成今日之归脾汤。方中黄芪补脾益气,龙眼肉补脾气、养心血,共为君药。人参、白术与黄芪相配伍,补脾益气之功更强;当归、酸枣仁与龙眼肉为伍,养血安神之功益著,共为臣药。茯神养心安神,远志宁神益智,木香理气健脾,与补气养血诸药相伍,使本方补而不滞,再以炙甘草调和诸药,兼以补益心脾,共为佐使。最后以姜、枣为引,调和脾胃,以资化源。全方诸药相合,心脾同治,气血双补,以补脾为主,以补气为重,脾旺则气血生化有权,气旺更易于生血,心脾补,气血养则失眠可改善。

刘正旺等分析了杨华使用柴芩温胆汤加减在高血压合并肝郁痰火型失眠患者中的应用效果。选取 2019 年 1 月—2021 年 6 月海南省中医院收治的 80 例高血压合并肝郁痰火型失眠患者为研究对象,将其随机分为对照组和观察组,每组 40 例。对照组进行常规高血压治疗,观察组则在对照组的基础上加用柴芩温胆汤加减治疗。比较两组的失眠治疗效果、治疗前后的症状体征积分及睡眠参数。结果提示观察组的失眠治疗总有效率显著高于对照组,差异有统计学意义($P<0.05$)。治疗前,两组的症状体征积分及睡眠参数比较,差异均无统计学意义($P>0.05$);治疗两个月后,观察组的症状体征积分及睡眠参数均显著优于对照组,差异均有统计学意义($P<0.05$)。提示柴芩温胆汤加减在高血压合并肝郁痰火型失眠患者中的应用效果较好,且可显著改善患者的睡眠参数。

高血压在临床具有较高的发病率,本类患者具有较高的失眠发生率,失眠的存在对患者血压的控制极为不利,因此对患者进行失眠的干预与改善极为重要。对于高血压合并失眠患者的研究显示,此类失眠患者中较多为肝郁痰火型,因此在对其进行失眠状态的改善过程中,对肝郁痰火进行针对性改善的需求较高。高血压的临床危害显著,患者血压水平的变化波动受多方面因素影响,其中睡眠较差是对其水平影响较大的方面,血压的异常升高又可影响睡眠状态,二者相互影响,失眠是亟待改善与控制的方面。与高血压失眠相关的研究显示,患者的失眠类型中较多为肝郁痰火型,此类失眠的发生主要为肝失条达,肝气郁久,化火上扰心神等。

该研究就柴芩温胆汤加减在高血压合并肝郁痰火型失眠患者中的应用效果及对睡眠参数的影响进行探究。结果显示,加用柴芩温胆汤加减治疗的患者临床效果相对较好,表现为治疗后的失眠治疗总有效率相对更高,同时治疗两个月后的症状体征积分及睡眠参数均相对更好。分析原因,可能是柴芩温胆汤起到了调畅气机的作用,对于肝气不舒及郁久化热等具有针对性疏导作用,对肝郁血瘀、累及心神等具有较好的效果,而这均为不寐的病机。

四、心系疾病治验

杨华在心系疾病的治疗中,立足于整体思想,强调从大处着眼,从小处入手。特别是对心力衰竭并发胸腔积液的治疗、急性心肌梗死后快速性室性心律失常的预防与治疗,以及糖尿病合并动脉粥样硬化的治疗,最能体现杨华的上述思想内涵。

(一)从肝论治心力衰竭并发胸腔积液

心力衰竭是多种心脏疾病的终末阶段,也是临床上的常见病,具有高致死率和致残率的特点。胸腔积液是心力衰竭的主要并发症之一,是心脏泵功能衰竭的具体体现。由于胸腔积液会挤压肺脏,造成呼吸困难,所以一旦心力衰竭患者出现胸腔积液,其1年内死亡率高达50%。目前,西医治疗胸腔积液的方式主要有胸腔引流和使用降低容量负荷药物。然而,胸腔引流属于创伤性治疗手段,极易引起感染和气胸等并发症;降低容量负荷药物则容易产生抗药性,而且会引起电解质紊乱,诱发恶性心律失常。所以不少心力衰竭并发胸腔积液患者积极寻求中医治疗。

心力衰竭并发胸腔积液属于中医"水气病""饮证"范畴,是由于心肺、脾胃、肾脏功能失调,导致津液输布失常,滞留不行引发的疾病。所以,大多医家治疗心力衰竭并发胸腔积液往往以调整脏腑功能为主。杨华指出,气不利则水不行,肝主疏泄,条畅气机在心力衰竭并发胸腔积液发展过程中扮演着重要角色,在治疗过程中不应被忽视。

1. 从肝论治心力衰竭并发胸腔积液的理论依据　杨华认为,调肝之所以能治疗心力衰竭并发胸腔积液,其核心在于肝主疏泄,条畅气机。这在津液和血液的输布中,以及肺、脾胃、肾发挥水液代谢功能中起着重要作用。

(1) 肝气调达,津液得行:正所谓"气能布津",在心力衰竭并发胸腔积液病程中,由气主导的津液输布障碍是病情发展的关键。如张介宾在《类经·藏象类》中说:"元气足则运化有常,水道自利。"津液的生成、输布及排泄都有赖于气的推动、固摄及升降运动等。一旦气滞,气不布津,则会引发水湿停留。无怪乎唐容川有言:"气与水本属一家,治气即是治水,治水即是治气。"《医学实在易》谓:"水气同源不必分……气滞水亦滞,气行水亦行。"理气无外乎疏肝,正如《读医随笔》记载"凡脏腑十二经之气化,皆必借肝胆之气化以鼓舞之",以及《血证论·脏腑病机论》说"木之性主于疏泄,食气入胃,全赖肝木之气以疏泄之"。

(2) 木气疏泄,瘀滞乃消:《金匮要略·水气病脉证并治》有言:"血不利则为水。"也就是说,当血液运行迟缓,甚至凝滞不前,则会溢出脉外,形成病理之水。此外,血不行则成瘀,瘀血与已形成的水饮相互作用,形成瘀水互结之象,往往使水饮难以祛除。所以《血证论》中有"瘀血流注,亦发肿胀者,乃血变成水之证""水病而累血,血病而兼水"之言。

气为血之帅,治血必理气,气畅则血行。所以调肝能通过梳理气机,促进血行,以减少血水转化。譬如《血证论》曰:"木气冲和条达,不致遏郁,则血脉得畅。"

(3) 助肺宣降,通调水道:肺主宣发肃降,通调水道,为水之上源,是人体水液代谢的核心脏器之一。肺通调水道之功,依赖于肺气。王肯堂提出:"肺通调水道,故五脏之液注下。"王绍隆在《医灯续焰》也指出:"肺居最上,为诸气之总司,而通调水道。"

肺气的正常运转有赖于肝,所谓肺居于上,为阳中之阴,其气肃降;肝居其下,为阴中之阳,其气升发。《素问·刺禁论》载:"肝生于左,肺藏于右。"左升右降,气机乃顺。肺为相傅之官,肝为将军之官,肝、肺升降有序,协调制约,则宣发肃降有度,身体气血流通,阴阳平和。《本草述钩元·卷三十一》记载:"木主升,金主降,升降相配,夫妇之道合,则血得归藏于肝矣。"

(4) 扶土制水,水湿得散:正所谓"诸湿肿满,皆属于脾"。脾胃居于中州,主运化水湿,向来被认为是水气病的关键所在。首先,"上输于脾,脾气散精",水谷精微是通过脾散布于全身,若脾失健运,则水湿停滞,化而为饮;其次,脾胃属土,脾气健运则能克制水湿。如张景岳所说:"水惟畏土,其制在脾。"肝与脾胃同居中焦,脾气健旺与肝的疏泄密不可分,即《素问·宝命全形论》言"土得木而达"。脾为阴土,其性滞,滞则易郁,必须依赖肝脏疏泄方能不致壅滞。正如《读医随笔·卷一》所说:"脾主中央湿土,其体淖泽……其性镇静……静则易郁,必借木气以疏之。"

(5) 肝肾同源,两气相求:肾主水,全身水液循环代谢依赖于肾气蒸腾气化。《素问·水热穴论》曰:"肾者,胃之关也,关门不利,故聚水而从其类也。"肾的水液代谢功能正常发挥,亦有赖于肝脏。首先,肝藏血,肾藏精,精血同源互化,如《张氏医通》所说:"气不耗,归精于肾而为精,精不泄,归精于肝而为清血。"若肝藏血功能失调,血液大亏,则会导致肾精无所补充,肾精亏耗,继而影响肾的水液气化。肝的疏泄与肾的封藏是对立统一的,如《格致余论》所载"主闭藏者肾也,司疏泄者肝也",若收藏太过,则水液循环产生的剩余物质不得外排,则会引发水气病,所以在封藏的同时也需肝气疏泄,以防封藏太过,如《医学衷中参西录》载"肝气能下达,故能助肾气之疏泄"。

2. 肝失疏泄的原因　从肝对水液代谢的各个环节影响来看,肝疏泄功能的正常发挥无疑是心力衰竭并发胸腔积液发生与否的关键。之所以发生肝失疏泄,杨华认为,心力衰竭并发胸腔积液,首发因素在于心力衰竭,心脏是核心病变脏器,"肝受气于心",心病必累及于肝。具体来说心病及肝的原因有五点。

(1) 阴阳相关:心、肝同属阳脏,心为阳中之太阳,肝为阴中之阳。肝体阴而用阳,心阳旺盛方能输出阳气,供肝为用,所以心、肝的阴阳属性决定了心、肝同气相求。

（2）五行相关：《素问·阴阳应象大论》言："东方生风，风生木，木生酸，酸生肝，肝生筋，筋生心。"从五行属性而言，肝属木，心属火，木生火，心、肝为子母关系。一旦心脏病久痼沉，必定累及其母。

（3）神魂相牵：心藏神，肝舍魂。神与魂生理上相互协调，是人精神活动的物质基础，这同时决定了病理上也会相互影响。

（4）经络相连：足厥阴肝经和手少阴心经，在经络循行分布上均过胸胁。肝经与心包经交会于天池穴，与同名经经气相通。如《医贯》所说："肝、脾之系俱连系于心。"二者在经络上的相互连接，是疾病传导的物质基础。

（5）君相互制：心为君火而居上，肝藏相火居下。若君火旺盛，则相火必守本位而司其职；若君火衰微，则相火会越俎代庖引起灾病。如《格致余论·房中补益论》记载："盖相火藏于肝肾阴分，君火不妄动，相火惟有禀命守位而已。"

3. 调肝之法　杨华认为，心力衰竭并发胸腔积液病程中肝失疏泄，枢机不利的原因，不同于常见的由情志因素或肝脏自身病变导致的肝气郁结，肝失疏泄，而是由于子病及母，母子俱虚导致的肝气虚或肝血虚，无力维持疏泄之功。所以，在治法上当补肝养肝。

（1）补肝应顺肝之性：肝脏其性升发，喜条达而恶抑郁。补肝应当遵循《金匮要略·脏腑经络先后病脉证》记载的："夫肝之病，补用酸，助用焦苦，益以甘味之药调之。"在药物选择上，酸枣仁性酸甘平，入心、肝经，能养血补肝，《本草汇言》曾说酸枣仁能"均补五脏"，是养血补肝之良品；黄芪味甘，性升发，与肝之秉性相似，能大补肝气，且具疏肝之效，如张锡纯在《医学衷中参西录》中说的"肝属木而应春令，其气温而性喜条达，黄芪性温而上升，以之补肝，原有同气相求之妙用"。

（2）虚则补其母：《素问·阴阳应象大论》记载："北方生寒，寒生水，水生咸，咸生肾，肾生骨髓，髓生肝。"肝为肾之子，精血同源。肝所藏血液除供给人体其他脏腑所需外，还会化生为精，供养肾精，而肾精也能补养肝血。所以基于"从虚则补其母"理论，补肾亦能补肝。特别是心力衰竭晚期患者出现神疲乏力、四肢厥冷、面色白等肾虚表现时，更应注意补肾以养肝。

4. 从肝论治心力衰竭并发胸腔积液的西医学依据　作为人体的血流动力器官，心脏功能衰竭造成的血流动力学紊乱必然会对其他脏器造成损害。其中，无时无刻不在进行高耗氧量的新陈代谢活动的肝脏便是受害对象之一。心力衰竭对肝脏造成损伤的机制有两个方面：一是缺血性损伤，因为心力衰竭时血液氧饱和度下降，肝细胞对缺血缺氧极为敏感，所以肝细胞会迅速坏死。此外，当心力衰竭缓解氧供恢复时，从缺氧环境中幸存的肝细胞又会遭遇缺血再灌注损伤。这种双重打击对肝脏无疑是巨大的。二是淤血性损伤，心力衰竭时心脏泵功能衰竭，人体容量超负荷，肝静脉回心血流受阻，肝脏充血继而发生肝窦淤血扩张，甚至出血。这会刺激肝脏胶原组织增生，导致肝脏纤维化，最终引起肝硬化。

由以上原因造成的肝脏损伤，会直接导致肝脏白蛋白合成能力下降。白蛋白是一种维持人体胶体渗透压至关重要的蛋白质，主要存在于血浆当中。正常情况下，白蛋白在血管内部通过渗透压差促使组织间水分重新进入血管。当白蛋白的浓度降低时，血浆渗透压下降，会导致水分从血管内部渗出到组织间隙，从而引起水肿和胸腔积液。

水道不利，虽主责在肺、脾、肾，但五脏六腑荣损与共，所以有不少医家已开始意识到五脏六腑皆可令人肿。特别是遇到心力衰竭并发顽固性胸腔积液患者时，治疗思路更不应狭隘。肝者将军之官，其性升发，疏泄全身气机，以气祛水之功应当被重视起来。

（二）基于"出入废，升降息"理论论治急性心肌梗死后快速性室性心律失常

快速性室性心律失常主要包括室性心动过速、心室扑动和心室颤动（简称室颤）。快速性室性心律失常可导致突发性血流动力学改变，引起严重症状，甚至猝死。流行病学调查显示，急性心肌梗死后，快速性室性心律失常的发生率约为15％。如何降低急性心肌梗死后快速性室性心律失常的风险是心血管内科医师及患者最为关切的问题。

目前，西医预防急性心肌梗死后快速性室性心律失常的方式主要有植入埋藏式心脏复律除颤器（intracardiac defibrillator，ICD）和服用抗心律失常药物，包括钙离子通道阻滞剂、钠通道阻滞剂、β受体阻滞剂。手段虽然丰富，但均有较大缺陷，例如ICD植入费用极高，大多数患者难以负担。抗心律失常药物大部分不适用于急性心肌梗死同时伴有心力衰竭患者，但急性心肌梗死会导致心肌部分坏死，心力衰竭几乎难以避免。

针对现状，从中医经典理论出发，杨华提出预防急性心肌梗死患者并发快速性室性心律失常，可基于"出入废，升降息"理论，从调理脾胃论治。该方法在临床上取得了较好效果。

1. "出入废,升降息"的内涵及其与急性心肌梗死后快速性室性心律失常的相关性

(1)"出入废,升降息"的内涵:"出入废,升降息"出自《素问·六微旨大论》,全文记载如下:"出入废则神机化灭,升降息则气立孤危。故非出入,则无以生长壮老已;非升降,则无以生长化收藏。是以升降出入,无器不有。"升降出入在中医学中常用于描述气的活动形式,"神机"和"气立"较为少见,但经典中同样有所论述。

何谓"神",《灵枢·本神》有言:"德流气薄而生者也,故生之来谓之精,两精相搏谓之神。"也就是说,"神"是由阴阳二气交汇融合而孕育出的具有生命活力的物质。《灵枢·天年》中还对"神"做了进一步描述:"血气已和,营卫已通,五脏已成,神气舍心,魂魄毕具,乃成为人。"由此可见,在人从胚胎到生命发育的整个过程中,神是否内藏于心是人生命是否形成的关键。也就是说,"神"影响着人的生命活动过程。所以《灵枢·天年》又说:"失神者死,得神者生。"何谓"机",根据《尚书大传》记载:"旋机者,何也?传曰:旋者还也,机者几也,微也。其变几微,而所动者大,谓之旋机。"用于表示事物的变化活动。《黄帝内经》中"神""机"相连,意在概括人体所有生命活动过程。"气立"被认为是人体生命过程中与自然界进行的气的互换沟通过程。所以,整段话的意思是:人的生命活动过程与气的升降出入密切相关,因为气的升降出入是人与自然的沟通途径。所以,一旦气的升降出入活动出现障碍,那么人的生命也将受到影响。

(2)"出入废,升降息"与急性心肌梗死后快速性室性心律失常的相关性:快速性室性心律失常从临床表现上来讲,大多表现为突然发生的面色苍白、大汗淋漓、心慌、眼睛黑矇、呼吸困难、胸痛,甚至瞬间呼吸心跳骤停。这与中医范畴的"厥证"极其相似,厥证者表现为骤然昏仆、不省人事、四肢逆冷,轻者短时间内即可苏醒,重者一厥不醒。正如《素问·大奇论》所言"暴厥者不知与人言",以及张璐在《张氏医通》里描述的"厥之为病也,足暴清,胸将若裂,肠若以刀切之,烦而不能食,脉大小皆涩。寒热客于五脏,厥逆上泄,阴气竭,阳气未入,故卒然痛死不知人"。

厥证,核心病机为气机升降乖戾,致使气血阴阳不相顺接。这与"神机"理论中的"出入废""升降息"一致,由此导致的结果也与"神机"的"化灭""孤危"相似。

人体之气有宗气、元气、营气、卫气以及诸脏腑之气。具体是何种气"出入废""升降息",导致"神机"的"化灭"?杨华认为是宗气。《灵枢·邪客》有言:"宗

气积于胸中,出于喉咙,以贯心脉而行呼吸焉。"也就是说,人体气血运行和呼吸均由宗气推动。张锡纯也有言:"宗气即是大气,其为后天生命之宗主,故又尊之曰宗气。"正是宗气承担着这些作用,所以其"出入废""升降息"才有可能导致"神机"的"化灭"。

2. 从脾胃论治急性心肌梗死后快速性室性心律失常的理论依据　宗气与心脏同居于胸中,宗气虚衰,无力维持升降出入,进展为气机升降乖戾,应及时扶助宗气。杨华指出,当从脾胃论治。

(1) 宗气大伤,需脾胃充养:"脾胃者,仓廪之官",《素问·经脉别论》载:"饮入于胃,游溢精气,上输于脾,脾气散精……水精四布,五经并行,合于四时五脏阴阳,揆度以为常也。"脾胃能通过摄取水谷之中精微物质以供养人之所需。宗气同样需要脾胃之给养,《灵枢·邪客》记载:"五谷入于胃也,其糟粕、津液、宗气分为三隧。"张志聪在《黄帝内经素问集注》对该条文给出了更加明确的说明:"宗气者,胃府水谷之所资生,积于胸中,为脏腑经脉之宗,故曰宗气。"所以,宗气来源于脾胃,脾胃衰则宗气损,脾胃盛则宗气荣。

(2) 脾胃枢机,宗气之通道:脾胃居于中州,历来被认为是气机枢纽,人体之气皆通过脾胃升降出入。《素问·刺禁论》说:"肝生于左,肺藏于右,心部于表,肾治于里,脾为之使,胃为之市。"所谓"使"即差遣,"市"即贸易、集散之处,清晰表明了脾胃的枢纽作用。"土位于中,而火上、水下、左木、右金。左主乎升,右主乎降。五行之升降,以气不以质也。而升降之权,又在中气,中气在脾之上、胃之下,左木、右金之际。水火之上下交济者,升则赖脾气之左旋,降则赖胃土之右转也。故中气旺,则脾升而胃降,四象得以轮旋。中气败,则脾郁而胃逆,四象失其运行矣。"

(3) 心脾母子,心伤脾亦损:心属火,脾属土,《素问·五运行大论》说:"心生血,血生脾。"两者为母子关系。此外,心、脾经脉相牵,络脉相系,《灵枢·经脉》载:"心手少阴之脉,起于心中,出属心系下膈,络小肠。""脾足太阴之脉……其支者,复从胃,别上膈,注心中。"正是心、脾两脏间的密切联系,注定了脾在心脏受损后,难以自保,必受牵连。

(4) 急性心肌梗死后快速性室性心律失常,防大于治:正所谓"圣人不治已病治未病,不治已乱治未乱"。特别对于急性心肌梗死后快速性室性心律失常,此乃心血管之重症,应着重于预防。对此杨华进一步指出:"厥证者,发病时阴阳五气离散无所依,三魂六魄分别无所定。尽力医救,复苏之后仍会机体大伤,实乃医者所憾。"所以，只有通过补益脾胃，充实宗气，使宗气升降出入有序，不致逆乱，才能达到上工治未病之效。

3. 从脾胃论治急性心肌梗死后快速性室性心律失常的方药选择　在方药选择上，杨华喜用升陷汤加党参。升陷汤乃张锡纯为治大气下陷证所创，原方由生黄芪、知母、柴胡、桔梗、升麻五药组成。杨华认为，方中黄芪为君药，既可补气亦可升气，臣以党参，能大补周身之气，助黄芪以培气本，且两药都可入脾经，能助脾复健运之功，有既补宗气又补脾胃之妙。虑两药同用温热有余，故用知母以凉润济之，一升一降，有翻云覆雨之妙；柴胡为少阳的引经药，能引大气下陷者自左上升；升麻为阳明经引经药，能引大气下陷者自右上升；柴胡、升麻合用有助脾胃枢机之效。桔梗为药中之舟楫，能载诸药之力上达于胸，为舟楫之要药。

4. 从脾胃论治急性心肌梗死后快速性室性心律失常的西医学依据　肠道菌群是寄居在肠道的微生物菌落，肠道菌群包含35 000个物种以及超过1 000万个非冗余基因，被称为人体"第一大免疫器官"。由于肠道菌群在生理病理功能上与中医脾胃学说极其相似，所以也被大多数学者认为是脾胃学说的西医学解释。根据报道，肠道菌群与快速性室性心律失常存在着密切联系。

有证据表明，自主神经张力的失衡，特别是交感神经的过度激活，在快速性室性心律失常的发生中起着至关重要的作用。另外，一份来自武汉大学心血管病研究所的研究表明，来自肠道菌群的代谢产物氧化三甲胺，会通过刺激星状神经节途径以及刺激中枢神经途径，诱导心脏交感神经兴奋，从而导致急性心肌梗死模型大鼠发生快速性室性心律失常。此外，有研究显示，肠道菌群代谢物亚油酸的血清浓度与急性ST段抬高心肌梗死患者的室颤风险呈负相关，对于高室颤风险的急性ST段抬高心肌梗死患者，可食用亚油酸从而避免室颤的发生。

有研究证实，黄芪和党参可加快通过缩短急性心肌梗死小鼠QT间期，和加快心室复极速度，降低急性心肌梗死模型小鼠的快速性室性心律失常风险。且不会像阳性药物美托洛尔一样，增加房室传导阻滞风险。

（三）糖尿病合并动脉粥样硬化

糖尿病属于中医"消渴"范畴，动脉粥样硬化根据发病部位和症状表现，属于"眩晕""中风"及"胸痹"等疾病范畴。在具体病位上，两种疾病目前众说纷纭。杨华认为，两病根本病位在心和肾，病机为心肾失交，并提倡以"上下交病，治其中"理论为原则治疗糖尿病和动脉粥样硬化共病，临床疗效颇著。

1. "上下交病，治其中"的内涵　"上下交病，治其中"取自叶天士"上下交病,治在中焦",其渊源可追溯至《黄帝内经》和《伤寒杂病论》。《素问·五常政大论》有言:"病在上,取之下;病在下,取之上。"《素问·太阴阳明论》指出:"脾者土也,治中央。"《伤寒杂病论》第28条:"服桂枝汤,或下之,仍头项强痛,翕翕发热,无汗,心下满,微痛,小便不利者,桂枝去桂加茯苓白术汤主之。"头项强痛伴小便不利,是上下交病的一种体现,仲景所用桂枝去桂加茯苓白术汤组成为:芍药三两、炙甘草二两、生姜三两、白术三两、茯苓三两、大枣十二枚。从方中重用生姜、白术及茯苓等健运脾胃之品,不难看出仲景对"上下交病"也有"治其中"的思想。这种迹象在《金匮要略·呕吐哕下利病脉证治》也有体现:"呕而肠鸣,心下痞者,半夏泻心汤主之。"

"上下交病,治其中",有人认为"上""中""下"分别对应上、中、下三焦,根据三焦划分内脏部位,其中膈以上者为上焦,包括心、肺二脏;膈至脐间者为中焦,包括脾、胃;脐以下者为下焦,包括肝、肾。杨华认为"上下交病"不应只局限于上、中、下三焦,或是上、下部症状,它的含义应更加广泛,可泛指"上""下"俱病。不少医家也持相同观点。

杨华认为"上下交病,治其中"是中医整体观念的具体体现,他说:"各脏腑在结构与功能上是完整统一的,正常的生命活动,一方面依靠各脏腑本身的正常工作,另一方面依靠脏腑间的相互协调,这奠定了上下交病治其中的理论基础。"之所以"治其中",在于脾胃为后天之本,气机升降之枢、气血生化之源。健运脾胃可使清升浊降,阴阳和合,各司其用。正如《金匮要略心典》所载:"中者四运之轴而阴阳之机也。故中央立,则阴阳相循,如环无端而不及于偏……是故求阴阳之机者,必于中气。"及李中梓所言:"一有此身,必资谷气,谷入于胃,洒陈于六腑而气至,和调于五脏而血生,而人资之以为生者也,故曰后天之本在脾。"

2. 动脉粥样硬化和糖尿病组成的共病是"上下交病"的依据

(1)动脉粥样硬化的病位:动脉粥样硬化,从中医角度来说是"脉"的病变。《灵枢·经脉》载:"脉道以通,血气乃行。"《素问·脉要精微论》载:"夫脉者,血之府也。"石寿棠在其所著《医原》也说:"夫人周身经络,皆根于心,而上通于肺,以回于下,如树之有根有干有枝。百体内外,一气流通,运行血脉,以相出入。"所以,可以认为动脉粥样硬化是脉的病变,而追溯其源,应该是心之病变。《素问·痿论》有载:"心主身之血脉。"如若心之阴阳和谐,心气充沛,则能推动血液运行无碍,反之则脉道不利。正如黄元御在《四圣心源·形体结聚》中说的:"心气盛,则脉络疏通而调达。"

(2) 糖尿病的病位：消渴是指以多饮、多食、多尿、尿有甜味为主要临床表现的一种症候群。从症状上来看，多饮乃口渴所致，阴虚燥热，灼伤津液，津液不得上承，则口渴多饮。如《黄帝内经太素》所言"肺焦为渴，名曰肺消"；多食是由阳盛阴虚，水谷腐熟过度所致，即《灵枢·五邪》所载："阳气有余，阴气不足，则热中善饥。"朱丹溪也曾说"热蓄于中，脾虚受之，浮阳蒸胃，消谷善饥"；多尿，是因阴液亏耗，输布失常，从小便而去所致，即《丹溪心法》所载："热伏于下，肾虚受之，腿膝枯细，小便多而浊，病属下焦，为之消肾。"尿甜乃肾阴精亏虚，对水谷精微失于固摄，使得水谷精微下注膀胱随小便而去所致，如陈延之所言"消渴者，原其发动，此则肾虚所致，每发即小便至甜"。

从症状上来看，消渴一派阴虚内热之象。肾者，先天之本，寓元阴元阳。《素问·六节藏象论》记载："肾者，主蛰，封藏之本，精之处也。"肾阴亏损，则虚火内生。所以消渴一病，病位之根本在肾，如若肾阴充足，能与阳气相制约，滋润一身之脏腑，则不会发生消渴。正如张介宾所言："病本于肾而无不由乎命门者，夫命门为水火之脏，凡水亏证能为消为渴，而火亏证亦能为消为渴者何也？盖水不济火则火不归原，故有火游于肺而为上消者，故有火游于胃而为中消者，有火烁阴精而为下消者，是皆真阴不足，水亏于下，消证也。"

(3) 动脉粥样硬化和糖尿病组成的共病是"上下交病"的具体体现：从上述中医经典及中医名家的论述我们不难看出，动脉粥样硬化和糖尿病病位分属心、肾两脏，从心、肾在人体的定位来看一个居上，一个在下，所以非常契合"上下"之说。

杨华认为，动脉粥样硬化和糖尿病两病根本病位在心和肾，两脏俱病则为"上下交病"。动脉粥样硬化和糖尿病共病的病机为心肾失交。他说："古今医家多言，消渴须分上、中、下三消，病位分属肺、脾、肾。至于眩晕、中风、胸痹之病，病位论述之纷繁则更甚。而若究其根本无外乎心、肾二脏，盖因水火不济也。"

3. "治其中"在动脉粥样硬化和糖尿病共病中的意义　李东垣在《脾胃论》中曾说："内伤脾胃，百病由生。"杨华认为，脾胃之所以重要，除了是全身气机升降之枢纽，阴阳调和之关键外，还因为是后天之本，可化水谷而滋养五脏。

心、脾胃及肾分别居于人体上、中、下，心、肾之间的联系必然经过脾胃。脾胃在心、肾阴阳交济的过程中主要起到两方面的作用：一者，脾升胃降，通过其枢纽功能，疏通气机，使得升降有序，通达而不闭塞，为心肾相交创造条件，如黄元御所说"脾升，肾、肝亦升""胃降，心、肺亦降"；二者，脾胃乃后天之本，气血生化之源,为心肾相交提供物质基础。脾胃受纳腐熟水谷,化为精微,滋养周身,其中心之所养——血液亦出自脾胃所化之精微。《灵枢·营卫生会》云:"中焦亦并胃中,出上焦之后。此所受气者,泌糟粕,蒸津液,化其精微,上注于肺脉,乃化而为血。"只有脾胃所供精微充足,血液化生充分,心脏有所滋养,心之阳气方可充足。此外,脾胃所化水谷精微也是肾阴精生成的必需,有赖于水谷精微的培育和充养,才能保持充盈。无怪乎《素问·玉机真藏论》记载:"脾为孤藏,中央土以灌四傍。"

之所以脾胃职能失司,杨华认为"当究痰湿邪气之罪"。《素问·痹论》有云:"饮食自倍,脾胃乃伤。"现代人随着生活条件日益改善,往往饮食不节,喜食肥甘厚腻,这会导致脾胃功能受损。脾失健运,则水湿停滞,日久生痰。水湿痰饮愈重则脾愈衰,如此循环,则脾胃为所困。《素问·奇病论》说:"有病口甘者,病名为何,何以得之?岐伯曰:此五气之溢也,名曰脾瘅。夫五味入口,藏于胃,脾为之行其精气,津液在脾,故令人口甘也。此肥美之所发也。此人必数食甘美而多肥也,肥者令人内热,甘者令人中满,故其气上溢,转为消渴。"《症因脉治》也曾提道:"胸痹之因,饮食不节,饥饱损伤,痰凝血滞,中焦混浊,则闭食闷痛之症作矣。"西医学研究表明,动脉粥样硬化和糖尿病的发病与饮食结构不良有关。因此,杨华认为"治其中",首当其冲应健运脾胃,以健脾利湿之品,恢复脾胃之功。

4. 动脉粥样硬化和糖尿病"上下交病,治其中"的西医学依据　除了上文提到的饮食结构失调导致的动脉粥样硬化和糖尿病,一些分子生物学证据也表明,脾胃在动脉粥样硬化和糖尿病病程中扮演着重要角色。胰岛素抵抗是指各种原因导致的靶器官对胰岛素反应下降,从而间接促进葡萄糖摄取和利用的效率下降。胰岛素抵抗不但是糖尿病的发病基础,也是糖尿病促进动脉粥样硬化进展的核心因素。一方面,胰岛素抵抗会促进游离脂肪酸增加,从而提高炎症因子如TNF、IL-1和IL-6等的表达水平,最终诱导巨噬细胞在血管壁中的聚集,并泡沫化形成泡沫细胞,加速动脉粥样硬化斑块的发展;另一方面,胰岛素抵抗会导致磷脂酰肌醇激酶/蛋白激酶B信号通路被抑制,继而引起内皮型一氧化氮合酶的磷酸化水平降低,内皮细胞由于缺乏内皮型一氧化氮合酶而引起功能障碍,最终促进粥样硬化的发生。

由胰腺分泌的胰岛β细胞功能受损是胰岛素抵抗发生的关键原因。有报道指出,胰腺是中医脾胃的一部分,健运脾胃其实也是对胰腺功能乃至胰岛β细胞的调节。

五、其他疾病治验

(一)流行性感冒治疗经验

流行性感冒(简称流感)是常见病、多发病。回顾 1998 年底在华北、东北、西北等地流行,1999 年春季在海南省范围内流行的流感,当时经国家流感中心新分离的数十株流感病毒分析,绝大部分属甲 3 亚型流感毒株所致,且有抗原漂移等情况。该病发病急骤,感染后病情重,病程长,部分病例呈双峰热,若发热超过 1 周未退或退热后再发,多提示有并发症。杨华采用柴葛解肌汤加味[柴胡 10 g,葛根 30 g,羌活 10 g,桔梗 12 g,生石膏 30 g(高热加大剂量),黄芩 12 g,白芍 10 g,白芷 12 g,连翘 30 g,防风 10 g,陈皮 10 g,甘草 10 g,生姜 6 g,大枣 10 g]治疗 101 例患者,并以利巴韦林、清开灵、酚咖片等药治疗 105 例作为对照。疗效评判标准:服药后 24 小时、48 小时、72 小时内完全退热和临床症状改善者分别判为显效、有效和无效。结果提示治疗组 101 例中,显效 88 例,占 87%,有效 9 例,占 9%,无效 4 例,占 4%;对照组 105 例中,显效 18 例,占 17%,有效 39 例,占 37%,无效 48 例,占 46%。经显著性检测,有显著性差异($P<0.01$)。

在治疗流感过程中,常用的药物治疗一般见效时间较慢,且头痛、全身疼痛症状难以解除,根据该病的特点及辨治经验,以柴葛解肌汤合正柴胡饮治疗,清热解毒,解肌透表,标本兼顾,故被杨华作为治疗流感的首选药。

(二)登革热治疗经验

登革热以高热或马鞍型热、皮疹、肌骨关节剧烈酸痛为主要表现;登革出血热以发热、出血、休克等为主要表现。登革热及登革出血热起病急骤,热程 5~7 日,部分患者热退后出现出血表现,少数患者在持续性发热或退热后病情突然恶化,出现呼吸急促、神昏痉厥、肌肤湿冷、血压下降等危重证候,常用药物如吗啉胍、利巴韦林、大青根注射液、柴胡注射液及激素等,治疗见效时间长,疗效不确切,且传变表现多样。按登革热和登革出血热流行病学情况及临床表现,可归属中医"瘟疫"范畴,临床上据温病卫气营血辨证。

登革热辨证分型包括:① 卫气同病型,症见恶寒发热,头痛,肌骨关节痛,尿黄、少,舌边红,苔微厚、白或黄,脉浮数。② 邪伏膜原型,症见恶寒发热,嗣后但热不寒,头身疼痛,胸膈痞满,呃逆或呕吐,舌红,苔厚、白或腻,脉数。③ 气营(血)两燔型,症见壮热口渴,烦躁不寐,头痛神昏,斑疹或其他部位出血,舌绛红,苔黄燥,脉数。④ 瘀热相搏型,症见发热夜甚或身热已退,烦躁或神昏,肌肤瘀斑或其他出血,舌紫暗或有瘀斑,脉沉涩。⑤ 亡阳外脱型,症见大汗淋漓,四肢厥冷,面色苍白,呼吸微弱,脉微欲绝。

登革热以清热解毒、清暑祛湿、凉血化瘀、清心开窍、固脱救逆为治法,根据不同辨证类型选用不同方药:① 卫气同病型,柴葛解肌汤合银翘散加减治疗(柴胡、黄芩、羌活、白芷、香薷、青蒿各10 g,连翘、野菊花各20 g,芦根、葛根各30 g,生石膏60 g)。② 邪伏膜原型,达原饮加减治疗(槟榔、知母、青蒿、黄芩、柴胡各10 g,草果6 g,连翘20 g,生石膏60 g)。③ 气营(血)两燔型,清瘟败毒饮加减治疗(山栀子、黄芩、赤芍、丹皮各10 g,连翘、玄参各15 g,生地黄、水牛角各30 g,生石膏60 g)。④ 瘀热相搏型,犀角地黄汤合桃红四物汤加减治疗(大黄、桃仁、红花、赤芍、丹皮各10 g,丹参、生地黄各15 g,水牛角30 g)。⑤ 亡阳外脱型,参附汤合生脉散加味治疗(西洋参、桂枝各10 g,熟附子、麦冬、炙甘草各15 g,五味子6 g)。同时配合液体疗法加吗啉胍、利巴韦林、大青根注射液、柴胡注射液、激素以及对症治疗。

杨华于该病流行期间,结合夏季发病多夹暑湿之特点,根据卫气营血的传变规律,采用中医药辨治登革热102例(其中登革出血热23例),总有效率94.1%;并用大青根注射液、柴胡注射液、吗啉胍、利巴韦林及激素等治疗107例(其中登革出血热17例)作为对照,总有效率40.2%,两组差异显著($P<0.01$);同时,治疗组在截断其疾病的传变途径、减少出血发生及尽早恢复血小板正常方面亦优于对照组。提示运用中医辨治及早有效地顿挫热势,防传杜变,确可缩短登革热病程,减少出血的发生,减少并发症以及尽早恢复血小板的正常,其临床疗效明显优于单纯西医常规处理的对照组($P<0.01$),值得临床工作者研究。

第三节 临 证 要 诀

一、抓主症,辨病机

(一) 抓主症即理清主要病机

主症是疾病基本病理变化的外在表现。杨华强调主症均有其相对病机归属,抓主症即抓疾病的主要病机脉症。如脾胃病中的"痞满"辨证论治,"心下痞、呕而下利"便是主症,其病机归属是中焦寒热错杂,少阳郁热内迫阳明,胃肠升降功能失职,下利为黏液便。若见此表现,可处以辛开苦降,寒温并用的半夏泻心汤。但主症相同,病机并非惟一,同是"心下痞",当病机为脾虚兼表证,则用桂枝人参汤治疗;若为热结在里,则用大柴胡汤;小柴胡汤证的辨证,当抓住三个方面的主症,一是"口苦",反映少阳胆火上炎;二是往来寒热,表现在太阳主症可见恶寒,表现在阳明主症可见恶热,少阳介于太阳和阳明之间,时而恶寒(邪欲从太阳出表),时而恶热(邪欲从阳明入里);三是胸胁苦满,因邪犯少阳,少阳经气不畅,或肝胆郁结,疏泄失司所致。

(二)把不典型和变异的症状化简归入典型条文中

临床多数情况会有很多不典型和变异症状的患者,最后取得临床疗效的仍然是通过使用张仲景经文中的经典方药。杨华强调对主症和病机细化,采用化简归类的方法找到病机。如:什么时候用柴胡桂枝汤?凡是肩背不舒都可用,因为肩是少阳,背是太阳,所以肩背酸痛,肩周炎痛包括颈椎病出现酸痛用柴胡桂枝汤效果甚好,这就是太少合病。方证本义就含有病机。

二、据四诊,辨体质

(一)体质的望诊特征

体质的确定是中医临床遣方用药的重要依据。体质的辨识是通过望、闻、问、切四诊综合,并应注意患者体型、体貌方面的特征,才能做到因人制宜。体质望诊关键是特征,即体型、体貌的特征。以与脾胃相关的体质为例,干姜体质,此类型的体质通常代表脾胃虚寒,症状表现为喜饮热水,胃脘局部喜温熨,进食生冷食物则脾胃纳运不佳,出现呕吐、腹泻;舌象也与干姜体质相符,如舌质常见淡,舌体偏胖,甚至有齿痕,舌体苔色白而厚,通常这种舌象称为"干姜舌"。附子体质,是一种比干姜体质身体功能更进一步减退的体质,也就是说该类体质的人脾阳或脾肾之阳更加虚衰,因阳气不振,附子体质之人常见畏寒肢冷,困倦懒言,精神疲倦,脉象微细无力。

(二)疾病与体质的关系及体质对疾病诊治的作用

体质常反映一个人在某一段时间的身体功能状态,疾病通常是某种病因导致机体阴阳平衡、气机升降出入或脏腑气化在短时间内的平衡稳定状态被打破,从而导致的病情变化。由此可见,体质是一种相对稳定的身体状况,且不一定是病态,而疾病则必然是病理的状态。根据体质与疾病的不同特点,当需要调理体质时就可根据其比较稳定的特点,使用同一个方剂长期服用;当疾病骤起或病情急骤恶化时,可暂不考虑体质,取急则治其标的急救方药。如元气大亏,阳气暴脱见四肢厥冷、冷汗淋漓、呼吸微弱、脉微欲绝,用参附汤。美国宣布启动"精准医学"计划,该计划是通过分析人群的基因信息、环境因素和生活方式,了解疾病形成机制,进而为开发相应药物、实现"精准治病"铺平道路。中国式的"精准医学",也是以个体化医疗为基础,即中医的天人合一、一体一病一证的辨证施治。

三、明治法,选方药

(一)认清病机以明治法

张仲景强调未病先防,既病防变,瘥后防复,并提出了随证治之的治疗原则。《伤寒杂病论》治疗疾病的治则,后世概括为汗、下、吐、和、温、清、消、补八法。八法中的汗、下、吐、清、消为攻法,温、补为补法,和法为数法合用之法。在具体运用上,或扶正,或祛邪,或两者兼用,关键在合理选择,认清病机。

1. 扶正法　《伤寒杂病论》中对热病用补法,包括温补与滋补两法,如温补法用理中汤类、滋补法用炙甘草汤等。对杂病用补法,包括补脾益肾,如建中汤、肾气丸等。

2. 祛邪法　八法中祛邪以汗、吐、下三法为主,仲景治病既重补虚以扶正,又重祛邪以护正,邪气不去,势必损伤正气。在正气不虚的情况下,抓住战机,因势利导,汗之于外、吐之于上、泻之于下,一鼓作气,驱邪外出,邪去正安。

3. 扶正与祛邪并用　用于外感热病的目的是扶正祛邪,用于内伤杂病在于调补脏腑,根据虚实的多少轻重,或以补虚为主,或以祛邪为主,或攻补并重。

《黄帝内经》为中医治则奠定了理论基础,提出了治病求本、调整阴阳、标本缓急、扶正祛邪、三因制宜、治未病等治则。经方辨证强调方证相应,证以方名,方以证立,方随证转,有是证则用是方,无是证则去是方。患者服药后病情好转,证候和病机未变者,此情况下理当"效不更方"。倘若服药后见效,且患者证候和病机已变,此时则需"效必更方"。需要注意的是"效不更方"的同时也要"中病即止",能够坚持这样做,方可称为"明医"和"仁医"。

(二)抓住主症以选方药

1. 抓住证候特征　抓住仲景所描述的证候特征(主症),实行方证对应,特征证候集中地反映了疾病的病因病机而形成特定"证":临床上方证相对,即用原方,《伤寒杂病论》的方就是辨方证,也是历代医家运用经方的原则。古圣经过长期实践创制的经方,临床只要方证相对,用原方常能取得神效,历代医家无数临床案例可为证。

2. 病证合参　将西医诊断的病或中医所称的病证与仲景书中之"证"结合起来,进行对照研究,揭示其内在联系以遣选经方。"方证要素对应"是《伤寒杂病论》的组方原则。

方证由两个部分构成,一个是疾病表现的主症,另一个是体质。体质和证不是截然分开的,往往融合在一起。国医大师王琦建立《中医体质分类与判定标准》,将体质分为平和质、气虚质、阴虚质、阳虚质、气郁质、血瘀质、痰湿质、湿热质、特禀质九个基本类型。

体质分型标准基本上是以中医证候分型为基础的,形成了中医对疾病的"一体一病一证"三维防治思路。

3. 参验名家医案　参阅并验证古今注重实践、讲求实效的临床名家运用经方的有效病案,对提高治疗水平大有裨益。运用经方治病的关键是组方在经方的基础上,灵活应变,而不是刻舟求剑,墨守成规,只有从经方配伍用药中寻找、发掘与提炼组方用药的基本原则,以方测证,从师从法,才能正确运用经方,合理配伍用药,达到最佳的临床疗效。

四、考经方,定药量

(一) 经方的药量考证

《伤寒杂病论》的治疗思想追求的是人体阴阳平和。药量的比例尤为重要。药量方面,首先要清楚经方的原有药量,据考证汉代的一两相当于现代的15.625 g,一斤相当于250 g,半夏一升相当于130 g,一斗相当于10 L,一升相当于200 mL,一升等于十合。

如麻黄汤方:麻黄三两(约45 g),去节,桂枝二两(约30 g),去皮,甘草一两(约15 g),炙,杏仁七十个(约28 g),去皮尖。上四味,以水九升(约1 800 mL),先煮麻黄减二升(约400 mL),去上沫,纳诸药,煮取二升半(约500 mL),去渣,温服八合(约160 mL),覆取微似汗。余如桂枝汤法将息。

(二) 从张仲景的厚朴组方用量明经方的量效关系

同一种药由于剂量不同,作用不同,存在着量效关系,在辨证、选方正确的前提下,制约疗效最主要的因素便是药量。恰到好处定药量是衡量一位医生临床水平高低的重要尺度。处理好经方中的"量效关系"和"量比关系",必须掌握经方中的药量、药物间的配伍及比例用量、加工炮制、煎服法及适应证,同时根据病情轻重、病性虚实、病势缓急、病位表里以及体质等具体情况,灵活地调整用药剂量与剂型、服药频次等。

如厚朴主要用于脾胃气滞证和肺气壅逆型喘咳。厚朴的用法用量是体现张仲景经方量效关系的代表,厚朴的量不同,其效则侧重不同。当厚朴的用量达到八两(折算为现代用量 40 g)可以消除腹胀满症状,不论偏虚、偏实都可以配伍应用,偏虚见于厚朴干姜半夏甘草人参汤,偏实见于大承气汤;当厚朴的用量为五两(折算为现代用量 25 g)可以消除胸满症状,类似配伍见于厚朴麻黄汤;当厚朴的用量为四两(折算为现代用量 20 g)可以消除胸中气结胀满,类似配伍见于栀子厚朴汤;当厚朴的用量为三两(折算为现代用量 15 g)可以降气化痰,类似配伍见于半夏厚朴汤;当厚朴的用量为二两(折算为现代用量 10 g)可以降肺气而平喘或降气通便,如桂枝加厚朴杏仁汤与小承气汤。

第四节 用方心得

类方是在药物组成上具有一定相似性的方剂的集合。徐灵胎曰:"一病必有一方,专治者名曰主方。而病又有几种,每种亦有主方。"另:"盖方之治病有定,病之变迁无定,知其一定之治,随其病之千变万化而应用不爽。"此句堪称《伤寒杂病论》的灵魂,明确提出病的传变,很难完全把它归纳成几个方证,病是无定的,而方治病是有定的,每一张方的治疗目标是清楚的,所以归纳总结类方可以更好地指导临床实践。

一、麻黄汤及其类方的临床应用

(一)麻黄汤临床应用

麻黄汤是治疗太阳病伤寒证的主方,是经典的辛温解表方。

【组成】 麻黄三两(去节),桂枝三两(去皮),甘草一两(炙),杏仁七十个(去皮尖)。

【用法】 以水九升,先煮麻黄减二升,去上沫,纳诸药,煮取二升半,去渣温服八合,覆取微似汗。

【功用】 发汗解表,宣肺平喘。方中麻黄发汗解表,宣肺平喘,桂枝透营达卫,解肌发表,杏仁降利肺气,炙甘草调和诸药。主治外感风寒表实证,症见恶寒发热,头身疼痛,无汗而喘,舌苔薄白,脉浮紧。

【临床应用】

(1) 用于太阳病,头痛发热,身痛腰痛,骨节疼痛,恶风无汗而喘。以恶寒发热、无汗而喘、脉浮紧为辨证要点。

(2) 用于肺气闭阻所致的少尿或无尿症,通过宣肺而达到利尿作用。肺主水液的宣发肃降,宣发到皮肤变为汗液,肃降到膀胱随尿排出,通过宣肺而通利小便。小便过少时,可改用五苓散加强膀胱气化功能,对感冒引起的急性肾炎效果较好。

(3) 用于多种无汗性顽固性皮肤病,如银屑病、皮肌炎、硬皮病等。① 银屑病,特点是夏天病轻,秋冬病重,汗后多可向愈,不出汗则病多重。麻黄汤与桂枝茯苓丸、桃核承气汤合用,既开又泻,且可活血,治疗银屑病效果良好。② 皮肌炎,为以皮肤受累和肌肉疼痛为特征的自身免疫性疾病,尤其老年患者由于恶血痹阻日久,津血失于濡养,导致肌肉萎缩。属于中医痹证中的"皮痹"或"肌痹"范畴。"肌痹不已,复感于邪,内舍于脾;皮痹不已,复感于邪,内舍于肺。"皮肤属于太阳病,故可选太阳病的主方麻黄汤开表宣通,攻逐恶血。本方辛温驱寒,苦温治燥,治疗皮肌炎伴有恶寒发热、身疼痛/肌肉疼痛、无汗为主症者效佳。③ 硬皮病,以皮肤纤维组织的过度增生为特征,好发于女性,是以皮肤干燥、无汗、恶风、脉浮为主症的皮肤病。运用麻黄汤可温经散寒,和营开卫。

(4) 风寒内闭,寒凝闭阻导致的以无汗疼痛为主要表现的疾病,如风湿性关节炎、类风湿关节炎、颈椎病(中医属刚痉者)。

(5) 用于麻黄体质的肥胖者,有减肥的作用。对于麻黄体质者,无汗是使用麻黄汤的指征,且要观察患者皮肤有无光泽,是否脉浮紧有力等。

(6) 有汗出、体弱、产妇、疮家、淋家、亡血家等均不宜使用麻黄汤。

【使用注意】 一是麻黄汤不宜空腹服。二是中病即止。三是不宜长期、大量服用。四是要正确使用剂量。

(二) 麻黄汤类方临床应用

1. 葛根汤

【组成】 葛根四两,麻黄三两(去节),桂枝二两(去皮),生姜三两(切),甘草二两(炙),芍药二两,大枣十二枚(擘)。

【用法】 上七味,以水一斗,先煮麻黄、葛根,减二升,去白沫,纳诸药,煮取三升,去滓,温服一升,覆取微似汗。余如桂枝法将息及禁忌。

【功用】 开表逐邪,调和表里。主治外感风寒表实,项背强,无汗恶风,或自下利,或痉病,气上冲胸,口噤不语,无汗,小便少等。

【临床应用】

(1) 用于风寒感冒,见鼻塞流涕、头昏脑胀、关节酸痛,可趁热服用葛根汤,汗出即愈。

(2) 用于颈椎病(中医属刚痉者),表实证无汗恶风(寒),表现为项背强几几。

(3) 用于泄泻病,即大便次数增多或稀薄(区别于误下变证所致的邪陷下利证),伴有表邪不解,症见发热恶寒、无汗;或泄泻病属太阳、阳明合病,外邪盛于体表,表闭邪不外泄而内迫于里,而见泄泻者。

(4) 用于痤疮,见体格壮实,脸色黝黑,形体粗壮,痤疮可遍及面部及后背,合并有丘疹、结节、脓疱,甚至有窦道者。女性如伴有多毛、闭经,可用葛根汤合用桂枝茯苓丸或葛根汤加大黄、川芎。

(5) 用于突发性耳聋,针对风寒外袭耳窍闭阻或失养所致者,可加用川芎、丹参以散寒活血通窍;用于大便干结、身体比较壮实者,可加大黄。

(6) 用于过敏性鼻炎,通过葛根汤的兴奋作用来增强人体免疫力,可在一定程度上降低过敏的发生概率,常配伍川芎、辛夷花、苍耳子。

(7) 用于多囊卵巢综合征,该病是以稀少排卵或无排卵、高雄激素或胰岛素抵抗、多囊卵巢为特征的内分泌紊乱的症候群,症见月经稀发或闭经、慢性无排卵、不孕、多毛及痤疮等。可用葛根汤合桂枝茯苓丸,或合当归芍药散。

(8) 用于提神醒酒,可解酒毒、促进酒精代谢、缓解酒后不适。另外女性性欲低下,可用葛根汤配伍甘姜苓术汤。

(9) 用于颞下颌关节紊乱综合征,可生津舒筋,缓急解痉。《金匮要略》载用于"口噤不得语",用葛根汤。

王晋三《绛雪园古方选注》曾说:"葛根汤即桂枝汤加麻黄、倍葛根,以去营实,小变麻桂之法也。独是葛根、麻黄治营卫实,芍药、桂枝治营卫虚。方中虚实重复者,其微妙在法。先煮麻黄、葛根减二升,后纳诸药,则是发营卫之汗为先,而固表收阴袭于后,不使热邪传入阳明也。故仲景治太阳病未入阳明者,用以驱邪,断入阳明之路,若阳明正病中,未尝有葛根之方。东垣、易老谓葛根是阳明经主药,误矣。"

本方是在桂枝加葛根汤的基础上加麻黄而成。桂枝加葛根汤主治桂枝汤症见项背强者,加麻黄不仅仅使主治的方向由汗出变为无汗,其使用的范围已经远远超出了发汗的狭义空间。麻黄本身的使用范围非常宽广,与桂枝相配伍,则方剂的作用更加趋向于表层,再配以葛根之"升",无疑使本方的走上趋势显得特别突出。

2. 麻黄杏仁石膏甘草汤

【组成】 麻黄四两(去节),杏仁五十个(去皮尖),甘草(炙)二两,石膏半斤(碎,绵裹)。

【用法】 上四味,以水七升,煮麻黄,减二升,去上沫,内诸药,煮取二升,去滓,温服一升。

【功用】 辛凉疏表,清肺平喘。主治身热不解,有汗或无汗,咳逆气急,甚则鼻煽,口渴,舌苔薄白或黄,脉浮而数。以发热、喘咳、苔薄黄、脉数为辨证要点。

【临床应用】

(1) 用于肺热咳喘证,如上呼吸道感染、急性支气管炎、肺炎为外感风邪,邪陷入肺,肺热壅盛者。减少石膏的用量,加大麻黄的用量,则以宣肺闭为主,既可用于风寒化热入里,内热外寒证,也可用于风热犯肺证。如有胸闷、痰黏稠,加小陷胸汤。对喘、咳、痰三症的处理思路:若黄稠黏痰者用麻杏石甘汤,若吐痰稀白泡沫者选用小青龙汤,介于二者之间选用苓桂术甘汤为主方。

(2) 用于麻疹,患儿出现身热烦躁、咳嗽气粗而喘,属疹毒内陷,肺热炽盛者。

(3) 用于痤疮,主要用于年轻体壮者,痤疮有脓、唇红、舌红苔黄厚、脉滑或滑数。

(4) 用于小儿遗尿,3岁以上儿童,睡眠中不自主排尿,唇红、舌边红属于肺热者。肺气不宣,膀胱开合失司,可加露蜂房。

(5) 用于便秘,肺热肠燥引起的便秘,这种便秘单用泻下药也可缓解,但易于复发。

【使用注意】 风寒咳喘,非本方所宜。

麻杏甘石汤为治疗表邪未解,邪热壅肺之喘咳的基础方。临床上要注意辨别麻杏甘石汤体质。一般来说体质状况比较好,其面部和眼睑部可见到轻度浮肿貌,咯痰、鼻涕比较黏稠,口干、口苦,又不容易出汗,或者出汗量很少。杨华还常用本方治疗脾胃病中由肺热肠燥引起的便秘。

3. 射干麻黄汤

【组成】 射干十三枚(一法三两),麻黄四两,生姜四两,细辛、紫菀、款冬花各三两,五味子半升,大枣七枚,半夏(大者,洗)八枚(一法半升)。

【用法】 上九味,以水一斗二升,先煮麻黄两沸,去上沫,内诸药煮取三升,分温三服。

【功用】 外散风寒,内化水饮。主要用于外寒内饮咳喘,症见咳而上气,喉中有水鸡声,或胸膈满闷,或吐痰涎,苔白或腻,脉弦紧或沉紧。

【临床应用】 射干麻黄汤应用非常广,可用于治疗哮喘、小儿支气管炎、支气管哮喘、肺炎、中老年人急慢性支气管炎、肺气肿、肺心病、过敏性鼻炎等属上述证机者。

射干麻黄汤始载于《金匮要略·肺痿肺痈咳嗽上气病》篇,主治"咳而上气,喉中水鸡声"。本方证为寒饮相搏之哮喘,多由外邪所诱发,触动内伏于肺之痰饮,痰气阻塞,使肺气不得宣降,气道挛急,呼吸喘促,喉间痰鸣为主要表现的肺系发作性疾病。治疗重在发表散寒,开痰平喘,温肺化饮,安中扶正。

解表化饮功效上要注意与小青龙汤鉴别:射干麻黄汤用于风寒表证轻、咳喘,宜用于老、弱、小者。小青龙汤用于风寒表证重、急发咳喘(较重),宜用于青、壮者,不宜久用。麻黄配桂枝、细辛,发汗力强。如有热象,见痰黄,或黏稠难咯,或舌质鲜红,加清热化痰药黄芩、鱼腥草。

肺为娇脏,外感寒邪,寒束卫表,肺失宣降,而发咳喘。须用辛温解表之品,有表证者当先解表,以防病邪内侵,加重病情。哮因痰起,痰为哮根,痰浊结聚,沉潜不去,留伏肺系,内外相因,寒痰上迫于肺,气道狭窄,通气不利。"欲降肺气,莫如治痰"。据《素问·藏气法时论》"肺苦气上逆,急食苦以泻之"的法则,须治以苦辛去壅,泄满降逆之品。寒饮内停,闭塞肺气,故"咳而上气"。痰饮与肺失通调,脾失健运,肾失蒸化以致水液停聚有关。饮属阴邪,遇寒则聚,得温则散,故治饮当以温通振奋阳气,调畅气机之品。脾胃同居中焦,主运化水谷,升清降浊,为气血生化之源,故有"内伤脾胃,百病由生"之说。大枣、生姜和胃健脾,培补中宫,气充血旺。虚则补其母,脾土健则肺金得养,正气足则邪去。

杨华强调,本方需要注意加减运用,如寒饮阻肺明显者,去生姜改干姜而治,盖干姜能温中,使脾能散精,上归于肺,肺能通调水道,下输膀胱,水液运行如常,则饮邪消散,干姜与细辛相配更加强温肺化饮之功;如痰涌喘逆不能平卧者,加葶苈子、紫苏子、炒莱菔子降气涤痰;哮喘发作呈持续状态者,加全蝎、广地龙、川芎化瘀通络,解痉定喘;冷哮咳喘,背部怕冷,痰白而黏者,加金沸草以助降气化痰,配椒目、生艾叶温肺散寒,化饮止咳平喘;大便不畅,脘腹胀满,舌苔白厚者,加全瓜蒌、生白术、炒枳壳通腑降逆,化痰平喘;喉中痰鸣,声如拽锯明显者,加代赭石、生龙骨、生牡蛎,代赭石降逆气、坠痰涎,《医学衷中参西录》指出"龙骨善治肺中痰饮咳嗽、咳逆上气",与牡蛎并用,"为治痰之神品",三药镇肝潜阳以息风解痉,补肾纳气以平喘;病久阳虚,喉中痰鸣,声低息微,汗出肢冷,脉沉细者,加山茱萸,张锡纯认为"山萸肉,味酸性温,能收敛元气,振作精神,固涩滑脱。因得木气最厚,收涩之中兼具条畅之性……且敛正气而不敛邪气",配补骨脂暖丹田、壮元阳、温肾逐寒、敛气止脱,可以补火以生土,使肾中真阳之气得补而上升。蛤蚧味咸性平,属血肉有情之品,益肾填精,补肺气,温肾纳气力雄,能纳气归元,止咳平喘。

二、桂枝汤及其类方的临床应用

桂枝汤

桂枝汤为仲景《伤寒杂病论》群方之首。

【组成】 桂枝(去皮)三两,芍药三两,甘草(炙)二两,生姜(切)三两,大枣(擘)十二枚。

【用法】 上五味,以水七升,微火煮取三升,去滓,适寒温,服一升。服已须臾,啜热稀粥一升余,以助药力,温覆令一时许,遍身漐漐微似有汗者益佳,不可令如水流漓,病必不除。若一服汗出病瘥,停后服,不必尽剂;若不汗,更服,依前法;又不汗,后服小促其间,半日许令三服尽。禁生冷、黏滑、肉面、五辛、酒酪、臭恶等物。

【功用】 辛温解表,解肌发表,调和营卫。

【临床应用】

(1) 太阳病:"太阳病,头痛、发热、汗出、恶风,桂枝汤主之。"主治头痛发热,汗出恶风,鼻鸣干呕,苔白不渴,脉浮缓或浮弱者。

(2) 虚寒腹痛证:中焦虚寒,症见脘腹拘急疼痛,时痛时缓,喜温喜按,心悸,脉虚弱无力。气血虚、脘腹脉络失荣的虚寒腹痛证,用桂枝汤倍加芍药、饴糖,为小建中汤。

(3) 产后身痛证(产后中风证):《伤寒杂病论》第 62 条:"发汗后(误汗变

证),身疼痛,脉沉迟者,桂枝加芍药、生姜各一两,人参三两,新加汤主之。"新加汤用以治营表虚寒,身体疼痛。凡产后出现汗出、恶风、身体疼痛、脉缓者均可使用(益不足之血,散未尽之邪)。

(4)虚汗证,体表气虚,营卫不和:小建中汤加黄芪,为黄芪建中汤,可治疗肺脾虚损、自汗。

(5)漏汗证,阳虚液脱(误汗变证):症见汗漏恶风,尿难,四肢拘急,用桂枝汤加附子,补阳敛汗。

(6)奔豚证:太阳病,误用烧针发汗,使心阳虚,下焦寒气上冲,引发奔豚。用桂枝加桂汤,表虚伴有奔豚,用桂枝温通心阳,心阳镇摄,使下焦水邪不能上冲。

(7)其他:颈椎病(柔痉),表虚,用桂枝加葛根汤。荨麻疹(寒性荨麻疹),用桂枝汤加当归、丹皮、紫草。面神经麻痹,表虚证出现的口眼㖞斜,用桂枝加葛根汤合牵正散。心血管神经症、癔病、更年期综合征之阴阳俱虚,不能阳固阴守者,用桂枝龙骨牡蛎汤。桂枝龙骨牡蛎汤中的龙骨、牡蛎,抑阳亢,下交于阴,桂枝启阴气,上交于阳,平衡阴阳,"阴平阳秘,精神乃治",伴有情绪紧张明显者多加四逆散。

另外,临床注意辨别桂枝体质。桂枝体质是适合长期服用桂枝以及桂枝汤类方的一种体质类型,患者肤色白而缺乏光泽,皮肤湿润而不干燥,口唇暗淡而不鲜红。体型偏瘦者多,一般无浮肿。

【使用注意】 伤寒表实证、酒客、内痈患者忌服。

三、小柴胡汤及其类方的临床应用

(一)小柴胡汤

【组成】 柴胡半斤,黄芩三两,人参三两,半夏半升,炙甘草三两,生姜三两,大枣十二枚(擘)。

【用法】 上七味,以水一斗二升,煮取六升,去滓,再煎取三升,温服一升,日三服。

【功用】 和解少阳。主治伤寒少阳证,症见往来寒热,胸胁苦满,默默不欲饮食,心烦喜呕,口苦,咽干,目眩,舌苔薄白,脉弦者;热入血室证,症见妇人伤寒,经水适断,寒热发作有时;黄疸、疟疾以及内伤杂病而见少阳证者。

【临床应用】

(1)少阳病:小柴胡汤为《伤寒杂病论》少阳病之主方,仲景用小柴胡汤主治少阳受邪,经腑不和证。少阳相火主枢,居"人身之半表半里",为水火气机升降出入之道。所以有关水火气机问题和涉及肝胆,波及脾胃,影响肺气,累及心神,扰乱肝魂,困扰胃肠,兼有挟痰、挟饮,气滞兼血瘀等病机者皆可考虑小柴胡汤化裁运用。少阳病一个非常重要的病机——邪气交争于半表半里。治疗要抗邪外出,如果邪气向里走,胃虚则邪气入里,胃气津血受到牵制,病邪从表邪入里,变成以内里的津血胃气不和为主,所以《少阳病篇》说"胃和则愈,胃不和烦而悸"。少阳病处在邪气交争的状况下,外出则进入太阳,内入则进入阳明。须用柴胡配生姜甘草汤养胃气,解表邪,疏利三焦,使津液得下,外邪得出,则病愈。其核心是柴胡重用为君,辅以辛开苦降寒热消补之品。小柴胡汤方中柴胡疏气、黄芩清火、半夏散水、人参补虚、甘草安中、生姜调卫、大枣和营。其核心是柴胡重用为君,辅以辛开苦降、寒热消补之品。全方协同,疏利三焦以和表里,分解水火以平寒热,益气驱邪以定虚实。故能治疗少阳本经病、邪入半表半里之虚人感冒、枢机不利阴阳不顺接之发作有时病、阴阳不和之自身免疫性疾病。

各种疾病如慢性肝炎、肝硬化、急慢性胆囊炎、胆石症、急性胰腺炎、胆汁反流性胃炎、胃溃疡等,凡见小柴胡汤证"三大主症"——往来寒热、胸胁苦满、口苦咽干,或具有其中之一二症者,均可考虑使用。

(2) 热入血室、黄疸及内伤杂病见有少阳证:小柴胡汤并治热入血室证、黄疸及内伤杂病见有少阳证者,《伤寒杂病论》113方270条证治中,小柴胡汤治占36条,少阳相火主枢,居"人身之半表半里",为水火气机升降出入之道。涉及水火气机问题有少阳证者可考虑使用,对于少阳失和证是一张百病良方。热入血室证,为妇女经期,血室(子宫)空虚,感受外邪所致。临床表现见胸胁胀满,肝不藏魂之精神症状("昼日明了,暮则谵语,如见鬼状"),以小柴胡汤加赤芍、茜草,另可针刺期门穴或放血。

《金匮要略·妇人杂病脉证并治》记载:"妇人中风,七八日续来寒热,发作有时,经水适断,此为热入血室。其血必结,故使如疟状,发作有时,小柴胡汤主之。""妇人伤寒发热,经水适来,昼则明了,暮则谵语,如有所见者,此为热入血室,治之无犯胃气及上二焦,必自愈。""妇人中风,发热恶寒,经水适来,得之七八日,热除脉迟,身凉和,胸胁满,如结胸状,谵语者,此为热入血室也,当刺期门,随其实而取之。""阳明病,下血谵语者,此为热入血室,但头汗出,当刺期门,随其实而泻之,濈然汗出者愈。"

从以上条文可以看出,"热入血室"特指妇女经期感受外邪,邪热乘虚而入于血室,与血相搏而出现的一组病证。症状主要有寒热往来,胸胁苦满,白日神志清醒,夜则神昏谵语等。热与血结,邪热内陷,出现小腹胀痛拒按,神昏谵语者,用小柴胡汤合赤芍、丹皮、茜草破其血结,清其内热。

杨华强调治疗"热入血室"需注意:① 慎用汗、吐、下法:《金匮要略》曾对"热入血室"的治疗提出勿犯胃气及上二焦的治禁。② 防止寒凉太过:"热入血室"最易伤人阴血,一味清邪,则阴易伤,血为寒滞,固结不解。因此,用药上应防止寒凉太过。③ 注意逐瘀与止血:"热入血室"乃热与血结,每多瘀血,治疗上应注意逐瘀药物的选用。若兼见经来血块或小腹疼痛拒按,为瘀血内阻,可用益母草、当归、泽兰、红花以活血调经,疏导化瘀;若冲任不固,或热迫血行,出血较多,可加升麻炭、地榆炭、荆芥炭、三七等止血之品。

(3) 虚人感冒:《伤寒杂病论》第97条"血弱气尽,腠理开,邪气因入,与正气相搏"者,非独指少阳病之病因病机,也论虚人外感之病因病机。小柴胡汤是治虚人感冒之佳方。虚人感冒后,不论邪气是否客于少阳,均可以本方运转少阳枢机,匡扶正气以驱除稽留腠理之邪。

(4) 半夜磨牙证:伴口臭,用小柴胡汤加生石膏治疗。

(5) 发作有时之病证:人体有阴阳消长变化规律,一年四季有阴阳消长,一日之中也有阴阳消长,早上6点、中午12点、晚上6点和午夜0点,是四个阴阳交接的关键点。如果阴阳出现不平衡,最容易在这四个时点出现问题,往往会导致一些病症的出现,可通过小柴胡汤转利枢机,调节或顺接阴阳来治疗此类病症。

(6) 自身免疫性疾病:自身免疫性疾病是免疫系统对机体的成分发生免疫反应,造成损害而引发的疾病。小柴胡汤具有调理阴阳、和解枢机、清解胆热、解表祛邪等功效,特别是具有调理阴阳、和解枢机的作用,对机体免疫功能有双向调节性,可考虑用小柴胡汤加味治疗这类疾病。

(7) 其他:半夜气短证,用小柴胡汤合四逆散加龙骨、牡蛎治疗;自身免疫性疾病如自身免疫性肝炎,小柴胡汤与当归芍药散合用,疗效较好;桥本氏甲状腺炎也属于自身免疫性疾病(局限性自身免疫病),用小柴胡汤合当归芍药散改善疲劳、减轻局部压迫感或甲状腺区的疼痛,效果非常显著;口眼干燥综合征、自身免疫性水肿,用小柴胡汤合五苓散;某些过敏性疾病,可加荆芥、防风,常见者如荨麻疹;溃疡性结肠炎,可用小柴胡汤合白头翁汤治疗。

(二) 柴胡汤类方

在小柴胡汤基础上加减变化或与小柴胡汤用药相近的方剂,"以类相从,聚在一起",称为小柴胡汤类方。所谓柴胡类方,是以柴胡为君药,小柴胡汤为母方,包括经典柴胡类方及衍化柴胡方的一类方剂。

1. 大柴胡汤

【组成】 柴胡半斤,黄芩三两,芍药三两,半夏半升(洗),生姜五两(切),枳实四枚(炙),大枣十二枚(擘),大黄二两。

【用法】 上八味,以水一斗二升,煮取六升,去滓,再煎,温服一升,日三服。

【功用】 大柴胡汤为主治少阳不解,阳明热结的要方,为表里双解剂,具有和解少阳,内泻热结的功效。临证适用于往来寒热,胸胁胀满或心下满痛,呕吐心烦,大便秘结,小便色黄,苔黄,脉弦数有力者。大柴胡汤证治见于《伤寒杂病论》第103、136条,并见于《金匮要略》,曰:"按之心下满痛者,为实也,当下之,大柴胡汤主之。"方中重用柴胡为君药,既可疏解少阳之邪热,又可透达厥阴之郁阳;臣药黄芩,味苦寒,清少阳之里热;大黄配枳实以内泻阳明热结,行气消痞,亦为臣药。芍药酸寒收敛,养血柔肝,缓急止痛,与枳实配伍理气和血,除心下满痛,与大黄相配可治腹中实痛;半夏和胃降逆,辛开散结,化痰消痞,与生姜配伍调理胃气,降逆止呕;大枣与生姜相配,和营卫而行津液,并调和脾胃,功兼佐使。诸药共用,共奏和解少阳,内泻热结之效。全方除和、下二法之外,实寓有清、消之法,是和攻兼施有效之方剂。

【临床应用】

(1)胆石症:临床上胆石症患者表现为上腹部疼痛,按之充实饱满,轻按有抵抗感,重按有压痛感,大便干,使用大柴胡汤加味治疗,伴舌红,苔黄厚,脉弦者,大柴胡汤加郁金、金钱草、海金沙等。

(2)高脂血症:对于上腹部饱满的高脂血症患者,用大柴胡汤治疗2~3个月后,血脂大部分能下降,尤其是三酰甘油下降效果更明显。

(3)胆道感染:临床表现为整个眼睛发黄,恶心,呕吐,发热,大柴胡汤基础上加茵陈蒿汤,退黄效果更好。

(4)急慢性胰腺炎:症见左上腹疼痛,发热,恶心呕吐,白细胞及血、尿淀粉酶高者,可用大柴胡汤治疗。"大柴胡汤体质"多见精神饱满、营养较好、体格壮实、颈部粗短、上腹角宽、肌肉坚紧、上腹绷硬、大便秘结。

杨华认为,大柴胡汤是"心下按之满痛者"的必用方。大柴胡汤是依据"太阳病过经十余日,少阳之邪未解,又入阳明"而设立的治疗少阳、阳明合病的方剂,此方组方严谨、表里同治、气血并调、寒热并用、散收兼施。临证大柴胡汤证也可见到下利症状,下利而反用大柴胡汤下法,正是"通因通下"的反治之法。大柴胡汤清利肝胆之郁热、通泄阳明之留邪,使肠内浊邪腐毒有所出路,胃肠之气利,则下利自止。临证时,不能拘泥于阳明腑实,而忽视了大柴胡汤治疗下利病证的作用。

根据异病同治的理论,临床运用大柴胡汤,需谨记少阳兼阳明里实的病机,同时掌握大柴胡汤的主症:① 往来寒热。② 心下急或心下痞硬。③ 呕不止。④ 多有大便秘结,或热结旁流。⑤ 脉多弦滑而数,苔多黄腻。正所谓"有是证,用是药"。只有重视辨病与辨证相结合,精准用方,才能提高临床疗效。

2. 柴胡加龙骨牡蛎汤

【组成】 柴胡四两,龙骨、黄芩、生姜(切)、铅丹、人参、桂枝(去皮)、茯苓各一两半,半夏二合半(洗),大黄二两,牡蛎一两半(熬),大枣六枚(擘)。

【用法】 上十二味,以水八升,煮取四升;内大黄切如棋子,更煮一两沸,去滓,温服一升。

【功用】 和解少阳,通阳泄热,重镇安神。主治胸满,脐部动悸,烦、惊,睡眠障碍,小便不利,谵语,身重难以转侧,苔黄腻,脉弦硬或滑而有力者。柴胡加龙骨牡蛎汤是一张精神、神经系统疾病,包括心理疾病的常用方。柴胡加龙骨牡蛎汤出自《伤寒杂病论》第107条,"伤寒八九日,下之,胸满烦惊,小便不利,谵语,一身尽重,不可转侧者,柴胡加龙骨牡蛎汤主之"。柴胡加龙骨牡蛎汤是临床上较为常用的一张经方,应用范围广泛,涉及机体多个系统病变。

【临床应用】

(1) 失眠、抑郁症:对于胆热内扰,枢机不利,神不守舍所致的失眠、抑郁症,用柴胡加龙骨牡蛎汤治疗有良好疗效。柴胡加龙骨牡蛎汤有清胆泻热,调理枢机,重镇安神作用,可治疗抑郁症表现为怕冷,少语,两眼有神,脉弦,或硬或滑等。另外,柴胡加龙骨牡蛎汤能够改善睡眠。

(2) 老年性痴呆症:此症80%的患者有不同程度的精神行为异常症状。柴胡加龙骨牡蛎汤有调理枢机,重镇安神之功,确能改善睡眠,改善心理抑郁及焦虑状态,能增强记忆力,提高日常生活能力。

(3) 痫证:徐灵胎谓"此方能下肝胆之惊痰,以治癫痫必效",用于治疗肝胆气郁,痰火内发而上扰心神,也用于肝神魂不得潜敛所致的癫痫。癫痫发作,多由风痰气逆所致,肝风痰热,气逆于上,壅塞清窍,走窜经脉,用柴胡加龙骨牡蛎汤清肝泻热、重镇安神,加石菖蒲、远志、郁金豁痰宣窍,全蝎、天麻息风定痫,多有疗效。

柴胡加龙骨牡蛎汤和解少阳，通阳泄热，重镇安神。方以半量小柴胡汤去甘草，可治少阳烦惊谵语证。症见伤寒八九日，胸满，心烦，谵语，惊惕，一身尽重，不可转侧。伤寒八九日，误用攻下，伤及正气，使病邪内陷少阳，弥漫全身，形成表里俱病，虚实互见。误下后邪陷少阳，经气郁滞，枢机不利则胸满；胆火上炎，兼胃热上蒸，心神被扰，轻则心烦，重则谵语；少阳枢机不利，胆火内郁，决断失职，心神逆乱，故惊惕恐惧；三焦决渎失职，水道不畅，则小便不利；邪气郁于半表半里，内外气机阻滞，阳气内郁而不得宣达，三阳经气不利，故一身尽重而不可转侧。本证涉及诸多脏腑经络，病机复杂，但仍以少阳与三焦为病变中心，故用柴胡加龙骨牡蛎汤和解少阳，通阳泄热，疏通三焦，镇惊安神。"心烦腹满，卧起不安"者，可联用柴胡加龙骨牡蛎汤与栀子厚朴汤。

杨华认为，柴胡加龙骨牡蛎汤包含和解、泄热、镇惊、利饮诸法，治疗兼顾面广。在小柴胡汤变化方中，该方最具特异性的功效是和解镇惊，故后世医家多用于治疗惊、悸、癫、狂之类的精神异常疾病。方中铅丹有毒，须谨慎应用，或用生铁落、磁石、代赭石替代。

柴胡加龙骨牡蛎汤临床可广泛用于治疗精神分裂症、神经症、癫痫、脑外伤后综合征、高血压病、戒断综合征、经前期紧张综合征、更年期综合征、甲状腺功能亢进等疾病。

3. 四逆散

【组成】 甘草(炙)、枳实(破，水渍，炙干)、柴胡、芍药各等分。

【用法】 上四味，各十分，捣筛，白饮和服方寸匕，日三服。

【功用】 调和肝脾，透邪解郁。主治阳郁厥逆证，症见胸满，脐部动悸，烦，惊，睡眠障碍，小便不利，谵语，身重难以转侧，苔黄腻，脉弦硬或滑而有力者；手足不温，或腹痛，或泄利下重，脉弦；肝脾气郁证，胁肋胀闷，脘腹疼痛，脉弦。

【临床应用】

(1) 功能性消化不良：针对肝郁气滞型(腹胀、嗳气、食欲不振)，四逆散可调节胃肠动力，缓解症状。

(2) 肠易激综合征：以腹痛、腹泻或便秘为主症，四逆散加减可改善肠道敏感性和排便异常，可合用半夏厚朴汤。

(3) 慢性胃炎/胃食管反流病：肝胃不和型(反酸、烧心、胁痛)配合煅瓦楞子、海螵蛸等抑酸药物使用。

(4) 慢性胆囊炎/胆石症：缓解胁痛、口苦，常加金钱草、郁金、黄芩等利胆清热药。

(5) 精神神志类疾病：用于手足冷、心悸、多汗等躯体化症状，可疏肝解郁，调节神经递质，改善情绪低落、失眠。

(6) 妇科疾病证属肝郁气滞证：经前乳房胀痛，经血暗，有块者，加当归、香附、益母草调经；乳腺增生，配合夏枯草、浙贝母等软坚散结药物，缓解乳房胀痛；围绝经期综合征者改善潮热、烦躁、失眠，常合甘麦大枣汤。

(7) 心血管疾病合并气滞证：冠心病心绞痛证属气滞血瘀型，加丹参、檀香、三七等活血化瘀药；可用于心脏神经症缓解胸闷、心悸、气短等非器质性症状。

(8) 内分泌代谢疾病：甲状腺功能亢进/甲状腺结节属肝郁化火型（急躁、手抖、消瘦），配伍夏枯草、玄参、牡蛎；用于糖尿病口干、乏力、腹胀，常加黄芪、葛根、天花粉。

肝胃不和型胃痛，对一些胁痛患者单纯使用四逆散治疗效果不佳时，要注意肝升肺降的气机循环问题，在疏肝解郁的同时加降肺气药如旋覆花、瓜蒌仁之类。

【使用注意】 湿热内蕴，阴虚火旺者慎用。

(三) 桂枝茯苓丸

【组成】 桂枝、茯苓、牡丹皮、桃仁（去皮、尖）、芍药各等分。

【用法】 上五味，研为细末，炼蜜和丸，如兔屎大，每日食前服一丸，无效加至三丸。

【功用】 活血化瘀，软坚消癥。主治妇人宿有癥块，或血瘀经闭，行经腹痛，产后恶露不尽。

【临床应用】

(1) 脾胃病：如萎缩性胃炎等，可改善胃黏膜循环。

(2) 妇科疾病：如子宫肌瘤、子宫内膜异位症、卵巢囊肿等，可活血化瘀，消癥散结，改善盆腔血液循环，改善月经异常、腹痛、腹部包块等症状。

(3) 男科疾病：如前列腺增生、附睾炎等，通过活血化瘀而改善前列腺及附睾部位的血液循环，消除炎症，改善肿胀、疼痛等症状。

(4) 皮肤科疾病：如黄褐斑、痤疮等，可调节气血运行，消除炎症，改善面部血液循环，减少色素沉着。

(5) 心脑血管疾病：如冠心病、脑梗死等，可改善心脑循环，降低血液黏稠度,降低心脑血管事件的发生。

(6)其他疾病:如乳腺增生、甲状腺结节,可调节内分泌,改善乳腺及甲状腺组织的血液循环,减轻增生和抑制结节的生长,缓解局部胀痛。

(四)厚朴生姜半夏甘草人参汤

【组成】 厚朴半斤(炙,去皮),生姜半斤(切),半夏半升(洗),甘草二两(炙),人参一两。

【用法】 上五味,以水一斗,煮取三升,去滓,温服一升,日三服。

【功用】 行气消胀。主治外感病后,脾虚,健运失司,胃失和降所致的脘腹胀满。

【临床应用】

(1)消化系统疾病:可健脾和胃,行气消胀,调节胃肠功能,改善餐后饱胀、早饱、食欲不振等消化不良症状;可增强脾胃运化功能,理气和胃,减轻炎症反应,缓解胃部不适,对于脾虚气滞型慢性胃炎,可改善胃脘胀满、隐痛、嗳气等症状;可调节肠道菌群,改善肠道动力,恢复胃肠功能的平衡,改善腹胀、腹痛、腹泻与便秘交替等胃肠功能紊乱症状。

(2)呼吸系统疾病:常伴有咳嗽、咳痰、胸闷、腹胀等症状,可健脾益肺,理气化痰,增强机体免疫力,减轻肺部症状,提高生活质量。

(3)其他疾病:如外科术后或放化疗后食欲不振、腹胀、恶心、呕吐等症状,可健脾和胃,降逆止呕,促进胃肠蠕动,减轻放化疗患者的胃肠道反应,提高患者对放化疗的耐受性。

(五)葛根芩连汤

【组成】 葛根半斤,甘草二两,炙黄芩三两,黄连三两。

【用法】 上四味,以水八升,先煮葛根,减二升,纳诸药,煮取二升,去滓,分温再服。

【功用】 解表清里。主治协热下利,身热下利,胸脘烦热,口干作渴,喘而汗出,舌红苔黄,脉数或促。

【临床应用】

(1)消化系统疾病:如急性肠炎表现为腹痛、腹泻、发热等,可清热利湿止泻,缓解肠道炎症,减轻腹泻症状;溃疡性结肠炎活动期属湿热蕴结型,能清除肠道湿热,改善肠黏膜溃疡、糜烂,减轻脓血便、腹痛、里急后重等症状;肠易激综合征出现的腹泻、腹痛,尤其是伴有情绪因素者,可调节肠道功能,缓解腹泻,减轻腹部不适。

(2) 呼吸系统疾病：如风热犯肺型上呼吸道感染，有发热、咽痛、咳嗽等症状，可疏散风热，减轻咽喉肿痛，缓解发热症状；对于痰热蕴肺型支气管肺炎，可清热化痰，减轻肺部炎症，缓解咳嗽、咳痰、发热等症状。

(3) 内分泌系统疾病：如2型糖尿病属湿热内蕴证，常伴有口渴、多饮、多食、乏力等症状，有助于清热燥湿，调节糖代谢，改善胰岛素抵抗，辅助降低血糖；对于有肝郁化火、湿热内蕴表现的甲状腺功能亢进，可清肝泻火，清热利湿，缓解烦躁、多汗、心慌等症状。

(4) 皮肤病：如痤疮、湿疹等以湿热证为主要表现者，能清热燥湿解毒，消除炎症，缓解皮肤瘙痒、红肿、渗出等症状，促进皮损愈合。

杨华认为，黄连、葛根本身都有降糖作用，加大黄、牛膝、肉桂化裁后，也可以应用于糖尿病患者。

(六) 泻心汤类方临床运用

1. 半夏泻心汤方

【组成】 半夏半升(洗)，黄芩三两，人参三两，甘草三两(炙)，大枣十二枚(擘)，干姜三两，黄连一两。

【用法】 上七味，以水一斗，煮取六升，去滓，再煎取三升，温服一升，日三服。

【功用】 调和肝脾，寒热平调，消痞散结。

【临床应用】

(1) 消化系统疾病：适用于寒热错杂型胃炎，症见上腹胀满、反酸、恶心等；针对胃胀、嗳气、肠鸣、便溏等症状，可调节胃肠动力和改善消化液分泌功能，尤其适于饮食不节或情绪压力诱发的消化不良。通过抗炎、调节肠道菌群及平滑肌功能，缓解腹泻、腹痛及黏液便，对寒热错杂型结肠炎效果显著。辅助西药治疗可加速消化性溃疡愈合，减少复发。研究表明其通过增强胃黏膜屏障和减少胃酸分泌而发挥作用。

(2) 肝胆系统疾病：通过抗肝纤维化、改善肝功能(如降低转氨酶)及调节免疫，延缓肝硬化进程，常配伍疏肝药物如柴胡增强疗效；缓解胆道痉挛和疼痛，促进胆汁排泄，减少胆汁淤积，常与利胆药物联用。

(3) 呼吸系统疾病：适用于寒热错杂型慢性支气管炎，可缓解咳嗽、痰多，改善肺功能；通过清热燥湿调节脾胃，减少口腔溃疡复发。

（4）泌尿系统疾病：缓解尿频、尿急症状，抑制细菌生长，改善尿路功能。

（5）妇科疾病：调和肝脾以调节内分泌，缓解经期腹胀、痛经，尤其适用于月经不调与痛经伴有胃肠症状的患者。

（6）皮肤疾病：外洗可减轻瘙痒、红肿，通过抗炎和调节皮肤代谢促进修复。

（7）神经系统疾病：针对"胃不和则卧不安"证型，改善因胃肠功能紊乱导致的失眠，需辨证配伍安神药。

（8）代谢性疾病：部分研究用于糖尿病、高血压的辅助治疗，通过调节整体代谢平衡发挥作用；配合化疗减轻胃肠道反应（如恶心、呕吐），改善患者生活质量。

【使用注意】　孕妇慎用，过敏体质需谨慎；服药期间忌生冷、油腻食物。剂量与配伍，需根据症状加减，如便秘加大黄，胁痛加四逆散，失眠合酸枣仁汤等。

半夏泻心汤的现代应用以消化系统为核心，逐渐向多系统疾病延伸，体现了中医异病同治的特点，但其使用需严格辨证，结合西医学诊断以提高疗效。

2. 甘草泻心汤

【组成】　甘草四两（炙），黄芩三两，人参三两，半夏半升（洗），大枣十二枚（擘），干姜三两，黄连一两。

【用法】　上七味，以水一斗，煮取六升，去滓；再煎取三升，温服一升，日三服。

【功用】　健脾益气，平调寒热，散结消痞。

【临床应用】

（1）消化系统疾病：用于寒热错杂型胃炎，表现为胃脘痞满、疼痛、嗳气、反酸、恶心、呕吐等；脾胃虚弱，寒热错杂所致的胃溃疡，症见上腹部疼痛，多在餐后发作，伴有食欲不振、神疲乏力、大便溏薄；对于脾虚湿热型溃疡性结肠炎，能改善腹泻、腹痛、黏液脓血便、里急后重等症状。

（2）口腔疾病：适用于心脾积热兼脾虚的复发性口腔溃疡，多疼痛明显，可伴有口干苦、大便干结或溏薄、倦怠乏力等症状；亦可用于白塞综合征，可改善口腔、生殖器溃疡，眼部炎症等症状，常伴有发热、关节疼痛、皮肤红斑结节等表现。

（3）皮肤疾病：可用于脾虚湿盛、湿热蕴肤型湿疹及银屑病等，除瘙痒、红斑、鳞屑等皮肤症状外，多伴有纳差、腹胀、便溏等脾虚症状。

（4）其他疾病：如盆腔炎、阴道炎等属于脾虚湿热下注者，或更年期出现的寒热错杂，虚实夹杂证，该方也有一定疗效。

3. 生姜泻心汤

【组成】 生姜四两(切),黄芩三两,人参三两,半夏半升(洗),甘草三两(炙),大枣十二枚(擘),干姜一两,黄连一两。

【用法】 上八味,以水一斗,煮取六升,去滓,再煎取三升,温服一升,日三服。

【功用】 和胃降逆,散水消痞。

【临床应用】

(1) 消化系统疾病:用于脾胃虚弱,寒热错杂,兼有水饮食滞的消化系统疾病。用于消化不良,表现为餐后饱胀、早饱、食欲不振、恶心、呕吐等;用于胆汁反流性胃炎,可见胃脘痞满、疼痛、口苦、呕吐黄绿色苦水、嗳气等症状;用于肠易激综合征,以腹痛、腹泻或腹泻与便秘交替出现为主要表现,常伴有腹胀、肠鸣、矢气等症状。

(2) 呼吸系统疾病:用于肺脾两虚,痰饮内停,兼见外寒的慢性支气管炎,症见咳嗽、咳痰,痰白清稀量多,伴有气喘、胸闷、脘腹胀满、食欲不振等。

(3) 其他疾病:对于脾胃虚弱,寒热错杂,虚火上炎所致的口腔溃疡,除口腔黏膜溃疡外,常伴有食欲不振、大便溏薄等脾胃症状,生姜泻心汤可通过调理脾胃,引火归元,促进溃疡愈合;肿瘤化疗后出现的恶心、呕吐、食欲不振、腹胀等胃肠道反应,证属脾胃虚弱,寒热错杂者,生姜泻心汤可减轻化疗药物对胃肠道的刺激,保护胃肠功能,提高患者生活质量。

4. 大黄黄连泻心汤

【组成】 大黄二两,黄连一两。

【用法】 上二味,以麻沸汤二升,渍之,须臾,绞去滓,分温再服。

【功用】 清胃泻火,降逆和胃。

【临床应用】

(1) 消化系统疾病:用于胃热炽盛所导致的胃食管反流病,多见烧心、反酸、胸骨后疼痛等症状;用于急性胃炎,可见胃脘疼痛、胀满、恶心、呕吐、口臭,或伴有口干口苦、大便干结等;用于实热型便秘,可见大便干结、腹胀腹痛、面红身热、心烦口干等。

(2) 心血管系统疾病:用于高血压肝胃郁热型,多伴见头痛、头晕、面红目赤、急躁易怒、口苦口干、大便秘结等症状;用于冠心病,可见心胸闷痛、心悸、心烦、口干、大便不畅等症状,证属痰热瘀阻。

（3）神经系统疾病：用于失眠因饮食不节，积热于胃，上扰心神者，表现为心烦不寐、胃脘胀满、嗳腐吞酸、大便干结等；用于胃火上炎型头痛，症见头面部胀痛、牙龈肿痛、口臭、便秘等。

（4）口腔疾病：用于口腔溃疡或牙周炎，属胃火炽盛型，可见口腔黏膜溃疡或牙龈红肿疼痛，伴有口渴口臭、大便干结等。

5. 附子泻心汤

【组成】 大黄二两（酒洗），黄连一两，黄芩一两，附子一枚（炮去皮，破八片，别煮取汁）。

【用法】 上四味，纳三味，以麻沸汤二升，渍之须臾，绞去滓，纳附子汁，分温再服。

【功用】 泻热消痞，扶阳固表。

【临床应用】

（1）消化系统疾病：用于消化性溃疡，可见胃脘隐痛，喜温喜按，同时伴有烧心、泛酸、口苦等证属脾胃虚寒，兼胃热内蕴；用于慢性肠炎，症见腹痛、腹泻，便质稀溏或夹有黏液，畏寒肢冷，同时可能伴有肛门灼热、小便短赤等湿热表现。

（2）心血管系统疾病：用于冠心病，表现为胸闷、胸痛、心悸气短，畏寒肢冷，同时可能伴有心烦、口苦、舌苔黄腻等痰热之象者。

（3）泌尿系统疾病：用于慢性肾盂肾炎有腰膝酸软、畏寒怕冷等肾阳虚表现，又有尿频、尿急、尿痛、小便灼热等膀胱湿热症状者；用于前列腺增生，见排尿困难、尿线变细、夜尿增多，伴有畏寒肢冷、会阴部坠胀、阴囊潮湿等症状，证属肾阳不足，兼下焦湿热者。

（4）皮肤科疾病：对于阳虚体质兼郁热的痤疮或湿疹，皮肤可见粉刺、红斑、丘疹、水疱、渗出等，伴见畏寒肢冷、腹胀便溏、四肢不温等阳虚表现者。

（七）附子类方临床应用

1. 四逆汤

【组成】 甘草二两（炙），干姜一两半，附子一枚（生用，去皮，破八片）。

【用法】 上三味，以水三升，煮取一升二合，去滓，分温再服。若强人可用大附子一枚，干姜三两。

【功用】 温阳散寒。

【临床应用】

（1）消化系统疾病：用于功能性消化不良，可调节胃肠功能，促进胃肠蠕动，增强消化能力,缓解消化不良、食欲不振、胃脘冷痛等症状;用于溃疡性结肠炎,可改善腹痛、腹泻、畏寒等症状。

(2) 循环系统疾病:用于心力衰竭,可增强心肌收缩力,改善心脏功能,增加心输出量;用于休克,可提升血压,改善微循环,增加组织灌注,帮助机体恢复正常的血液循环。

(3) 呼吸系统疾病:用于慢性阻塞性肺疾病虚寒证明显时,可温阳散寒,扶助正气,改善虚寒症状,提高机体免疫力,减少急性发作的次数;用于寒性哮喘,可温肺散寒,止咳平喘,减轻支气管痉挛,缓解哮喘症状。

(4) 神经系统疾病:用于改善阳虚导致的失眠多梦、神疲乏力等症状;对于寒湿痹阻型坐骨神经痛,可温经散寒,通络止痛,减轻神经压迫和炎症反应,缓解疼痛症状。

2. 真武汤

【组成】 茯苓三两,芍药三两,白术二两,生姜三两(切),附子一枚(炮去皮,破八片)。

【用法】 上五味,以水八升,煮取三升,去滓,温服一升,日三服。

【功用】 温阳利水。

【临床应用】

(1) 循环系统疾病:用于慢性心力衰竭,可温阳利水,减轻心脏负荷,改善心肌收缩力,缓解患者呼吸困难、水肿等症状;用于阳虚水泛型冠心病,可温通心阳,化气行水,改善心肌供血,缓解胸闷、胸痛等症状。

(2) 泌尿系统疾病:用于慢性肾小球肾炎或肾病综合征,可温肾健脾,利水消肿,改善肾功能,减轻水肿、蛋白尿等症状。

(3) 内分泌系统疾病:用于甲状腺功能减退,可温阳补肾,改善畏寒、乏力、水肿、精神萎靡等症状;用于糖尿病肾病阳虚水肿阶段,能温阳利水,改善肾脏微循环,延缓肾病进展,减轻水肿等症状。

(4) 呼吸系统疾病:用于慢性阻塞性肺疾病合并肺心病者,可温阳化饮,减轻肺部淤血和水肿,改善呼吸功能,缓解咳嗽、咳痰、气喘等症状;用于寒饮伏肺型哮喘,能温肺化饮,平喘止咳,减轻气道炎症和痉挛,缓解哮喘发作时的症状。

(5) 神经系统疾病:用于脑血管病后出现的肢体水肿、乏力等阳虚水泛症状,能温阳益气,利水通络;用于梅尼埃病,可温阳利水,改善内耳循环,减轻内耳水肿,缓解眩晕、耳鸣、听力下降等症状。

第五节　经方学习心得

一、如何学习中医

1. **读教科书，走进经典**　教科书是培养学生学习和掌握中医基础理论的读本，是学习、研究经典著作的一个阶梯。教科书不是中医的全部。掌握了一定的基础知识，就要走出教科书，走进中医经典，亲临实践，持之以恒。

2. **熟读经典，研习医案**　"四大经典"是学习中医的核心，是中医成才的阶梯，是中医学术继承人的必修课。历代名医医案，是医家们经验的结晶和临床教训的总结，读之如同随侍名医。

3. **跟师学习，揣摩临床**　通过成为学术继承人或跟师学习的方式，多向临床经验丰富的老师学习，向他们请教除"四大经典"之外的有实用价值的古今名医之书。中医药历经数千年的沧海桑田为什么"推而不倒，砸而不烂"，靠的就是临床疗效。中医的活水源头——读经典，多临床。

学中医诚如邓铁涛所言：四大经典为根，各家学说为本，临床实践乃中医之生命线，仁心仁术乃中医之魂！

二、谈师法经方

1. **抓住主症**　抓住张仲景所描述的主症特征，力求方证对应。如太阳病（太阳之为病，脉浮、头项强痛而恶风寒），有汗，桂枝汤主之；无汗，麻黄汤主之。

2. **病证合参**　辨证与辨病相结合，将西医诊断的病或中医所称的病与仲景所述条文证候结合起来，进行对照研究，揭示其内在联系而选择经方，就能取得良好疗效。如复发性口腔溃疡、白塞氏综合征与仲景记述的湿热内蕴之狐惑病具有内在联系，其主方甘草泻心汤为方证相对之良方。

3. **师法名医**　古今中外注重实践，讲求实效的名医积累了丰富的运用经方的宝贵经验。运用经方（狭义）治病的关键是熟识仲景之书，抓主症，辨病机，随机应变，而不是刻舟求剑、墨守成规。以方测证，方从法出，法依病机，随证加减，就能正确运用经方及合理配伍用药，达到最佳临床疗效。

4. 用药如用兵　医者将也,药者兵也。医者用药的要求是"兵强马壮",要精准,保证药材质量,讲究地道本草,明晰中药的四气五味、升降浮沉、归经、功效乃至禁忌等,研究传统加工炮制、煎煮和服用法。

"方证要素对应"是《伤寒杂病论》的组方原则。所谓"药症要素对应",实践证明难以收到很好的临床疗效。有效成分不等于中药学之传统的性味、功用,即黄连素不等于黄连。中药黄芩、黄柏中都可提取小檗碱,但黄连、黄芩、黄柏三药在中药理论与临床应用中同中有异,各有专长。小檗碱不能代替黄连而配伍在大黄黄连泻心汤、白头翁汤、半夏泻心汤、黄连阿胶汤中取得原来的效果。

三、经方在临床应用中需要注意的几个问题

1. 使用经方要理解其本义

(1) 看出处,了解方子产生的背景,从病、证两方面认识它。

(2) 看方义,中医处方组成不是简单的药物集合,是数药组合形成一个方义。看中医经方就看方义,看配伍及用量,配伍应有君、臣、佐、使,用量应有主次之分,全方组合要有一个主题。

(3) 看加工炮制和煎煮法。

(4) 看性、位、势,中医经方应有定性、定位、定势,其性有寒、热,位有上、下、内、外,势有升、降。

2. 遵守"方证对应"的原则,谨慎加减应用　加减的前提是经方加减后方义不能变,若方义变化则不是加减方,可以叫作衍化方。所加药品不可与原方相违,如桂枝汤解外,即使见咳喘也不可加收敛之剂。加味应全面统筹,能少加,不多加。

3. 药量加减　对一种病合用一个方,而该方对这种病的某些方面治疗的力量稍嫌太过或不及,则适当减量或加量。

4. 无证可辨　许多亚健康状态和疾病状态的患者,按照传统的辨证方法出现无证可辨的情况,解决应从以下几个方面进行。

(1) 详查四诊,见微知著:"有诸内,必形诸外",虽然尚未出现症状,但总会在某一方面出现异常,比如神、色、舌、脉的变化,只要认真检查,总可窥其端倪,舌质的胖瘦老嫩、舌苔的厚薄干湿、脉象的虚实、面部的色泽枯荣及瘀斑色痣都能从一个侧面反映病情的变化,如能运用自如,则可弥补"无证可辨"之缺陷。

(2) 逆向思维,注重病机:有病邪在机体,机体必然有一个相应的病理机制

发展过程,掌握无证可辨疾病的病因病机,逆向思维,知常达变,可成为无证可辨疾病的一种辨证思维方式。

(3)以病代证,辨证施治:在临床症状缺如、无法辨证的情况下,不妨根据西医诊断和各种检查结果,选用中西结合研究中相应成果的有效中药和方剂进行辨治。

(4)挖掘数据,积累经验:应用统计学方法找到实验室数据与证的某种必然关系或规律性,按照中医的生理、病理观进行归类分析,掌握疾病发生、发展的转归规律,将其结果返回临床,为无证可辨患者提供治疗依据。

学经方还需注意与现代科学接轨,现代科学的研究若能充实于经方之中,就可以更全面了解经方。但切记,所谓有效成分不等于中医药之传统的性味功用,现代医学研究中药治病机制不能完全等同或代替中医药方剂的传统理论,只能作为更好地指导中医临床处方用药的科学依据。

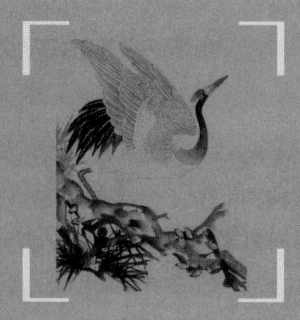

下篇

临证医案

第一节 肺系病证医案

一、感冒

案 林某,男,52岁。

[初诊] 2013年5月6日。

主诉:感冒后胸中灼热感7日。

现病史:患者7日前感冒后出现胸中灼热感。刻下见胸中灼热感,口干,无口苦,无胸痛,无恶心呕吐,无嗳气泛酸,无发热恶寒等,纳食一般,睡眠一般,大便稍溏,小便稍黄。

体格检查:神清,生命体征平稳,心肺未见异常体征,腹平软,无压痛及反跳痛,肠鸣音无亢进,双下肢不肿。舌质淡红,苔黄微厚,脉弦。

西医诊断:上呼吸道感染。

中医诊断:感冒。

证型:热扰胸膈证。

治法:清热解郁。

处方:栀子豉汤合小柴胡汤加减。栀子15g,淡豆豉15g,柴胡10g,法半夏15g,太子参30g,黄芩15g,知母15g,茯苓20g,大枣10g,生姜5g,甘草10g,3剂,日1剂。

[二诊] 2013年5月9日。服药后,胸中灼热感明显减轻,口干缓解,无口苦,纳食一般,睡眠一般,大便黄软,小便稍黄。舌质淡红,苔黄微厚,脉弦。效不更方,守上方再服3剂。

[三诊] 2013年5月13日。服药后,胸中灼热感基本缓解,无口干,无口苦,纳食一般,睡眠一般,大便黄软,小便稍黄。舌质淡红,苔薄微黄,脉稍弦。嘱避风寒,调饮食,忌烟酒及辛辣刺激性食物,避免不良情绪刺激,定期复诊。

按语:本案患者缘于外感邪气,遗热不除,热郁胸膈,故见胸中烦热。治以栀子豉汤,功擅清热除烦,小柴胡汤功擅和解少阳,解郁结。《伤寒杂病论》原文"发汗吐下后,虚烦不得眠,若剧者,必反复颠倒,心中懊憹""发汗,若下之,而烦热,胸中窒者""伤寒五六日,大下之后,身热不去,心中结痛者,未欲解者",栀子豉汤主之。方中栀子味苦性寒,泄热除烦,降中有宣;淡豆豉味清性寒,升散调中,宣中有降,二药相合,共奏清热除烦之功。栀子既能上入心胸,清透郁热以除烦,又可导火下行以除热。栀子、豆豉俱轻,辛凉宣散,透邪畅中,既能宣泄胸中郁热而助栀子除烦,又能开壅散满而和胃。感冒7日,胸中烦热,纳眠一般,提示外邪由表传入半表半里,故予小柴胡汤和解少阳。柴胡苦平,入肝、胆经,透泄少阳之邪,并能疏泄气机之郁滞,使少阳半表之邪得以疏散,黄芩苦寒,清泄少阳半里之热,柴胡之升散得黄芩之降泄,二者配伍,是和解少阳的基本结构;胆气犯胃,胃失和降,佐以半夏、生姜和胃降逆止呕;邪从太阳传入少阳,缘于正气本虚,故又佐以人参、大枣益气健脾,一者取其扶正以祛邪,一者取其益气以御邪内传。甘草助参、枣扶正,且能调和诸药,为使药。诸药合用,以和解少阳为主,兼补胃气,使邪气得解,枢机得利,胃气调和,则诸症自除。二方相合,相得益彰,则胸中灼热感自除。

热扰胸膈证,为邪热扰于胸膈,胸中烦热、懊憹,可伴发热口渴,躁扰不宁,咳嗽气喘,吐黄痰,舌红苔黄,脉数等证候。其病位在胸膈间,邪热外客所致,治法宜清热解郁除烦。

二、咳嗽

案1 张某,男,38岁。

[初诊] 2013年9月17日。

主诉:反复咳嗽3个月余。

现病史:患者近3个月无明显诱因出现咳嗽痰少,以夜间为甚,休息后症状未缓解,遂来诊。刻下见咳嗽痰少,以夜间为甚,胸闷,两胁作胀,偶有隐痛,午后潮热,口微苦,无腹胀腹痛,无恶心呕吐等,纳可,二便基本正常。既往有肺结核病史,已治愈。

体格检查:神清,生命体征平稳,心肺及腹部查体无特殊。舌边红,苔薄,脉弦细略数。

西医诊断:咳嗽。

中医诊断:咳嗽。

证型:肝郁气滞证。

治法:和解少阳。

处方：小柴胡汤加减。柴胡 10 g,黄芩 10 g,制半夏 10 g,党参 20 g,杏仁 10 g,枳壳 10 g,桔梗 10 g,甘草 5 g,橘红 10 g,橘络 5 g,全瓜蒌 15 g,丝瓜络 15 g,生姜 3 片,红枣 5 枚,10 剂,日 1 剂。

药后胸胁转舒,咳嗽明显缓解。嘱避风寒,清淡饮食,避免不良情绪刺激。

按语：本案患者咳嗽日久,外邪逐步深入,加上情志久郁不遂,往往病及少阳,郁结不散,气机失畅,故发为本病。肺主气,主宣发清肃,宜降;肝主少阳升发之气,主疏泄通调,宜升。肺与肝在生理上相互协作,使少阳枢机和顺,人体气机调和,升降畅达。若肝胆气机郁滞,少阳枢机不利,上逆于肺,影响肺之宣降功能的正常发挥,可引起咳嗽频作,故云"五脏六腑皆令人咳,非独肺也"。《伤寒杂病论》云："伤寒五六日中风……胸胁苦满……心烦喜呕,或胸中烦而不呕……或咳者,小柴胡汤主之。"咳为气逆,嗽为有痰,外邪侵袭,熏蒸肺胃,酿生痰热。"痰"为咳嗽一症重要的病理因素,治疗上需重视化痰之法的应用。此时以小柴胡汤宣透疏散,清解郁火,以和解少阳之郁结,半表半里之邪得解,使其气通畅,则上焦郁滞得通,肺气能宣能降,咳嗽自止。方中柴胡疏理气机,升发肝气,和解少阳枢机;黄芩苦寒,清降少阳积热。两药升降相依,散清相宜,促使肝升肺降。生姜味辛性温,入肺、脾、胃、肝经,燥湿温中,行郁降浊,暖肺、胃而化痰饮,下冲逆而平咳嗽,复肺、胃收令得常。半夏味辛,入肺、胃经,可降胃气、下浊阴,燥土排痰饮而止咳嗽。半夏、生姜合用降肺、胃之气,亦燥土助阳,以复中土升降枢机。桔梗辛散苦泄,性平和且善上行,专入肺经,功擅开宣肺气,祛痰排脓;杏仁则苦温润降,入肺、大肠经,上能降肺气,疏利开通以止咳,下能降气宽胸利膈,与桔梗相须为用,宣降肺气祛痰。橘红燥湿化痰,理气健脾,橘络行气化痰,通络止痛,二药伍用,一利一通,理气化痰之力倍增;瓜蒌清热涤痰,宽胸散结,丝瓜络祛风通络。党参、大枣、甘草益胃气而补脾土,一者取其扶正以祛邪,一者取其益气以御邪内传,俾正气旺盛,则邪无内向之机。诸药同用,共奏和解少阳,宣肺止咳,理气化痰之功。

案 2 杨某,女,68 岁。

[初诊] 2014 年 1 月 6 日。

主诉：咳嗽半年。

现病史：患者近半年无明显诱因下出现咳嗽,干咳无痰,咽干,曾用头孢霉素、喹诺酮类抗感染治疗,无明显改善。刻下见咳嗽,干咳无痰,咽干,病程中无发热、盗汗,食欲可,因咳嗽睡眠欠佳,二便正常。既往有肺结核病史,已治愈。

体格检查：神清,生命体征平稳,心肺及腹部查体无特殊。舌红,有瘀斑,苔中边薄黄,脉细数。胸片示双肺纹理增多。

西医诊断：咳嗽。

中医诊断：咳嗽。

证型：肺阴亏虚证。

治法：滋阴润肺,化痰止咳。

处方：沙参麦冬汤加减。沙参15 g,麦冬15 g,玄参20 g,枇杷叶15 g,杏仁15 g,紫菀15 g,百部20 g,僵蚕15 g,蝉衣10 g,甘草5 g,胖大海10 g,川贝粉6 g(冲服),7剂,日1剂。

[二诊] 2014年1月13日。患者咳嗽减轻,咽干缓解。舌淡红,苔薄白,脉沉细。上方去沙参、麦冬、玄参,加白术、防风、黄芪,共7剂。

药后疾病痊愈。嘱避风寒,清淡饮食,避免不良情绪刺激。

按语：咳嗽分外感咳嗽与内伤咳嗽,无论外感或内伤,共同病机是肺失宣肃,肺气上逆。本案患者年老,肺阴亏耗,虚热内灼,肺失润降,肺气上逆。久咳则伤阴耗气,故见舌红,有瘀斑,苔黄,脉细数。治疗予以滋阴润肺,化痰止咳,治以沙参麦冬汤加减。方中沙参、麦冬清养肺胃,玄参清热滋阴,枇杷叶、苦杏仁止咳化痰降逆,紫菀辛温润肺,苦温下气,治寒热结气,咳逆上气,百部甘苦微温,能润肺,治肺热咳呛,胖大海清宣肺气,川贝母化痰止咳,加用僵蚕、蝉衣以祛风邪,增强疗效。因久咳伤气,后期予白术、防风、黄芪,即玉屏风散以补气,随证加减,方药对症。

案3 叶某,男,77岁。

[初诊] 2014年8月23日。

主诉：咳嗽、胸痛1个月。

现病史：患者近1个月无明显诱因出现精神疲倦,咳嗽、咳痰,量少,痰中带少许血丝,未处理,并逐渐出现胸痛。刻下见咳嗽、咳痰,量少,痰中带少许血丝,胸痛,偶胸闷,无发热恶寒,无恶心呕吐,无腹胀腹痛等,纳差寐可,二便调。

体格检查：神清,生命体征平稳,左肺呼吸音减弱,双肺未闻及干湿啰音。心浊音界无扩大,心率72次/分,律齐,心音正常,各瓣膜听诊区未闻及病理性杂音。四肢无水肿。舌红,苔薄黄,脉滑。胸片示左上肺肿块影,考虑周围型肺癌。

西医诊断：周围型肺癌。

中医诊断：咳嗽。

证型：痰热郁肺证。

治法：清热化痰，宣肺止咳。

处方：清金化痰汤加减。黄芩10 g，知母10 g，桑白皮10 g，桔梗10 g，瓜蒌皮15 g，浙贝母15 g，茯苓30 g，栀子10 g，麦冬15 g，甘草10 g，侧柏叶15 g，蜜麻黄10 g，牛蒡子10 g，枇杷叶15 g，5剂，日1剂。

[二诊] 2014年8月28日。患者精神一般，胸痛较前减轻，仍咳嗽、咳痰，量少，痰中带少许血丝，稍胸闷，无气促，纳眠尚可，二便正常。舌红，苔薄黄，脉滑。

处方：黄芩10 g，知母10 g，桑白皮10 g，桔梗10 g，瓜蒌皮15 g，浙贝母15 g，茯苓30 g，栀子10 g，桃仁15 g，甘草10 g，侧柏叶炭15 g，蜜麻黄10 g，牛蒡子10 g，枇杷叶15 g，射干10 g，杏仁10 g，5剂，日1剂。

[三诊] 2014年9月3日。患者精神疲倦，仍有胸痛，稍有咳嗽、咳痰，无痰中带血，无胸闷、气促，纳眠差，二便正常。舌暗红，苔薄黄，脉弦涩。

处方：柴胡10 g，赤芍15 g，枳实10 g，甘草10 g，瓜蒌皮15 g，桔梗10 g，蜜麻黄10 g，杏仁10 g，黄芪30 g，太子参30 g，酸枣仁30 g，知母10 g，丹参10 g，茯神30 g，7剂，日1剂。

治疗后患者症状基本消失。嘱避风寒，清淡饮食，避免不良情绪刺激等。定期复诊。

按语：肺为清虚之脏，宜开宣肃降，若外邪侵袭，肺失宣降之常，津液不布，蓄而成痰，气郁化热，热痰壅肺，热邪迫血妄行，遂见咳嗽、痰中带血丝。津液凝聚，痰热胶着，久病入络，毒邪久羁而成有形之肿块。故治宜消除外邪犯肺之因，清其气郁所化之热，祛其津液凝聚之痰，通其津气痹郁之壅，复其肺气宣降之常。针对病因、病位、病性施治，才能收到较好疗效。故方用黄芩、栀子、知母清热解毒，消除病因，解其郁热；瓜蒌、贝母、麦冬润肺化痰，化其痰滞，共呈清热化痰功效。肺气不宣，用桔梗开之；肺气不降，用桑白皮降之；津不通调，用茯苓利之；咳因气道挛急，复用甘草甘以缓之，数药皆为恢复功能与通调津气而设。俾热去痰去，肺功恢复，津气通调，咳痰自愈。全方有化痰止咳，清热润肺之功，适用于痰浊不化，蕴而化热之证；后期咳嗽缓解，有胸痛等气机不畅表现，以四逆散加减治疗，随证变化，疗效确切。

案4 韩某，男，67岁。

[初诊] 2014年9月12日。

主诉：咳嗽、咳痰半个月，加重4日。

现病史：患者半个月前无明显诱因下出现咳嗽、咳痰,近 4 日休息欠佳后咳嗽、咳痰较前加重。刻下见神志清楚,精神疲倦,咳嗽,咳痰质黏,量中,色黄稠,不易咯出,活动后稍气促,口干、多饮,无发热恶寒,无恶心呕吐,无腹胀腹痛等,胃纳可,睡眠一般,二便可。有慢性支气管炎病史。

体格检查：神清,生命体征平稳,心脏听诊无特殊,肺部听诊可闻及散在湿啰音。腹部查体无特殊。舌红,苔黄腻,脉滑。胸部 CT 示慢性支气管炎,肺气肿,右肺上叶后段见片状高密度影,并空洞。

西医诊断：咳嗽。

中医诊断：咳嗽。

证型：痰热郁肺证。

治法：清热化痰,宣肺止咳。

处方：清金化痰汤加减。黄芩 10 g,桑白皮 10 g,知母 10 g,茯苓 15 g,款冬花 15 g,山栀子 10 g,麦冬 15 g,浙贝母 15 g,甘草 10 g,百部 15 g,芦根 20 g,薏苡仁 30 g,侧柏叶 15 g,枇杷叶 10 g,6 剂,日 1 剂。

[二诊] 2014 年 9 月 19 日。患者精神可,咳嗽,咳痰少,痰中带少许血丝,无发热,无气促,口干、多饮,胃纳可,睡眠一般,二便可。舌红,苔黄腻,脉滑。守上方,加地榆炭、仙鹤草、射干、木蝴蝶以凉血止血。

处方：黄芩 10 g,桑白皮 10 g,知母 10 g,茯苓 15 g,款冬花 15 g,山栀子 10 g,麦冬 15 g,浙贝母 15 g,甘草 10 g,百部 15 g,芦根 20 g,薏苡仁 30 g,侧柏叶 15 g,枇杷叶 10 g,地榆炭 10 g,仙鹤草 15 g,射干 10 g,木蝴蝶 5 g,6 剂,日 1 剂。

[三诊] 2014 年 9 月 25 日。患者精神改善,咳嗽减轻,咳痰少,无血丝,无发热,无头晕,无胸闷气促,纳食睡眠可,大便无,小便调。舌红,苔黄腻,脉滑。

处方：黄芩 10 g,桑白皮 10 g,知母 10 g,茯苓 30 g,款冬花 15 g,栀子 10 g,麦冬 15 g,浙贝母 10 g,甘草 10 g,芦根 20 g,薏苡仁 30 g,侧柏叶 15 g,仙鹤草 15 g,厚朴 15 g,火麻仁 15 g,5 剂,日 1 剂。

服药后患者症状消失。嘱避风寒,调饮食,忌烟酒及辛辣刺激性食物,避免不良情绪刺激等,定期复诊。

按语：《素问·咳论》云:"皮毛先受邪气所致。""五脏六腑皆令人咳。"强调外邪犯肺或脏腑功能失调,病及于肺,均可导致咳嗽。清金化痰汤方有化痰止咳、清热润肺之功。本案患者缘于饮食不节,内伤于脾,脾失运化,痰浊内生,日久蕴热,上渍犯肺,以咳痰黄稠,舌红苔黄,脉象滑为其辨证依据,故给予清金化痰汤清热化痰,宣肺止咳。方中黄芩、栀子、桑白皮清泻肺火;茯苓、薏苡仁健脾利湿,湿去则痰自消;麦冬、知母养阴清热,润肺止咳;款冬花、百部止咳平喘;甘草补土而和中。故全方有化痰止咳,清热润肺之功,适用于痰浊不化,蕴而化热之证。根据病情加减使用凉血止血之品,效果明显。

案5 张某,女,61岁。

[初诊] 2013年9月26日。

主诉:反复咳嗽、咳痰2年,加重20余日。

现病史:患者2年前无明显诱因开始出现咳嗽、咳痰,在当地医院给予对症治疗后症状缓解。20余日前天气变化后咳嗽、咳痰加重。刻下见精神疲倦,咳嗽,咳黄痰,无胸闷气促,无腹胀腹痛,无发热恶寒,无恶心等,纳眠可,二便调。有慢性咳嗽病史。

体格检查:神志清楚,精神疲倦,双肺呼吸音稍粗,双下肺可闻及湿啰音,心率85次/分,律齐,各瓣膜听诊区未闻及病理性杂音,腹软,全腹无压痛及反跳痛,肝脾肋下未触及,移动性浊音(-),肝肾区无叩击痛,双下肢无水肿,生理性神经反射存在,四肢肌力、肌张力正常,未引出病理性神经反射。舌红,苔黄腻,脉滑。

西医诊断:咳嗽。

中医诊断:咳嗽。

证型:痰热阻肺证。

治法:清热化痰,宣肺止咳。

处方:清金化痰汤加减。黄芩10g,知母10g,桑白皮10g,瓜蒌皮15g,栀子10g,浙贝母15g,麦冬15g,瓜蒌仁15g,甘草10g,茯苓30g,百部10g,蜜麻黄10g,6剂,日1剂。

[二诊] 2013年10月3日。患者神清,精神可,时有身热,无咳嗽、咳痰,无咯血、盗汗,无恶寒、发热,无喘息、气促等不适症状,纳眠可,二便正常。舌红,苔少,脉细。治以清热化痰,宣肺止咳,兼清虚热。

处方:黄芩10g,知母10g,桑白皮10g,瓜蒌皮15g,栀子10g,浙贝母15g,麦冬15g,瓜蒌仁15g,甘草10g,茯苓30g,百部10g,蜜麻黄10g,地骨皮10g,牡丹皮15g,6剂,日1剂。

服药后症状基本消失,嘱避风寒,清淡饮食,避免不良情绪刺激等,指导其适当进行锻炼以增强体质。

按语： 内伤咳嗽分为痰湿蕴肺、痰热郁肺、肝火犯肺、肺阴亏耗四种。依据本案患者咳黄痰、舌红、苔黄腻、脉象滑等四诊资料，考虑为痰热阻肺证，给予清金化痰汤加减。方中茯苓健脾利湿，湿去则痰自消；瓜蒌仁、瓜蒌皮、贝母清热涤痰，宽胸开结，麦冬、知母养阴清热，润肺止咳；黄芩、栀子、桑白皮清泻肺火；蜜麻黄、百部润肺止咳祛痰；甘草补土而和中。全方有化痰止咳，清热润肺之功。另由于疾病日久湿热之邪胶着，耗伤阴津，故二诊见时有身热，舌红、苔少，故加用清虚热之品，效果明显。清金化痰汤有化痰止咳，清热润肺之功，适用于痰浊不化，蕴而化热之证。

案6 云某，女，78 岁。

[初诊] 2014 年 9 月 27 日。

主诉： 反复咳嗽、咳痰 5 年余，加重 1 周。

现病史： 患者 5 年前开始反复出现咳嗽、咳痰症状，多次在当地医院就诊，给予对症治疗后可缓解。1 周前咳嗽、咳痰症状加重。刻下见咳嗽，咳痰，痰色黄质黏，不易咳出，稍头晕，无发热恶寒，无恶心呕吐，无胸闷气促，无腹胀腹痛等，纳眠欠佳，大小便调。既往有慢性咳嗽病史。

体格检查： 神志清楚，精神疲倦，双肺呼吸音粗，双肺未闻及明显干湿啰音，心率 66 次/分，律齐，各瓣膜听诊区未闻及病理性杂音。舌红，苔黄，脉滑。

西医诊断： 咳嗽。

中医诊断： 咳嗽。

证型： 痰热郁肺证。

治法： 清热化痰，宣肺止咳。

处方： 清金化痰汤加减。黄芩 10 g，桑白皮 10 g，知母 10 g，款冬花 15 g，浙贝母 15 g，茯苓 30 g，炙麻黄 10 g，杏仁 10 g，枇杷叶 15 g，橘红 15 g，法半夏 10 g，木蝴蝶 5 g，射干 10 g，5 剂，日 1 剂。

[二诊] 2014 年 10 月 3 日。患者少许咳嗽，无明显咳痰，纳眠欠佳，大小便调。舌红，苔黄，脉滑。

处方： 黄芩 10 g，桑白皮 10 g，知母 10 g，款冬花 15 g，浙贝母 15 g，茯苓 30 g，炙麻黄 10 g，杏仁 10 g，枇杷叶 15 g，橘红 15 g，法半夏 10 g，木蝴蝶 5 g，射干 10 g，麦冬 15 g，7 剂，日 1 剂。

服药后症状基本消失，嘱避风寒，清淡饮食。

按语：《景岳全书》曰："咳嗽之要，止惟二证，何为二证。一曰外感，二曰内伤而尽之矣。"咳嗽的病因有外感、内伤两大类。内伤咳嗽为脏腑功能失调，内邪干肺，无论何因，均可引起肺失宣降，肺气上逆作咳。清金化痰汤有化痰止咳，清热润肺之功，适用于痰浊不化，蕴而化热之证。本案咳痰，痰色黄质黏，舌红苔黄，脉滑，四诊合参，辨为痰热郁肺证，故给予清金化痰汤清热化痰，宣肺止咳。方中橘红理气化痰，使气顺则痰降；茯苓健脾利湿，湿去则痰自消；更以贝母清热涤痰，宽胸开结，知母养阴清热，款冬花润肺止咳；麻黄宣肺平喘，开郁闭之肺气，杏仁降利肺气，与麻黄相伍，一宣一降，以恢复肺气之宣降，是宣降肺气的常用组合；半夏辛温性燥，善能燥湿化痰，且又和胃降逆，与橘红相配伍，增强燥湿化痰之力，相辅相成，黄芩、桑白皮清泻肺火；木蝴蝶、射干利咽止咳。全方有化痰止咳，清热润肺之功。本案后期加用养阴润肺之品，以善其后。

三、喘证

案1 杨某，男，62岁。

[初诊] 2014年8月6日。

主诉：反复咳嗽、咳痰、气促3年余，加重3日。

现病史：患者3年前天气变化后开始出现咳嗽、咳痰、气促，当地医院对症处理后症状好转，此后症状每于天气变化及情绪激动后再发或加重。3日前天气变化后，再次出现上诉症状。刻下见咳嗽、咳痰、气促，痰色黄白相间，量多质黏，不易咳出，气促于活动后加重，伴胸闷、心慌，纳眠一般，二便调。有慢性支气管炎史。

体格检查：胸廓对称，呈桶状胸，肋间隙增宽，呼吸动度对称，胸壁无压痛，语颤减弱，叩诊呈过清音，呼吸节律齐，双肺呼吸音减弱，双下肺可闻及少许湿啰音及呼气相哮鸣音，心率95次/分，律齐，各瓣膜听诊区未闻及病理性杂音。舌质红，苔黄腻，脉滑。胸片提示慢性支气管炎、肺气肿。

西医诊断：慢性阻塞性肺疾病，急性加重期。

中医诊断：喘证。

证型：痰热蕴肺证。

治法：清热化痰，宣肺平喘。

处方：定喘汤加减。白果10 g，蜜麻黄10 g，款冬花15 g，半夏10 g，桑白皮10 g，苏子10 g，黄芩10 g，甘草10 g，杏仁10 g，瓜蒌皮15 g，瓜蒌仁15 g，茯苓30 g，地龙10 g，枇杷叶10 g，射干10 g，7剂，日1剂。

[二诊] 2014 年 8 月 14 日。患者咳嗽、咳痰较前无明显好转,痰呈白色泡沫状,量多,不易咳出,伴胸闷、气促、腹部不适,饮食较差,睡眠一般,二便调。舌质红,苔薄白,脉滑。热象不明显,以化痰平喘为法,二陈汤合三子养亲汤加减。

处方: 陈皮 10 g,法半夏 10 g,茯苓 30 g,甘草 10 g,苏子 10 g,白芥子 10 g,莱菔子 10 g,炙甘草 10 g,瓜蒌皮 15 g,白术 15 g,山药 15 g,山楂 15 g,麦芽 15 g,红曲 2 袋,7 剂,日 1 剂。

患者症状基本消失。指导其适当进行锻炼以增强体质,注意饮食起居的调摄。

按语: 本病为内伤咳嗽,内伤咳嗽邪实与正虚并见。本案患者因素体多痰,又感风寒,肺气壅闭,不得宣降,郁而化热所致。症见哮喘咳嗽,痰多色黄白相间,质稠不易咯出等。治宜清热化痰,宣肺平喘。方用麻黄宣肺散邪以平喘,白果敛肺定喘而祛痰,共为君药,一散一收,既可加强平喘之功,又可防麻黄耗散肺气。苏子、杏仁、半夏、款冬花降气平喘,止咳祛痰,共为臣药。桑白皮、黄芩清泄肺热,止咳平喘,共为佐药。另加入瓜蒌皮、瓜蒌仁增强清热化痰之功,茯苓健脾利湿,湿去则痰自消,枇杷叶清肺止咳,化痰平喘,地龙通络平喘,射干利咽止咳,甘草调和诸药为使。诸药合用,使肺气宣降,痰热得清。二诊时,患者仍有咳嗽、咳痰,但热象已祛,考虑为脾虚为本,痰湿不运,上干于肺,此时应选用二陈汤合三子养亲汤化痰平喘。半夏辛温而性燥,燥湿化痰,降逆和胃,消痞除满,《本草从新》言其为"治痰湿之主药",湿痰既成,阻滞气机,遂臣以辛苦温燥之陈皮,理生痰之源,半夏与茯苓相配,燥湿化痰与渗利水湿相合,则湿化痰消,白芥子温肺化痰,利气畅膈,苏子降气消痰,止咳平喘,莱菔子消食导滞,降气祛痰,三药均属消痰理气之品,合而用之,可使气顺痰消,另加入瓜蒌皮清热化痰,利气宽胸,白术、山药健脾益气,山楂、麦芽、红曲消积化滞,健运脾气,以复生机,脾湿得运,肺气得宣,则喘咳痰多诸症自除。

案 2 张某,女,78 岁。

[初诊] 2014 年 7 月 29 日。

主诉: 反复咳嗽、咳痰、气促 10 余年,加重 1 周。

现病史: 患者 10 余年前开始出现咳嗽、咳痰、气促症状,给予对症治疗后多可缓解,此后症状反复。1 周前天气变化后上诉症状加重。刻下见神清,精神可,咳嗽,咳白痰,量多,不易咯出,气促,活动时加重,无发热、咯血,纳眠可,二便调。

体格检查：桶状胸，肋间隙无明显增宽，呼吸动度对称，胸壁无压痛，语颤对称，叩诊呈清音，呼吸节律齐，双肺呼吸音粗，双肺可闻及满布哮鸣音，心率62次/分，律齐，各瓣膜听诊区未闻及病理性杂音，无双下肢水肿。舌淡红，苔白，脉滑。

西医诊断：慢性阻塞性肺气肿。

中医诊断：喘证。

证型：痰浊阻肺证。

治法：化痰祛湿，宣肺平喘。

处方：二陈汤合三子养亲汤加减。陈皮10 g，半夏10 g，茯苓30 g，甘草10 g，苏子10 g，白芥子10 g，莱菔子15 g，瓜蒌皮15 g，瓜蒌仁15 g，蜜麻黄10 g，前胡15 g，枇杷叶15 g，山药15 g，白术15 g，僵蚕10 g，7剂，日1剂。

[二诊] 2014年8月5日。患者精神可，咳嗽，咳白痰，量较前减少，不易咯出，气促，活动时加重，纳差，眠可，二便调。舌淡红，苔白，脉滑。守上方加黄芪30 g，红曲2袋补益肺气。

处方：陈皮10 g，半夏10 g，茯苓30 g，甘草10 g，苏子10 g，白芥子10 g，莱菔子15 g，瓜蒌皮15 g，瓜蒌仁15 g，蜜麻黄10 g，前胡15 g，枇杷叶15 g，山药15 g，白术15 g，僵蚕10 g，黄芪30 g，红曲2袋，10剂，日1剂。

经治疗，患者症状基本消失。嘱避风寒，清淡饮食，避免不良情绪刺激等。

按语：喘证古称上气、喘息，以呼吸急促，甚至张口抬肩，鼻翼煽动为主要特征。可见于西医学慢性喘息型支气管炎、肺炎、肺气肿、肺心病等病。本案患者年老体弱，久咳难愈，"脾为生痰之源，肺为储痰之器"，其标为痰壅于肺，其本乃脾肾气虚，故予二陈汤合三子养亲汤加减。方中半夏辛温性燥，善能燥湿化痰，且又理气降逆，为君药。陈皮为臣，既可理气行滞，又能燥湿化痰；白芥子温肺化痰，利气散结；苏子降气化痰，止咳平喘；莱菔子消食导滞，下气祛痰；另用麻黄、前胡宣降肺气，降气化痰；瓜蒌皮、瓜蒌仁增强化痰之功；枇杷叶清肺化痰止咳；山药补脾益肾；白术健脾益气；僵蚕息风化痰。诸药相合，共奏良效。

四、哮病

案 蔡某，女，57岁。

[初诊] 2014年9月12日。

主诉：反复咳嗽、气促6年，加重1周。

现病史：患者6年前无明显诱因出现反复咳嗽、气促,在当地给予对症治疗后可缓解,此后症状反复发作。1周前受寒冷刺激后,症状加重。刻下见神清,精神疲倦,咳嗽、咳痰,咯少量黄痰,质黏,难咳出,气促,活动后加重,偶有喉间哮鸣,可平卧,稍头晕、乏力,纳眠尚可,二便正常。有哮喘病史。

体格检查：双肺可闻及哮鸣音及少许湿啰音,以呼气相为主,心率85次/分,律齐,各瓣膜听诊区未闻及病理性杂音。舌红,苔黄腻,脉滑。

西医诊断：哮喘。

中医诊断：哮病。

证型：热哮。

治法：宣肺平喘,止咳化痰。

处方：定喘汤加减。白果10 g,蜜麻黄10 g,款冬花10 g,法半夏10 g,桑白皮10 g,苏子10 g,甘草10 g,杏仁10 g,黄芩10 g,百部15 g,射干10 g,瓜蒌皮15 g,瓜蒌仁15 g,5剂,日1剂。

[二诊] 2014年9月17日。患者诉稍咽痛,偶咳嗽、咳痰,色稍黄,稍气促,无喉间哮鸣,无头痛头晕、乏力,纳眠尚可,二便正常。舌红,苔黄腻,脉滑。原方加茯苓,继服7剂以止咳化痰,健脾益肺。

处方：白果10 g,蜜麻黄10 g,款冬花10 g,法半夏10 g,桑白皮10 g 苏子10 g,甘草10 g,杏仁10 g,黄芩10 g,百部15 g,射干10 g,瓜蒌皮15 g,瓜蒌仁15 g,茯苓30 g,7剂,日1剂。

患者症状基本消失。嘱避风寒,清淡饮食,避免不良情绪刺激等诱发疾病发作,指导其适当进行体育锻炼。

按语：哮病是以喉中哮鸣有声、呼吸困难,甚则喘息不能平卧为主症的反复发作性疾病。对应包括西医学支气管哮喘、喘息性支气管炎。要注意区分哮必兼喘,但喘未必兼哮。哮病是一种反复发作的独立性疾病,喘证是并发于多种急慢性疾病的一个症状。宗朱丹溪"未发宜扶正气为主,已发用攻邪为先"之说,哮病以"发时治标,平时治本"为基本治疗原则。发作期以攻邪治标,祛痰利气为主。寒痰宜温化宣肺,热痰当清化肃肺,寒热错杂者当温清并施,表证明显者兼以解表,属风痰为主者又当祛风涤痰。反复日久,正虚邪实者,又当兼顾,不可单纯拘泥于祛邪。

本证因素体多痰,又感风寒,肺气壅闭,不得宣降,郁而化热所致。症见哮喘咳嗽,痰多色黄,质稠不易咯出等。治宜宣肺降气,止咳平喘,清热祛痰。方用麻黄宣肺散邪以平喘,白果敛肺定喘而祛痰,共为君药,一散一收,既可加强平喘之功,又可防麻黄耗散肺气。苏子、杏仁、半夏、款冬花降气平喘,止咳祛痰,共为臣药。桑白皮、黄芩清泄肺热,止咳平喘,共为佐药。甘草调和诸药为使。诸药合用,使肺气宣降,痰热得清,风寒得解,则喘咳痰多诸症自除。

五、发热

案 蔡某,男,65岁。

[初诊] 2015年3月11日。

主诉:低热3个月。

现病史:患者3个月前不明原因引起低热,体温波动在37.3～38.0℃,反复发作,无规律,曾予头孢、双黄连等药静脉滴注数日而无效。自觉症状逐渐加重。刻下见胸闷,无恶寒身痛,无咳嗽咽痛,无腹痛、血尿、皮疹等症。二便可,眠差。

体格检查:双肺呼吸音清,心率92次/分,律齐,各瓣膜听诊区未闻及病理性杂音。舌红,苔白,脉弦。

西医诊断:发热。

中医诊断:发热。

证型:邪入少阳证。

治法:和解少阳。

处方:小柴胡汤加减。柴胡20 g,黄芩10 g,清半夏10 g,党参10 g,生姜3片,大枣5个,炙甘草5 g,5剂,日1剂。

[二诊] 2015年3月16日。患者服药后,无发热,精神较前好。原方继续服7剂。

患者电话告知,自前热退后无反复。嘱避风寒,清淡饮食。

按语:正常人体温保持在相对恒定的范围内主要通过神经、体液调节使产热和散热过程呈动态平衡,一旦平衡被打破,则可出现发热。小柴胡汤为《伤寒杂病论》少阳病之专方:"伤寒五六日中风,往来寒热,胸胁苦满,嘿嘿不欲饮食,心烦喜呕,或胸中烦而不呕,或渴,或腹中痛,或胁下痞硬,或心下悸、小便不利,或不渴,身有微热,或咳者,小柴胡汤主之。"

该患者发热日久,西医诊断不明,用清热解毒之时方也未见效,据胸闷脉弦等证而应用了小柴胡汤。《伤寒杂病论》云"但见一证便是,不必悉俱"。患者热势以低热为主,兼见胸闷,与柴胡四大证之胸胁苦满相合,考虑邪热在半表半里。

方中柴胡苦平,入肝、胆经,透泄少阳之邪,并能疏泄气机之郁滞,使少阳之邪得以疏散,黄芩苦寒,清泄少阳之热,柴胡、黄芩相配伍,一散一收,恰入少阳,以解少阳之邪。胆气犯胃,胃失和降,佐以半夏、生姜和胃降逆止呕;邪从太阳传入少阳,缘于正气本虚,故又佐以党参、大枣益气补脾,一者取其扶正以祛邪,一者取其益气以御邪内传。炙甘草助参、枣扶正,兼以调和诸药,用为佐使药。诸药合用,以和解少阳为主,兼和胃气,使邪气得解,则诸症自除。

第二节 心系病证医案

一、不寐

案1 符某,男,63岁。

[初诊]2022年11月25日。

主诉:眠差1年余,加重半个月。

现病史:患者1年前无明显诱因出现失眠,入睡困难,眠浅易醒,醒后复睡困难,半个月前失眠加重。刻下见入睡难,眠浅易醒,多梦,醒后复睡困难,思虑过度,烦躁易怒,易自汗出,汗后自觉怕风,晨起头昏沉,白天精神体力差故较少活动锻炼,纳欠佳,小便调,大便成形。

体格检查:生命体征平稳,双肺未见异常体征,心率78次/分,律齐无杂音,腹平软,肝肋下未触及,无压痛及反跳痛,双下肢无浮肿。舌淡苔白,脉细弱。

西医诊断:睡眠障碍。

中医诊断:不寐。

证型:心脾两虚证。

治法:养心益脾,安神固表。

处方:归脾汤加减。党参30 g,黄芪30 g,炒白术15 g,茯神30 g,龙眼肉20 g,当归15 g,炒酸枣仁20 g,川木香5 g,制远志15 g,龙骨30 g,白术10 g,防风10 g,煅牡蛎30 g,14剂,日1剂。

[二诊]2022年12月9日。服药2周,睡眠质量较前改善,入睡可,仍眠浅易醒,复睡困难,自汗出、怕冷症状已明显减轻,思虑过度后烦躁易怒,仍有晨起

口苦少许,头昏沉,纳可,二便调。舌淡,苔薄白,脉弦细。守方去白术、防风,加郁金、玫瑰花、合欢皮、夜交藤以增解郁安神之效。

处方:党参30 g,黄芪30 g,炒白术15 g,茯神30 g,龙眼肉20 g,当归15 g,炒酸枣仁20 g,川木香5 g,制远志15 g,龙骨30 g,煅牡蛎30 g,郁金15 g,玫瑰花15 g,合欢皮30 g,夜交藤15 g,14剂,日1剂。

服药2周后,患者睡眠明显改善,睡眠时间可连续3小时以上,情绪较稳定,无明显口苦感等。嘱其调畅情志,规律作息,清淡饮食。

按语:《黄帝内经》称不寐为"不得卧""目不瞑"等,认为是由邪气客于脏腑,卫气行于阳,不能入阴所致。四诊合参考虑患者思虑过度,病久血虚,心血不足,心失所养,心神欠安而不寐;思虑过多,暗耗心脾气血,脾气虚,生化乏源,心血虚,心神不得养,烦躁易怒而致肝气郁结,郁而化火,扰动心神,故不眠难寐。思虑劳倦过多则伤脾,过逸少动也易致脾虚气弱,运化失司,气血生化乏源,以致心神失养而失眠;或因思虑过多,耗伤心脾气血,心伤则神不守舍,脾伤则营血亏乏,正如《证治准绳·不寐》言:"思虑伤脾,脾血亏损,经年不寐。"杨华根据临床经验认为失眠以心脾两虚,气血不足为多,临床多以归脾汤加减治疗本病。归脾汤首载于宋代严用和《济生方》,方药组成为白术、人参、黄芪、炙甘草、茯神、酸枣仁、木香、龙眼肉、生姜、大枣,后经明代医家薛己在上方基础上加远志、当归,组成今日之归脾汤。方中黄芪补脾益气,龙眼肉补脾气、养心血,共为君药。人参、白术与黄芪相配伍,补脾益气之功更强;当归、酸枣仁与龙眼肉为伍,养血安神之功益著,共为臣药。茯神养心安神,远志宁神益智,木香理气健脾,与补气养血诸药相伍,使本方补而不滞,再以炙甘草调和诸药,兼以补益心脾,共为佐使。最后以姜、枣为引,调和脾胃,以资化源。全方诸药相合,心脾同治,气血双补,以补脾为主,以补气为重,脾旺则气血生化有权,气旺更易于生血,心脾补,气血养,则失眠可改善。

本案患者初诊存在自汗出、怕风冷的表虚不固症状,提示机体卫气防御固摄,营血温煦功能下降,风邪由外不断入中,津血由内不断外泄,如果一味补益心脾而不兼顾表位的自汗出问题,则容易表邪不解、风邪不断入中、津血不断外泄,难以调和营卫改善失眠。故初诊合用玉屏风散益卫固表。二诊患者服用初诊方后自汗出、怕冷问题已基本解决,睡眠质量提高,但仍存在烦躁易怒的表现。肝气郁结,郁而化火,扰动心神,故眠浅易醒,复睡困难。在初诊方基础上去白术、防风,加用郁金、玫瑰花疏肝解郁,合欢皮、夜交藤养心解郁安神。有表先解表为

《伤寒杂病论》提示的治疗定法。

案 2 陈某,女,37 岁。

[初诊] 2012 年 8 月 7 日。

主诉:入寐困难半年。

现病史:患者半年前开始出现入寐困难,伴心烦,查甲状腺功能六项,总 T3、T4 增高,游离 T3 增高,抗甲状腺过氧化物酶抗体增高。诊断为甲状腺功能亢进,予甲巯咪唑口服,症状仍反复。刻下见入寐困难,伴心烦,口干,口苦,性急躁,纳食不佳,二便调。

体格检查:心率 98 次/分,律齐无杂音,腹平软,肝肋下未触及,无压痛及反跳痛,双下肢不肿。舌质稍红,苔薄微黄,脉弦小数。

西医诊断:甲状腺功能亢进症。

中医诊断:不寐。

证型:痰气交阻,气郁化火证。

治法:清火化痰,理气解郁。

处方:小柴胡汤加减。法半夏 20 g,柴胡 10 g,黄芩 20 g,党参 15 g,甘草 10 g,夏枯草 15 g,玄参 20 g,桔梗 15 g,枳实 15 g,赤芍 30 g,瓜蒌 15 g,白花蛇舌草 25 g,7 剂,日 1 剂。

[二诊] 2012 年 8 月 14 日。患者入寐较前容易,无心烦,稍口干,无口苦,情绪较前平稳,纳食改善,二便调。舌质稍红,苔薄微黄,脉稍弦。守初诊方再进。

患者入睡时间明显减少,情绪较为平稳。嘱其避免不良情绪刺激,清淡饮食,辅以适当运动。

按语:不寐是以经常不能获得正常睡眠为主症的疾病,主要表现为睡眠时间、深度的不足。轻者入睡困难,或寐而不酣,时寐时醒,或醒后不能再寐,重者彻夜不寐。本案患者缘于情志不遂,痰火内郁,扰动心神,而发本病。因肝郁气结,津液不得正常输布,易于凝聚成痰,气滞痰凝,壅结颈前,故形成瘿病,肝火旺盛,横逆犯脾,故见纳食不佳,结合口干、口苦等,切中小柴胡汤证,治以疏肝解郁、和解少阳、清肝化痰。方中柴胡、黄芩为君药,入肝、胆经,柴胡疏肝理气,能起到解郁的作用,为少阳表药;黄芩清热燥湿,清胆泄热,为少阳里药,二者共奏疏肝泄胆之功。法半夏降逆化痰,人参性微温,为温补之药,有可能助阳生热,加重患者心烦等症状,遂将原方中人参更换为性平的滋补药党参,健运脾气。《外科正宗·瘿瘤论》中提到,瘿瘤由气郁、痰凝、瘀血导致。行散气血、行痰顺气、活血散结是瘿病的主要治法。夏枯草散结解毒,玄参、赤芍清热凉血,滋阴降火,解毒散结,枳实理气宽中,化痰散结,瓜蒌清热化痰,白花蛇舌草清热解毒,甘草调和诸药。全方合用清肝解郁,健脾理气,和血安神。

小柴胡汤现代运用广泛,以小柴胡汤为底方治疗甲状腺功能亢进临床应用较多,刘渡舟对抗甲状腺过氧化物酶抗体阳性的甲状腺功能亢进即用小柴胡汤加减治疗。运用中药方剂应抓住病证要点,常能收到意想不到的效果。

案3 林某,女,51岁。

[初诊] 2012年9月7日。

主诉: 入寐困难2年。

现病史: 患者2年前开始出现入寐困难,长期服艾司唑仑片等安眠药,现服药剂量逐渐加大,心理压力过大,遂来寻求中医治疗。刻下见入寐困难,寐后易醒,心烦多梦,心悸,口燥咽干,纳可,二便调。

体格检查: 心率100次/分,律齐无杂音,腹平软,无压痛及反跳痛,双下肢不肿。舌质红,苔少,脉细数。

西医诊断: 睡眠障碍。

中医诊断: 不寐。

证型: 阴虚火旺证。

治法: 滋阴降火。

处方: 黄连阿胶汤加减。黄连15 g,黄芩20 g,白芍20 g,鸡子黄1个,阿胶半块,酸枣仁30 g,知母15 g,柴胡10 g,枳壳15 g,生龙骨30 g,生牡蛎30 g,郁金15 g,生地黄30 g,草决明15 g,7剂,日1剂。

[二诊] 2012年9月14日。患者入寐较前容易,无需服用安眠药,寐后易醒减轻,心烦多梦减少,偶有心悸,口燥咽干缓解,纳可,二便调。守初诊方再进4剂。

患者症状基本消失。嘱避免不良情绪刺激,适当进行运动。

按语: 人体脏腑气血调和,心神安定,阳能入阴,阴平阳秘,则夜寐安。如饮食不调、情志不畅、劳倦或思虑过度,及病后、年迈体虚等因素,导致心神不安,神不守舍,不能由动转静,可出现不寐病证。本案患者平素情志不调,肝火偏旺,日久耗伤阴血,阴虚火旺,上扰心神而发为本病,结合舌脉辨为阴虚火旺证。方选黄连阿胶汤,出自《伤寒杂病论》,属少阴病热化证。方中黄芩、黄连清心火,阿胶滋阴,鸡子黄佐连、芩,于清火中补心血,芍药佐阿胶,补肾阴敛阴气,使心肾交合,水升火降,则心烦不寐自愈。另外,加入知母清热泻火,滋阴润燥,酸枣仁、生龙牡养血除烦,平肝安神,柴胡、郁金疏肝解郁,清心行气,枳壳理气宽中,生地黄清热凉血,养阴生津。诸药相伍,心肾交合,水升火降,共奏滋阴泻火,交通心肾之功,则心烦自除,夜寐自安。

案4 王某,男,58岁。

[初诊] 2012年9月18日。

主诉:入寐困难半个月。

现病史:患者半个月前无明显诱因下出现入寐困难。刻下见入寐困难,时有烦躁,稍口干,无口苦,纳食一般,二便调。既往因甲状腺功能亢进曾两次手术治疗,术后继发甲状腺功能减退,常服左甲状腺素钠片维持治疗。

体格检查:心肺未见异常体征,腹平软,无压痛及反跳痛,双下肢不肿。舌质淡红,苔薄微黄,脉弦细。

西医诊断:睡眠障碍,继发性甲状腺功能减退。

中医诊断:不寐。

证型:阴血不足证。

治法:滋阴养血,宁心安神。

处方:酸枣仁汤加减。酸枣仁30 g,知母15 g,法半夏15 g,茯苓30 g,枳实15 g,胆南星15 g,竹茹15 g,川芎10 g,郁金15 g,生龙骨30 g,生牡蛎30 g,甘草10 g,7剂,日1剂。

[二诊] 2012年9月25日。患者睡眠转正常,无烦躁,稍口干,无口苦,纳食一般,二便调。守初诊方再进7剂。

服药后,患者睡眠基本正常。嘱其调畅情志,清淡饮食。

按语:本案患者甲状腺功能亢进术后继发甲状腺功能减退。长期服用左甲状腺素钠片治疗的患者,病证较复杂,甲状腺功能亢进患者术前常阴虚阳亢,术后出现继发性甲状腺功能减退则表现为阳虚证候,左甲状腺素钠片补充生理需要的甲状腺素,相当于壮阳类药物,若服用过量出现阳亢证候(左甲状腺素钠片副作用),结合患者入寐困难,时有烦躁,稍口干,舌质淡红,苔薄微黄,脉弦细,考虑为虚热内扰之象。本案患者缘于病后体虚,心血不足,心失所养,心神不安,肝藏血,血舍魂,肝血不足,加之虚热内扰,故见不寐、心烦,故给予酸枣仁汤养血安神,清热除烦。方中重用酸枣仁养血补肝,宁心安神,茯苓宁心安神,知母滋阴润燥,川芎之辛散,调肝血、舒肝气,与酸枣仁相配寓散于收,补中有行。邪热内扰胆胃,可见胆怯易惊、虚烦不宁、失眠多梦,故选用半夏辛温燥湿化痰,配以甘淡微寒之竹茹清胆和胃,二者相配可令胆气清肃,胃气顺降。胆南星清化痰热,枳实降气导滞,治痰需治气,气顺痰自消,郁金解郁清心凉血,生龙牡平肝安神,甘草和中缓急,调和诸药,共奏养血安神,清热除烦之功。

案5 张某,男,57岁。

[初诊] 2016年9月3日。

主诉:入寐困难1年余。

现病史:患者1年前开始出现入寐困难,诊断为睡眠障碍、焦虑状态,间断服用黛力新及阿普唑仑等药。刻下见入寐困难,寐后易醒,多梦,心悸,焦虑,烦躁,口干舌燥,纳一般,小便黄,大便偏干。

体格检查:肺部未见异常体征,心率98次/分,律齐无杂音,腹平软,无压痛及反跳痛,双下肢不肿。舌质红,苔少,脉细数。

西医诊断:睡眠障碍。

中医诊断:不寐。

证型:阴虚火旺证。

治法:滋阴降火。

处方:黄连阿胶汤加减。黄连10 g,黄芩20 g,白芍30 g,鸡子黄1个,阿胶半块,酸枣仁30 g,知母15 g,柴胡15 g,枳壳15 g,生龙骨30 g,生牡蛎30 g,郁金15 g,生地黄30 g,决明子15 g,7剂,日1剂。

[二诊] 2016年9月10日。患者入寐较前容易,无需服用安眠药,寐后易醒减轻,心烦多梦减少,偶有心悸,口燥咽干缓解,纳可,二便调。守初诊方再进4剂。

患者基本不需安眠药助眠。嘱其清淡饮食,避免不良情绪刺激。

按语:《医效秘传·不得眠》:"夜以阴为主,阴气盛则目闭而安卧,若阴虚为阳所胜,则终夜烦扰而不眠也。心藏神,大汗后则阳气虚,故不眠。心主血,大下后则阴气弱,故不眠。热病邪热盛,神不清,故不眠。新瘥后,阴气未复,故不眠。若汗出鼻干而不得眠者,又为邪入表也。"不寐的病因虽多,但总属阳盛阴衰,阴阳失交。

本案患者缘于素体阴虚,复感外邪,邪从火化,致阴虚火旺而形成的少阴热化证。少阴属心肾,心属火,肾属水。肾水亏虚,不能上济于心,心火独亢于上,则心中烦、不得卧。本案口干舌燥、心烦多梦、小便黄、大便干、舌质红、苔少、脉细数,辨为阴虚火旺之证,给予黄连阿胶汤泻心火、滋肾阴、交通心肾。黄连阿胶汤出自《伤寒杂病论》,属少阴病热化证。方中黄芩、黄连清心火,阿胶滋阴,鸡子黄佐连、芩,于清火中补心血,芍药佐阿胶,补肾阴,敛阴气,使心肾交合,水升火降,则心烦不寐自愈。虚火浮上,气火交郁,心神被扰,予柴胡疏理肝气,郁金疏肝解郁,决明子清泄肝火,龙骨、牡蛎生用重镇安神,酸枣仁养心补肝,养血安神,知母滋阴润燥,生地黄清热养阴生津。诸药合用,共奏滋阴降火,疏肝行气,解郁安神之功。

案6 夏某,女,68岁。

[初诊] 2013年9月10日。

主诉: 入寐困难3年余。

现病史: 患者3年前开始出现入寐困难,未行治疗,逐渐出现睡眠时间短,甚至整夜不能入睡。刻下见神疲,入寐困难,心悸,纳食不佳,虚烦,多梦易醒。无口干苦,无胸闷痛,二便正常。

体格检查: 形体偏瘦,心肺未见异常,腹平软,肝肋下未触及,无压痛及反跳痛,双下肢不肿。舌质淡红,苔少,脉细弱。

西医诊断: 睡眠障碍。

中医诊断: 不寐。

证型: 阴血不足证。

治法: 滋阴养血,宁心安神。

处方: 酸枣仁汤加减。酸枣仁30 g,茯苓30 g,知母15 g,川芎10 g,生龙骨30 g,生牡蛎30 g,甘草5 g,柴胡10 g,郁金15 g,7剂,日1剂。

[二诊] 2013年9月17日。患者诉入寐较前容易,多梦易醒减轻,精神转佳,纳食转佳,偶发心悸,舌质淡红,苔少,脉细弱。守初诊方再进7剂。

患者入睡尚可,睡眠经治疗明显改善。指导其调摄情志。

按语: 本案患者缘于阴血不足,心失所养,魂不守舍,加之虚热内扰,故见虚烦不寐;肝气郁结,横逆犯脾,故见纳食不佳,予酸枣仁汤养血安神。方中重用酸枣仁养血补肝,宁心安神,为君药。茯苓宁心安神,知母滋阴润燥,清热除烦,为臣药。川芎之辛散,调肝血,疏肝气,为佐药。川芎与酸枣仁相伍,寓散于收,补中有行,甘草和中缓急,调和诸药,共奏养血安神,清热除烦之功。

酸枣仁汤是杨华治疗阴血不足不寐证的主方。杨华认为,阴血不足之人,情志多郁而虚亢,处方多以原方加生龙骨30 g,生牡蛎30 g,柴胡10 g,郁金15 g。

酸枣仁必用大剂量以收功。酸枣仁基础用量为 30 g,视需要甚至可用至 200 g,而未见明显毒副作用。另外,不寐的治疗要注意调摄精神,保持情绪舒畅。

案 7　邓某,女,51 岁。

[初诊] 2013 年 8 月 14 日。

主诉:入寐困难 1 年余。

现病史:患者 1 年余前因家中变故,开始出现入寐困难,未经治疗,后症状加重,外院给予服用艾司唑仑片。近期自觉艾司唑仑效果欠佳。刻下见入寐困难,寐后易醒,心烦多梦,心悸,口燥咽干,纳可,大便干,小便调。

体格检查:生命体征平稳,双肺未见异常体征,心率 98 次/分,律齐,无杂音,腹平软,无压痛及反跳痛,双下肢不肿。舌质红,苔少,脉细数。

西医诊断:睡眠障碍。

中医诊断:不寐。

证型:阴虚火旺证。

治法:滋阴降火。

处方:黄连阿胶汤加减。黄连 15 g,酸枣仁 30 g,黄芩 20 g,白芍 20 g,鸡子黄 1 个,草决明 15 g,阿胶 10 g,知母 15 g,柴胡 10 g,枳壳 15 g,生龙骨 30 g,生牡蛎 30 g,郁金 15 g,生地黄 30 g,3 剂,日 1 剂。

[二诊] 2013 年 8 月 17 日。患者入寐较前容易,无需服用安眠药,寐后易醒减轻,心烦多梦减少,偶有心悸,口燥咽干缓解,纳可,二便调。舌质红,苔少,脉细。守初诊方再进 5 剂。

患者入睡基本不需要安眠药辅助,心烦、心悸基本消失。嘱避免不良情志刺激,清心寡欲,清淡饮食。

按语:不寐是临床常见病症,或短或长,甚者常年难寐,病因总与阴阳不交有关。《类证治裁·不寐》称:"阳气自动而之静则寐,阴气自静而之动则寤。不寐者,病在阳不交阴也。"本案患者热邪深入少阴,肾水亏虚,心火亢盛,心肾不交,心神不安,属邪实正虚之证。心火亢盛,故心烦多梦;水亏火旺,心肾不交,故失眠不得卧;肾水亏虚,不能上承咽喉,故口燥咽干;舌红苔少,脉细数,亦为阴亏火旺之象。治当滋阴降火,除烦安神,方选黄连阿胶汤治之。仲景设本方为治少阴肾水不足、心火偏亢的心肾不交之证,即为少阴热化证而设,有育阴清热,交通心肾之功用。《伤寒杂病论》之少阴病,有从寒化,有从热化,黄连阿胶汤是邪从热化证的主治方剂。阴虚则生内热,邪热乘虚上亢,而致虚烦不得眠。少阴经心肾虚热,不同于阳证实热,因而治疗上既不能单纯清下泄热,又不能集中固补心肾,用清热育阴的黄连阿胶汤最为适宜。方中黄连苦寒入心,清降心火;阿胶甘平入肾,滋阴补血,二药相伍,降心火,滋肾阴,使心火降、肾水旺,水火共济,心神安宁,共为君药。黄芩苦寒,助黄连清热泻火;芍药酸甘,养血滋阴,助阿胶滋补肾水,共为臣药。佐以鸡子黄,上以养心,下以补肾,并能安中。虚火浮上,气火交郁,予柴胡、郁金疏肝解郁,草决明清泄肝火,生龙骨、生牡蛎生用重镇安神,酸枣仁养心补肝,养血安神,知母滋阴润燥,生地黄清热养阴生津。诸药相伍,降心火、补肾水,心肾相交,诸症自除。

二、心悸

案1 鲁某,女,25岁。

[初诊] 2014年1月14日。

主诉:心悸间作半个月余。

现病史:患者近半个月劳累后出现心悸、气短乏力,休息后症状未缓解。刻下见神疲,心悸,气短乏力,纳少,面色㿠白,心烦不寐,无恶寒发热,无腹胀腹痛,无口干口苦,眠一般,二便正常。

体格检查:生命体征平稳,双肺未见异常体征,心率86次/分,律齐,无杂音,腹平软,无压痛及反跳痛,双下肢不肿。舌质淡,苔少,脉细弱。心电图提示偶发室性早搏。

西医诊断:心律失常。

中医诊断:心悸。

证型:气阴两虚证。

治法:益气养阴。

处方:炙甘草汤加减。炙甘草10 g,党参20 g,桂枝10 g,大枣10 g,麦冬15 g,生姜5 g,麻仁10 g,阿胶半块,生地黄30 g,7剂,日1剂。

[二诊] 2014年1月21日。患者心悸明显改善,神疲、乏力、气短、心烦等均有减轻,胃纳增加,舌质淡,苔少,脉细。继续服用上方10剂。

服药后患者仅偶发心悸,余无特殊不适。嘱清淡饮食,调畅情志。

按语:本案患者缘于阴血不足,心体失养,或心阳虚弱,不能温养心脉。治宜滋心阴,养心血,益心气,温心阳,以复脉定悸,方选炙甘草汤加减。方中重用炙甘草补气生血,养心益脾;生地黄滋阴补血,充脉养心,二药重用,益气养血以复脉之本,共为君药。党参补益心脾,合炙甘草则养心复脉,补脾化血之功益著;麦冬、麻仁、阿胶甘润养血,配生地黄滋心阴,养心血,充血脉之力尤彰;桂枝、生姜辛温走散,温心阳,通血脉,使气血流畅以助脉气接续,同为佐药。原方煎煮时加入清酒,以酒性辛热,可行药势,助诸药温通血脉之力。数药相伍,使阴血足而血脉充,阳气复而心脉通,气血充沛,血脉畅通,则悸可定,脉可复。

炙甘草汤是《伤寒杂病论》治疗心动悸、脉结代的名方。其证是由伤寒汗、吐、下或失血后,或杂病阴血不足,阳气不振所致。方中加酸枣仁、柏子仁以增强养心安神定悸之力,或加龙齿、磁石重镇安神;偏于心气不足者,重用炙甘草、人参;偏于阴血虚者,重用生地黄、麦门冬;心阳偏虚者,易桂枝为肉桂,加附子以增强温心阳之力;阴虚而内热较盛者,易人参为南沙参,并去桂、姜、枣、酒,酌加知母、黄柏,则滋阴液、降虚火之力更强。

案 2 韩某,女,39 岁。

[初诊] 2014 年 3 月 14 日。

主诉: 心悸间作 2 年。

现病史: 患者近 2 年来反复心悸发作,伴气短,曾自服速效救心丸,症状可缓解,但仍反复。刻下见心悸,伴气短,神疲,倦怠乏力,虚烦少寐,口干,饮水不多,纳食不香,大便黄软,小便黄。窦性心动过缓病史 2 年。

体格检查: 双肺未见异常,心率 52 次/分,腹平软,肝肋下未触及,无压痛及反跳痛,双下肢不肿。舌质淡红,苔少,脉缓而细。心电图示窦性心动过缓。

西医诊断: 窦性心动过缓。

中医诊断: 心悸。

证型: 气阴两虚证。

治法: 益气养阴。

处方: 炙甘草汤加减。炙甘草 15 g,桂枝 10 g,麦冬 15 g,生姜 5 g,党参 20 g,大枣 10 g,甘草 5 g,麻仁 10 g,阿胶半块,生地黄 20 g,7 剂,日 1 剂,加清酒煎服。

[二诊] 2014 年 3 月 21 日。患者心悸明显减少,气短、神疲、倦怠乏力减轻,少寐较前改善,口干缓解,舌质淡红,苔少,脉缓而细。心率 58 次/分,律齐无杂音。守上方 7 剂。

症状明显改善。嘱患者调畅情志,避免不良情绪刺激。

按语: 心悸是以心中悸动、惊惕不安,甚则不能自主为主症的疾病,临床多呈发作性。病情较轻者为惊悸,多为阵发性;病情较重者为怔忡,可呈持续性。《伤寒杂病论》有:"伤寒脉结代,心动悸,炙甘草汤主之。"本案患者以神疲、乏力、口干、纳食不香为辨证特点,结合舌质淡红,苔少,脉缓而细,考虑主症心动悸为阴血不足,阳气不振所致,故给予炙甘草汤滋阴养血,益气温阳,复脉定悸。方中炙甘草甘温益气,通经脉,利血气,缓急养心;生地黄滋阴养心,养血充脉。二药重用,益气养血以复脉,共为君药。党参、大枣补益心脾,合炙甘草益心气,补脾气,以资气血化生之源;阿胶、麦冬、麻仁滋阴养血补心,配生地黄滋心阴,养心血,以充血脉,共为臣药。桂枝、生姜温心阳而通血脉,使气血畅通,脉气接续有源,并使诸味厚之品滋而不腻,共为佐药。桂枝与甘草合用,又能辛甘化阳,通心脉而和气血,以振心阳。用法中加清酒煎服,温阳通脉,以助药力,为使药。诸药合用,滋而不腻,温而不燥,使气血充沛,阴阳调和,共奏益气养血,滋阴复脉之功。

杨华认为,炙甘草汤滋阴益气,通阳养血,且补中有通。诸药辨证配用,能改善窦房结功能,对心律失常有双向调节作用。本方随证加减对各类心律失常,尤其对室性早搏、缓慢性心律失常具有较好疗效。缓慢性心律失常多加用温阳之附子及活血化瘀之丹参、川芎等,快速性心律失常多加用清热安神之品。

案3 祁某,女,56岁。

[初诊] 2014年7月4日。

主诉:心悸间作1年余,加重半年。

现病史:患者1年前无明显诱因下出现心悸,伴有多汗、乏力,无胸痛等其他症状,休息后可缓解。近半年无明显诱因再次出现心悸,未经治疗,症状逐渐加重。刻下见心悸,烦躁,伴气短、乏力,腰酸,时而汗出,睡眠欠佳,大便黄软,小便正常。

体格检查:巩膜无黄染,双肺未见异常体征,心脏叩诊无扩大,心率106次/分,律齐,无杂音,腹平软,无压痛及反跳痛,双下肢不肿。舌质淡红、少津,脉细弱而数。

西医诊断:窦性心动过速,更年期综合征。

中医诊断:心悸。

证型:气阴两虚证。

治法:益气养阴,安神定悸。

处方:炙甘草汤加减。炙甘草30 g,酸枣仁30 g,浮小麦30 g,生地黄20 g,

熟地黄 20 g,阿胶 10 g,麦冬 10 g,党参 10 g,黄连 8 g,3 剂,日 1 剂。加黄酒 30 mL 先煎生、熟地黄 50 分钟,早、晚分服。

[二诊] 2014 年 7 月 8 日。患者服药 6 剂后症状明显缓解。舌质淡红、少津,脉稍细弱。既效守方再进。

药后心悸症状基本消失,乏力等症状明显改善。嘱清淡饮食,调畅情志。

按语:心悸的发生多因体虚劳倦、七情所伤、感受外邪及药食不当等,以致气血阴阳亏损,心神失养,心主不安,或痰、饮、火、瘀阻滞心脉,扰乱心神。临床可见于各种原因引起的心律失常,或心功能不全、心肌炎、神经症等以心悸为主者。更年期综合征是生理上一个特定转变时期出现的症候群,以妇女多见。症状多见于闭经前后,是因天癸将竭,冲任亏虚,精血衰少所致。初以阴虚火旺为主,久则气阴俱伤。本例患者是气阴两虚症状均见而选用炙甘草汤调理,症状明显改善。

"年至四十,阴气自败。"本案患者缘于阴血虚,不能充盈血脉,加之阳气虚,不能鼓动血脉,故脉来不能自续,而为结代,气血阴阳俱不足,心失所养,故心动悸,予炙甘草汤滋阴养血,益气温阳,复脉定悸。方中重用生地黄为君药,滋阴养血。臣以炙甘草益气养心,麦冬滋养心阴,桂枝温通心阳,与生地黄相伍,可收气血阴阳并补之效。佐以党参补中益气,阿胶滋阴养血,酸枣仁养血安神,熟地黄养血滋阴,浮小麦除虚烦、止汗,用法中加酒煎服,以清酒辛热,可温通血脉,以行药势。

炙甘草汤,又名复脉汤,方出自《伤寒杂病论》,主治心阴心阳两虚所致的"脉结代,心动悸"。临床上用于功能性心律不齐、期外收缩、心房颤动、传导阻滞等引起的"脉结代,心动悸"有较好疗效。临床应用本方要点在于运用时除辨证要准确外,方剂的用量、煎服法、配伍等正确与否,对于保证疗效关系甚大。

三、胸痹

案 王某,男,73 岁。

[初诊] 2014 年 10 月 15 日。

主诉:阵发性胸部闷痛、心慌 12 年,加重 1 周。

现病史:患者 12 年前无明显诱因出现胸闷、心慌和心前区疼痛,症状发作频繁,诊为冠心病心绞痛而住院治疗。10 余年来经常复发,寒冷及精神受刺激时发作更频。近 1 周来,因气候转寒,发作次数增多,胸部闷痛较重,靠服硝酸异山梨酯等药物控制。此次发作较重,是因琐事生气,突发胸中憋闷、心慌气短,遂来我院急诊。经心电图、心肌酶谱等检查,诊为心绞痛,经抢救后症状减轻。刻下见精神疲倦,口唇紫暗,胸部憋闷,心慌,汗出较多,乏力较甚,畏寒,手足青冷,脚肿,睡眠差,胃纳欠佳,小便偏少,大便基本正常。有冠心病史12年,高血压病史26年。

体格检查:生命体征平稳,双肺未见异常体征,心脏叩诊无扩大,心率98次/分,律不齐,无杂音,腹平软,无压痛及反跳痛,双踝部凹陷性水肿。舌质紫暗,边有齿痕,苔白滑,脉沉微结代。心电图提示窦性心律,ST-T段改变,心肌酶谱等理化检查无异常。

西医诊断:冠状动脉粥样硬化性心脏病,心绞痛。

中医诊断:胸痹。

证型:心脉痹阻,胸阳不振证。

治法:温肾扶阳,固守元气,通阳散结。

处方:通脉四逆汤合枳实薤白桂枝汤加减。炮附子20 g(先煎1小时),炙甘草30 g,干姜30 g,生龙骨30 g(先煎),生牡蛎30 g(先煎),茯苓30 g,山茱萸60 g,桂枝20 g,赤芍20 g,枳实20 g,薤白20 g,生姜20 g,瓜蒌实18 g,厚朴18 g,白术15 g,红参15 g(另炖),3剂,日1剂。

[二诊] 2014年10月18日。患者胸部憋闷心慌明显减轻,水肿有所减轻,但四肢仍不温,自汗。继守上方,炮附子加至30 g,加黄芪30 g,7剂,日1剂。

[三诊] 2014年10月26日。患者胸部憋闷心慌消失,精神好转,踝部水肿消失,汗止肢温。嘱慎起居,避风寒,清淡饮食,定期复诊。

按语:胸痹是以胸部闷痛甚则胸痛彻背,喘息不得卧为主症的疾病。轻者仅感胸闷如窒,呼吸欠畅,重者则有胸痛,严重者心痛彻背,背痛彻心。本案系胸痹,虽经西医救治,心绞痛暂止,但胸部憋闷及心慌症状并未减轻,且仍伴乏力、汗出不止。汗愈出而阳愈虚,心肾之阳衰竭累及心肾之阴,有阴阳欲脱之势,非以大剂附子回阳,不足以挽回重危之势。故方用通脉四逆汤,以大剂附子日夜连服,加人参固气,山茱萸收敛救脱,辛热之干姜入心、脾、肺经,既与附子相须为用,以增温里回阳之力,又温中散寒,助阳通脉。炙甘草一药三用:一以益气补中,与姜、附温补结合,治虚寒之本;二以甘缓姜、附峻烈之性,使其破阴回阳而无暴散之虞;三以调和药性,使药力持久。瓜蒌实善于涤痰散结,理气宽胸;薤白辛温,通阳散结,行气止痛,二药相配,化上焦痰浊,为治胸痹要药。伍以枳实、厚朴、桂枝散胸中阴寒,宣胸中气机,红参、茯苓、白术合用健补脾胃之气,兼司运化之职,易党参为红参,取其偏热性,具有振阳之力,茯苓量大,可利水消肿,赤芍活血化瘀,虚烦不寐,予生龙骨、生牡蛎重镇安神。

张锡纯在《医学衷中参西录》中说:山茱萸"凡人身阴阳气血将散者,皆能敛之""兼具条畅之性,故又通利九窍,流通血脉,敛正气而不敛邪气"。加枳实薤白桂枝汤通阳开结,泄满降逆。通脉四逆汤温阳,枳实薤白桂枝汤通阳,其暗含真武汤温阳利水、来复汤敛阴固脱之意。诸方合用,诚可谓离照当空,阴霾散尽,胸阳振奋,诸症自消。

第三节 脑系病证医案

一、眩晕

案1 周某,男,71岁。

[初诊] 2013年9月12日。

主诉: 反复眩晕10年,加重1周。

现病史: 患者10年前无明显诱因出现反复眩晕,发作时曾服天麻钩藤饮、半夏白术天麻汤方,效果欠佳,西医诊为梅尼埃病,经治疗病情缓解。近1周来,眩晕反复发作并逐渐加重,发作时自觉天旋地转,头昏耳鸣,休息后未减轻。刻下见眩晕,天旋地转,头昏耳鸣,恶心呕吐,伴倦怠乏力,食少,眠差,便溏,小便正常。既往有可疑高血压病史。

体格检查: 生命体征平稳,心肺、腹部查体无特殊,神经系统查体阴性。舌胖大,苔水滑,脉沉滑。

西医诊断: 梅尼埃病。

中医诊断: 眩晕。

证型: 痰浊上扰证。

治法: 化痰祛浊。

处方: 泽泻汤。泽泻30 g,炒白术15 g。连服26剂,诸症自愈。

按语: 眩晕是以头晕、目眩为主症的疾病。其中头晕为感觉自身或外界物体旋转,目眩是指眼花或眼前发黑,二者常同时并见,故统称眩晕。轻者闭目即止,重者如坐车船,旋转不定,不能站立,或伴有恶心、呕吐、汗出,甚则仆倒等症状。本案患者反复眩晕,伴天旋地转,耳鸣,恶心呕吐,乏力,食少,便溏,胖大舌,水滑苔,脉沉滑,辨为痰浊上扰证,缘脾胃素虚,中焦失运,痰湿内生,水饮不化,上蒙清窍。此乃《金匮要略》水停心下,上乘清阳之位,使清阳不升,浊阴上冒的支饮证,故其人苦眩冒。为眩晕痰浊证,法当健脾利水除饮,方用泽泻汤治之。方中重用泽泻降浊阴以泻水气,泻心下停留之水饮,使之从小便去,少佐白术升清阳,补土健脾以利水,使脾健水去而痰饮不复生,清升浊降,眩晕自平。

案 2 文某,男,46 岁。

[初诊] 2015 年 5 月 9 日。

主诉:眩晕 2 个月。

现病史:患者 2 个月前无明显诱因下出现眩晕,西医诊断为脑动脉硬化。静脉滴注血栓通、脑蛋白水解物 15 日,效果不显。刻下见眩晕,劳累后加重,面黄,无恶心、耳鸣、失眠等症,胃纳一般,二便基本正常。有脑动脉硬化病史。

体格检查:生命体征平稳,心肺、腹部查体无特殊,腹部大而柔软。舌淡苔薄,咽不红,脉沉细。

西医诊断:脑动脉硬化。

中医诊断:眩晕。

证型:气虚血瘀证。

治法:益气活血。

处方:黄芪桂枝五物汤加减。黄芪 60 g,肉桂 10 g,赤芍 30 g,川芎 15 g,葛根 60 g,干姜 5 g,大枣 20 g,5 剂,日 1 剂。

[二诊] 2015 年 5 月 14 日。患者服上方后,头晕明显缓解,继服 5 剂未见发作。

按语:《黄帝内经》称眩晕为"眩冒""眩",对其病因病机有较多论述。其发生主要与情志不遂、年老体弱、饮食不节、久病劳倦、跌仆坠损以及感受外邪等因素有关,内生风、痰、瘀、虚,导致风眩内动、清窍不宁或清阳不升、脑窍失养而突发眩晕。

本案患者缘于脾胃素虚,气血生化乏源,气虚则清阳不升,气虚推动无力,血行缓慢,停留为瘀,阻滞经络,气血不能上荣头目,发为眩晕,故予黄芪桂枝五物汤益气温经,和血通窍。方中黄芪甘温益气,为君药;肉桂散寒温经活血,与黄芪配伍,益气温阳,和血通经;赤芍苦而微寒,凉血散瘀,可制肉桂、干姜辛热之性,易桂枝、生姜、白芍为肉桂、干姜、赤芍,取其温里、活血、散瘀之特性强;巅顶之上,惟风可达,故予川芎活血行气,祛风止痛,气血同治;葛根解表升阳,用于改善头痛、眩晕、项强等症状有效;大枣甘温,益气养血,以资黄芪之功,且调诸药,为佐使之用。

黄芪桂枝五物汤为《金匮要略》治疗血痹的专方,此方多用于心脑供血不足之证。根据体质情况,黄芪可适当加大用量,葛根一味需重用,否则疗效不佳,此药较为安全,只要出现药证就可大胆使用。

案3 陈某,男,73岁。

[初诊] 2013年7月23日。

主诉:头晕2日。

现病史:患者2日前开始无明显诱因出现头晕,伴肢端麻木,尤其以左上肢明显,休息后症状未见好转。刻下见头晕,伴肢端麻木,尤其以左上肢明显,纳食不佳,稍口干及口苦。高血压病史5年。

体格检查:心肺未见异常,腹平软,肝肋下未触及,无压痛及反跳痛,双下肢不肿。舌质红,苔薄稍黄,右脉弦,左脉未能触及。头颅CT提示腔隙性脑梗死,脑萎缩。

西医诊断:原发性高血压。

中医诊断:眩晕。

证型:阴虚阳亢证。

治法:平肝潜阳。

处方:天麻钩藤饮加减。天麻10 g,钩藤10 g,栀子10 g,黄芩10 g,益母草15 g,桑寄生15 g,茯神15 g,石决明20 g,夜交藤10 g,怀牛膝10 g,地龙10 g,僵蚕10 g,5剂,日1剂。

[二诊] 2013年7月27日。患者头晕缓解,肢麻缓解,无口干口苦,纳食可,二便调。舌质红,苔薄白,右脉弦,左脉恢复。守上方加泽泻20 g,泽兰10 g,4剂。

按语:眩晕的基本病机包括虚实两端。本虚主要与肝肾亏虚,气血亏虚,或髓海不足,清窍失养有关;其标为风、火、痰、瘀,扰乱清窍。其病位在脑,与肝、脾、肾关系密切。其中肝乃风木之脏,其性主动主升,若肝肾阴亏,水不涵木,阴不维阳,阳亢于上,或气火暴升,上扰头目,则发为眩晕。本案患者缘于肝气郁结,气郁化火,风阳扰动,发为眩晕,《临证指南医案·眩晕》:"《经》云,诸风掉眩,皆属于肝,头为六阳之首,耳目口鼻皆系清空之窍,所患眩晕者,非外来之邪,乃肝胆之风上冒耳。"结合舌脉,辨为肝阳上亢证,予天麻钩藤饮平肝潜阳,清火息风。天麻、钩藤平肝息风;石决明咸寒质重,平肝潜阳,除热明目,增平肝息风之力;牛膝引血下行,兼益肝肾,并能活血利水;桑寄生补益肝肾以治本;栀子、黄芩清肝降火,以折其亢阳;益母草合牛膝活血利水,以利平降肝阳;夜交藤、茯神宁心安神;配伍地龙、僵蚕,清热息风,兼能通络,改善肢体麻木;泽泻、泽兰渗湿泄热,活血利水。诸药合用,共奏平肝息风,清热活血,补益肝肾之功。

天麻钩藤饮是治疗肝阳上亢证的代表方剂。杨华认为,天麻钩藤饮能平肝之亢阳,平逆乱之气血。本案除见肝阳上亢之头晕外,亦见气血逆乱所致肢麻、无脉等症状,脉象特征也是应用此方的依据之一。

案4 王某,男,65岁。

[初诊] 2014年10月10日。

主诉: 头晕间作1年余。

现病史: 患者1年前开始出现眩晕,经休息后症状多可缓解,但症状反复发作。刻下见精神不振,眩晕,头脑昏蒙,胸脘痞闷,少寐,腰膝酸软,耳鸣。颈椎病史2年。

体格检查: 心肺未见异常体征,腹平软,无压痛及反跳痛,肠鸣音无亢进,双下肢不肿。舌质淡胖,有齿痕,苔白腻,脉滑。

西医诊断: 颈椎病。

中医诊断: 眩晕。

证型: 痰浊中阻证。

治法: 燥湿化痰,健脾和胃。

处方: 半夏白术天麻汤合泽泻汤。法半夏10g,白术30g,天麻10g,炙甘草10g,茯苓30g,橘红10g,大枣10g,泽泻30g,3剂,日1剂。

[二诊] 2014年10月14日。患者眩晕缓解,纳食改善,睡眠可,大便黄软,小便清。舌质淡红,稍有齿痕,苔白稍厚,脉弦。守初诊方再进3剂。

按语: 眩晕病位在脑窍,与肝、脾、肾三脏关系密切。其中脾为后天之本,气血生化之源,若脾胃虚弱,气血亏虚,清窍失养,或脾失健运,痰浊中阻,或风阳夹痰,上扰清空,均可发为眩晕。本案辨证为痰浊中阻证。其病缘于脾湿生痰,并肝风内动,致痰浊蒙闭清窍,风痰上扰清空,发为眩晕,治疗当燥湿化痰,平肝息风,治以半夏白术天麻汤合泽泻汤,以法半夏燥湿化痰,降逆下气,以天麻化痰息风,而止头晕,李杲云:"足太阴痰厥头痛,非半夏不能疗,眼黑头旋,风虚内作,非天麻不能除。"故本方以此二味为君药。茯苓与白术相合,治痰之本,橘红理气化痰,热象显著以竹茹清热化痰,止呕除烦,以枳实行气化痰,消积导滞。半夏白术天麻汤来源于《医学心悟·眩晕门》,由天麻、半夏、白术、茯苓、橘红、甘草等药味组成,具有燥湿化痰,平肝息风之功效,主治风痰上扰所致眩晕头痛,胸闷呕恶,舌苔白腻,脉滑等症,现代主要用于高血压、颈椎病、梅尼埃病、癫痫、中风后遗症等。

案5 梅某,女,25岁。

[初诊] 2014年4月4日。

主诉: 头晕目眩间作8年。

现病史: 患者8年前劳累后出现发作性头晕目眩,发时伴恶心,呕吐痰涎,在当地医院诊断为梅尼埃病,给予对症治疗后症状缓解,时好时坏。刻下见头晕目眩,偶恶心,呕吐痰涎,胸闷,脘痞纳差,大便黄软,小便黄清。

体格检查: 血压正常,心率70次/分,腹平软,肝肋下未触及,无压痛及反跳痛,双下肢不肿。舌质淡胖,苔白腻,脉滑。

西医诊断: 梅尼埃病。

中医诊断: 眩晕。

证型: 痰浊中阻证。

治法: 燥湿祛痰,健脾和胃。

处方: 半夏白术天麻汤加减。法半夏15 g,白术15 g,天麻15 g,茯苓20 g,橘红10 g,大枣10 g,生姜5 g,石菖蒲15 g,炙甘草10 g,7剂,日1剂。

[二诊] 2014年4月11日。患者头晕目眩缓解,无恶心,未再呕吐痰涎,无胸闷,脘痞纳差缓解,大便黄软,小便黄清。舌质淡稍胖,苔薄白稍腻,脉滑。守方7剂。

按语: 眩晕的病理因素主要有风、火、痰、瘀、虚。病理性质为本虚标实,临床上以虚证居多。本案患者缘于脾胃虚弱,内生痰湿,痰浊引动肝风,风痰上扰,蒙蔽清阳,故见头晕;湿痰内阻,胃失和降,故见恶心、呕吐痰涎;痰阻气滞,故见胸闷脘痞;舌质淡稍胖,苔白腻,脉滑皆为风痰上扰之征,予半夏白术天麻汤化痰息风,健脾祛湿。本方乃二陈汤加天麻、白术、大枣而成。方中半夏辛温而燥,燥湿化痰,降逆止呕,天麻甘平而润,入肝经,善于平肝息风而止眩晕,二者配伍,化痰息风,是治疗风痰眩晕之要药。白术健脾燥湿,茯苓健脾渗湿,石菖蒲化湿和胃,以治生痰之本,橘红理气化痰,使气顺痰消,使以甘草调药和中,煎加姜、枣调和脾胃。诸药合用,共奏风痰并治之效。

半夏白术天麻汤证在高血压病中极为常见,其典型方证特征为头晕、头痛、头沉,如有物裹,可见胸闷心悸,胃脘痞闷,恶心呕吐,下肢酸软无力,或下肢轻度水肿,按之凹陷,小便不利,大便或溏或秘,舌苔白腻,脉濡滑等。本方最常见于"黄胖"类型的患者,即体型肥胖,肤色偏黄,平常体力活动较少,肌肉松软无力,容易水肿的中老年人群,尤以老年女性为多。将容易出现这类方证特征的体质类型称为"半夏白术天麻汤体质"。此外,根据异病同治、有是证用是方的原则,本方可以运用于代谢综合征、血脂异常、神经性头痛、美尼尔综合征、椎基底动脉供血不足等疾病的治疗。

二、头痛

案 黄某,女,53岁。

[初诊] 2015年7月6日。

主诉:头痛2年余,加重1个月。

现病史:患者2年前开始出现左侧头痛,休息后可缓解,近1个月来加重。刻下见左侧头痛,发作时头痛欲破,痛不欲生,伴心烦意乱,胸闷叹息,睡眠差,二便正常。有偏头痛病史。

体格检查:生命体征平稳,双肺未见异常,心率80次/分,腹平软,肝肋下未触及,无压痛及反跳痛,双下肢不肿,神经系统检查无特殊。舌暗,苔薄,脉弦涩有力。

西医诊断:头痛。

中医诊断:头痛。

证型:气滞血瘀证。

治法:活血理气。

处方:四逆散合桃红四物汤加减。柴胡10 g,枳壳15 g,白芍30 g,赤芍30 g,桃仁10 g,红花10 g,川芎30 g,当归10 g,甘草5 g,4剂,日1剂。

[二诊] 2015年7月10日。头痛缓解,前方再进4剂巩固疗效。后随诊,头痛未发。

按语:头痛亦称头风,是以自觉头部疼痛为主症的疾病。有关头痛病名、病因病机的论述首载于《黄帝内经》,又称为"脑风""首风""真头痛""厥头痛"等,病因有外感与内伤两端。本案患者缘于情志不遂,肝失疏泄,气机郁滞,气不行则血不行,气滞血瘀,阻滞脑窍,故见头痛;结合舌脉,辨为气滞血瘀证,予四逆散合桃红四物汤加减。柴胡疏肝解郁,透邪外出,白芍敛阴缓急,柔肝止痛,与柴胡合用,以补养肝血,条达肝气,可使柴胡升散无耗伤阴血之弊;枳壳理气导滞,增舒畅气机之功,桃仁、红花活血化瘀,祛瘀生新,当归、川芎为血中之气药,行气活血,且川芎上行头目,为治疗头痛之要药,赤芍清热凉血散瘀,甘草调和诸药,益脾和中。诸药合用,使气血调畅,清阳得升,头痛自愈。此方标本兼治,用四逆散疏肝解郁以治本,用桃红四物汤加减止痛而治标,能迅速解决主要矛盾。

三、痴呆

案 邓某,男,31 岁。

[初诊] 2014 年 7 月 25 日。

主诉: 痴呆 1 年余。

现病史: 患者于台风当中被刮倒的树枝击中左侧头部,当时昏迷送医院抢救治疗,脱离危险后一直康复治疗,但康复效果不如人意。2014 年 7 月 25 日第一次被邀会诊,当时患者刚从 CT 室检查回病房,出现癫痫大发作,病情稳定后诊之,症见神情痴呆,失语,尿失禁,右侧肢体乏力,活动受限。

体格检查: 生命体征平稳,双肺未见异常,心率 72 次/分,腹平软,肝肋下未触及,无压痛及反跳痛,双下肢不肿,右侧肢体肌力 1 度,肌张力亢进,舌红,苔厚偏黄,脉弦微涩。CT 示左侧脑室扩大,脑水肿。左侧脑室导管引流,由于脑水肿不稳定,左侧颅骨仍未修补。

西医诊断: 痴呆。

中医诊断: 痴呆。

证型: 肝郁气滞,痰瘀互结证。

治法: 疏肝理气,化痰祛瘀。

处方: 因神情痴呆,嘱当日早、晚各服 1 粒安宫牛黄丸。中药以柴胡加龙骨牡蛎汤合五苓散加减。柴胡 15 g,制半夏 15 g,黄芩 20 g,党参 20 g,茯苓 30 g,生龙骨 30 g,生牡蛎 30 g,桂枝 15 g,大黄 5 g,大枣 10 g,甘草 10 g,猪苓 20 g,泽泻 15 g,白术 10 g,熊胆粉 1 g(另冲),每日 1 剂水煮 2 次喂服,治疗 5 日后仍按原方,去熊胆粉继续治疗。

8 月 20 日告知颅内压稳定,行颅骨修补手术,患者神志反应有所改善,能勉强伸舌,张口吃饭。

[二诊] 2014 年 8 月 29 日。患者可以观看电视,但由于失语无法交流,改用柴胡加龙骨牡蛎汤合桂枝茯苓丸加减。

处方: 柴胡 15 g,制半夏 15 g,黄芩 20 g,党参 20 g,茯苓 30 g,生龙骨 30 g,生牡蛎 30 g,桂枝 15 g,大黄 5 g,大枣 10 g,甘草 10 g,牡丹皮 10 g,赤芍 15 g,桃仁 15 g,熊胆粉 1 g(另冲)。

2015 年 9 月 4 日家属诉患者已可进行简单交流。

按语: 痴呆属神志病中的难治病,以获得性智能缺损为特征,是以善忘失语、失认失用、执行不能或生活能力下降等为主症的疾病,又称呆病。对应西医学的阿尔茨海默病、血管性痴呆以及路易体痴呆、额颞叶痴呆、帕金森病痴呆、麻痹性痴呆、中毒性脑病等。

本案患者缘于外伤后瘀阻脑络,脑气不通,使脑气与脏气不相连接,神明不清,发为痴呆,气滞血瘀,经络不通,脏腑功能受损,故里虚热邪内陷,中焦失运,水液不化,而成水饮,予柴胡加龙骨牡蛎汤合五苓散清热解郁,化痰祛瘀。"伤寒八九日,下之,胸满烦惊,小便不利,谵语,一身尽重,不可转侧者,柴胡加龙骨牡蛎汤主之。"柴胡加龙骨牡蛎汤中柴胡、桂枝、黄芩和里解外,以治寒热往来、身重;龙骨、牡蛎重镇安神,以治烦躁惊狂;半夏、生姜和胃降逆;茯苓安心神,利小便;大黄泄热通腑,人参、大枣益气养营,扶正祛邪。共成和解清热,镇惊安神之功。现代常用于治疗失眠、神经衰弱、更年期综合征、抑郁症、精神分裂症、狂躁症、夜游症、小儿多动症、甲状腺功能亢进、癫痫、老年性痴呆症、脑萎缩、性功能障碍(遗精、早泄、阳痿)、心动过速、神经性耳鸣。五苓散中泽泻利水渗湿,猪苓淡渗,增强利水渗湿之功,白术、茯苓健脾以运化水湿,桂枝温阳化气,使水湿之邪从小便去。二诊配以活血化瘀名方桂枝茯苓丸。缘患者外伤头部瘀血,而用此方。两方相合,作用面更宽,改善神志的效果尤其明显。

第四节 脾胃系病证医案

一、胃痛

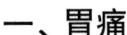 符某,女,60 岁。

[初诊] 2022 年 9 月 20 日。

主诉：胃痛反复发作 20 年,加重 1 个月。

现病史：患者 20 年前因饮食不慎出现胃痛,此后反复发作,自服药物后多可缓解。1 个月前因饮食不慎胃痛加重。刻下见胃脘痛,饥饿时明显,时有烧心不适,嗳气反酸,口苦口酸,喜饮热饮,饮凉肠胃不适,平素性情急躁,纳一般,大便不畅,排便时间延长,偏干结,小便稍黄。既往胃镜提示胆汁反流性胃炎。

体格检查：生命体征平稳,心肺查体无特殊,腹平软,肝肋下未触及,剑突下轻压痛,无反跳痛。舌紫红,苔黄白腻,脉弦细。

西医诊断：胆汁反流性胃炎。

中医诊断：胃脘痛。

证型：肝胃不和证。

治法：疏肝和胃止痛。

处方：四逆散合乌贝散加减。乌药 10 g,浙贝母 15 g,海螵蛸 30 g,白及 15 g,北柴胡 15 g,炒枳实 15 g,赤芍 15 g,黄连 10 g,制吴茱萸 10 g,党参 30 g,干姜 10 g,茯苓 20 g,煅瓦楞子 30 g,酒大黄 5 g,7 剂,日 1 剂。

[二诊] 2022 年 9 月 27 日。患者胃脘痛较前明显减轻,饥饿时明显,无向后背放射,少许烧心不适,偶有嗳气反酸,口苦口酸缓解,喜饮热饮,口中涎沫多,咽部异物感减少,性情急躁,纳一般,大便欠畅偏干结,小便稍黄,舌紫红,苔黄白稍腻,脉弦细。守方加减。

处方：乌药 10 g,浙贝母 15 g,海螵蛸 30 g,白及 15 g,北柴胡 15 g,炒枳实 15 g,赤芍 15 g,黄连 10 g,制吴茱萸 10 g,清半夏 15 g,姜厚朴 15 g,党参 30 g,干姜 10 g,茯苓 20 g,煅瓦楞子 30 g,酒大黄 5 g,10 剂,日 1 剂。

[三诊] 2022 年 10 月 11 日。患者胃脘痛仅饥饿时偶有发作,烧心不适明显缓解,偶有嗳气反酸,口酸,喜饮热饮,口中涎沫减少,平素易性情急躁,纳一般,大便稍干结,小便稍黄,饮水多则不黄,舌紫红,苔黄白稍腻,脉弦。既效守方。

处方：乌药 10 g,浙贝母 15 g,海螵蛸 30 g,白及 15 g,北柴胡 15 g,炒枳实 15 g,赤芍 15 g,黄连 10 g,制吴茱萸 10 g,清半夏 15 g,姜厚朴 15 g,党参 30 g,干姜 10 g,茯苓 20 g,煅瓦楞子 30 g,酒大黄 10 g,7 剂,日 1 剂。

患者症状基本消失。嘱患者清淡饮食,调畅情志,必要时复查胃镜。

按语：胃痛又称胃脘痛,是以胃脘部近心窝处疼痛为主症的疾病。《灵枢·邪气脏腑病形》谓:"胃病者,腹䐜胀,胃脘当心而痛。上支两胁,膈咽不通,食饮不下,取之三里也。"首先提出本病与肝、脾有关。患者平素性情急躁,主诉饥饿时胃痛明显,嗳气反酸,烧心,口苦口酸,喜热饮,饮凉肠胃不适。四诊合参考虑为肝胃不和,气滞胃痛,郁火化热,素体又有脾虚中焦虚寒,故喜热饮、饮凉肠胃不适明显。该患者西医诊断为胆汁反流性食管炎,杨华基于中医学理论和多年的临床经验发现,该病多是由于情绪不畅,肝气郁滞,加之饮食甜腻辛辣,或脾虚失于健运,以至胃失和降,胃气挟胃酸上逆于食管而致病。根据"木郁达之"来制定调肝理气、制酸止痛、和胃降逆的遣方之法,采用四逆散合乌贝散治疗肝胃不和型胆汁反流性胃炎。因患者烧心反酸明显,配合左金丸化裁以清肝化热,和胃降逆,黄连配伍吴茱萸1∶1比例为茱萸丸,多用于治疗肝火犯胃之胃脘疼痛,伴素体中焦虚寒、脾胃虚弱致呕逆者,亦有名为二色丸者,载于《本草纲目》卷三十二引邓笔峰《杂兴方》,由"黄连二两,吴茱萸二两"组成。酌情加入党参、干姜、茯苓,诸药针对脾胃虚中焦有寒之病机,做到全解病机。二诊诸证明显减轻,郁热消退后虚水病机凸显,患者口中涎沫增多伴咽部异物感,水饮冲逆明显,故二诊合用半夏厚朴之方义以降逆化饮,三诊即取得佳效。本案患者存在寒热杂错的病机,临证颇为多见,但寒热的比重却是千变万化。左金丸的使用为关键,其配伍比例随着寒热的变化而变化。热较甚者,多取黄连,少佐吴茱萸;反之寒甚者,则多用吴茱萸,少取黄连;若寒热等同,则二者各半为宜。如何兼顾寒热比例、处理好兼证是临床取效的重要抓手。

案2 黄某,男,38岁。

[初诊] 2019年8月21日。

主诉: 胃脘痛间作1个月余。

现病史: 患者1个月前受精神刺激后,出现胃脘疼痛,嗳气反酸。当地医院经胃镜检查,诊断为胆汁反流性胃炎,给予雷贝拉唑20 mg,每日2次;莫沙比利5 mg,每日3次,连续服用2周效果欠佳。刻下见胃脘疼痛,嗳气反酸,性情急躁,胸胁胀闷,口干口苦,纳差,大便黏滞。

体格检查: 生命体征平稳,心肺查体无特殊,腹平软,肝肋下未触及,上腹部压痛,无反跳痛。舌边红,苔微黄,脉弦细。

西医诊断: 胆汁反流性胃炎。

中医诊断: 胃脘痛。

证型: 肝胆郁热犯胃证。

治法: 疏胆泄热,调和胃气。

处方：小柴胡汤加减。柴胡 30 g,黄芩 15 g,法半夏 20 g,党参 15 g,大枣 15 g,生姜 10 g,枳实 15 g,白芍 15 g,炙甘草 15 g,栀子 10 g,7 剂,日 1 剂。

[二诊] 2019 年 8 月 28 日。患者胃脘痛、胸胁胀减轻,仍有口苦、嗳气反酸。守上方加浙贝母 15 g,海螵蛸 30 g。

处方：柴胡 30 g,黄芩 15 g,法半夏 20 g,党参 15 g,大枣 15 g,生姜 10 g,枳实 15 g,白芍 15 g,炙甘草 15 g,栀子 10 g,浙贝母 15 g,海螵蛸 30 g,10 剂,日 1 剂。

服用 10 剂后口苦、嗳气反酸明显缓解。嘱平素避免不良情绪诱发疾病发作,清淡饮食,规律作息。

按语：胃痛的辨证应区分寒热、虚实、气滞、血瘀的不同。本案患者精神紧张则胃脘疼痛,嗳气反酸,胸胁胀闷,口干口苦,纳差,大便黏滞,舌边红,苔微黄,脉弦细。符合少阳本经证上焦郁火、中焦胃虚、下焦饮逆的病机特点,合理运用小柴胡汤合四逆散清郁火、补胃虚、降饮逆、疏利三焦。方中柴胡疏泄气机之郁滞,透散少阳之邪,黄芩清泄少阳之热,胆气犯胃,胃失和降,半夏、生姜和胃降逆止呕,中焦胃虚,故以党参、大枣益气补脾;枳实理气解郁,泄热破结,白芍敛阴缓急,养血柔肝,二者相配理气活血,气血调和;栀子清泄三焦火热,炙甘草助参、草扶正,兼以调和诸药。两方合用,和解少阳,枢利气机,利胆和胃,体现了"治胃不理其气,非其治也"的脾胃病治疗理念。

仲景云："少阳病,此属胃,胃和则愈。胃不和,悸而烦。"小柴胡汤及其类方在消化系统疾病中的运用范围也比较广泛,少阳的本经病特点有四大病机:邪气交争于半表里,上焦郁火,中焦胃虚,下焦饮逆。杨华认为这是少阳病最典型的状态,"口苦咽干,往来寒热,胸胁苦满,嘿嘿不欲食饮,心烦喜呕",这些症状都具备,或者典型症状未出现但出现了类似证,都是可以的,只要符合这四大病机即可。

案 3 杨某,女,49 岁。

[初诊] 2012 年 8 月 14 日。

主诉：胃脘痛间作 1 年。

现病史：患者胃脘痛间作 1 年,与饥饿无关,喜热饮,便溏,无嗳气反酸,曾行胃镜诊为胆汁反流性胃炎,服奥美拉唑肠溶片等药物,近日症状反复。刻下见神疲倦怠,胃脘隐痛,纳食不佳,喜热饮,稍便溏。

体格检查：神疲,双肺未见异常体征,心率 75 次/分,律齐无杂音,腹平软,无压痛及反跳痛,双下肢不肿。舌质淡红,苔白,脉细弱。

西医诊断：胆汁反流性胃炎。

中医诊断：胃脘痛。

证型：脾胃虚弱证。

治法：补中益气,升清降浊。

处方：补中益气汤加减。党参30 g,白术15 g,熟附子10 g,干姜10 g,茯苓20 g,枳实15 g,黄芪30 g,升麻10 g,法半夏20 g,砂仁10 g(后下),郁金15 g,炙甘草15 g,7剂,日1剂。

[二诊] 2012年8月21日。患者胃脘痛症状缓解,纳食改善,大便稍溏。舌质淡红,苔白,脉细弱。守初诊方再进4剂。

[三诊] 2012年8月24日。患者无胃脘痛,纳食可,大便黄软。舌质淡红,苔白,脉稍细。予补中益气丸口服善后。

按语：脾与胃同居中焦,一脏一腑,互为表里,共主升降,故脾病多涉于胃,胃病亦可及于脾。若禀赋不足,后天失调,或饥饱失常,劳倦过度,或久病正虚不复等,均能引起脾气虚弱,运化失职,气机不畅而为胃痛。脾胃虚弱型胆汁反流性胃炎主要病机为脾失运化,脾不能升清,胃不能降浊,胆中清汁不能正常排入肠道,反随胃浊上逆,致清浊不分,取补中益气汤补脾运化升清才能收到明显效果。本案患者素体脾胃虚弱,中阳不足,失其温养而发为胃痛,脾气虚弱,运化失职,故见纳食不佳;脾气虚弱,脾阳不足,则寒自内生,故见喜热饮,故方选补中益气汤。方中黄芪入脾、肺经,而补中气;党参、炙甘草补脾和中,白术补气健脾;脾胃虚,运化无力,湿浊易于停滞,故予补利兼优之茯苓健脾渗利湿浊,法半夏燥湿化痰,枳实破气消积,砂仁化湿行气温中,郁金行气解郁,使诸药补而不滞,升麻引阳明清气上行,与黄芪、党参配伍,可升提下陷之中气;脾胃虚弱,脾阳不足,寒自内生,故予熟附子、干姜回阳通脉,温脾暖胃。全方合用,补益中焦脾胃之气,温中阳,助运化,则胃痛可愈。

案4 肖某,男,30岁。

[初诊] 2013年10月18日。

主诉：胃脘灼痛间作半个月。

现病史：患者半个月前无明显诱因下出现胃脘部灼痛,未用药治疗,可自行缓解,但症状反复发作。刻下见胃脘灼痛,嗳气反酸,脘腹胀,无恶心呕吐,无胸闷咳嗽等,纳差,小便正常,大便硬。

体格检查：心肺未见异常，腹平软，肝肋下未触及，剑突下正中压痛阳性，无反跳痛，双下肢不肿。舌质红，苔黄，脉弦数。既往胃镜检查示慢性浅表性胃炎并胃窦部糜烂，胆汁反流。

西医诊断：胆汁反流性胃炎。

中医诊断：胃脘痛。

证型：肝胃郁热证。

治法：疏肝泄热和胃。

处方：自拟三清汤加减。黄连15 g，赤芍30 g，干姜5 g，党参10 g，蒲公英30 g，浙贝母15 g，黄芩15 g，柴胡10 g，枳壳15 g，法半夏10 g，甘草5 g，7剂，日1剂。

[二诊] 2013年10月25日。患者胃脘灼痛缓解，稍嗳气，无反酸，稍口干，无口苦，纳食转佳，无腹胀，大便黄软，舌质稍红，苔稍厚微黄，脉弦，剑突下正中无压痛。守初诊方再进7剂。

患者服药后症状基本消失，指导其饮食调摄。

按语：患者外感湿热，或内伤饮食，嗜食辛辣肥甘，蕴湿生热，伤脾碍胃，气机壅滞，发为胃痛；邪干胃脘，惟肝气相乘，胃中郁热，故见胃脘灼痛；胃失和降，故见嗳气反酸、脘腹胀。方选经验方三清汤加减治疗。方中黄连、黄芩入上焦以清泻心火，盖因心为君火之脏，泻火必先清心，心火宁，则诸经之火自降，黄连又入中焦，泻中焦之火，清解胃热；法半夏燥湿化痰，降逆消痞；干姜辛热温中散寒，寒热并用，使苦泄而不伤中；蒲公英专入肝、胃二经，清胃定痛，清王洪绪《外科证治全生集》载本品"炙脆存性，火酒送服，疗胃脘痛"，其效甚佳。胃镜提示其胃窦糜烂，选用赤芍清热凉血，散瘀定痛，与蒲公英配伍，化瘀消痈止痛；浙贝母清热化痰散结；枳壳行气宽中，痰气消，则郁热散；党参健脾益气，意为"返浊为清，正本清源"，清热疏肝同时顾护脾胃，培补中焦，使脾胃健运，升清降浊，邪热得散，则胃痛自止。杨华的自拟经验方命名"三清汤"，其意有三，其一，清解肝(胆)郁，郁为热之因，热为郁之极，所谓"气有余，便是火"，通过解郁而清火(热)之源，郁解而热自散；其二，直清其热，肝胃郁热已炽，急则治其标，以苦寒直清肝胃之郁热，则热盛所致烧心、吐酸、口苦、呕吐等症随之而解；其三，返浊为清，正本清源，即清热疏肝不忘顾护脾胃之本，脾胃为横逆之肝木、肆虐之郁热所残，必虚而不健，酌加健脾之药，使脾胃健运，脾升胃降而清浊自分。

案5 陈某，男，21岁。

[初诊] 2013 年 10 月 15 日。

主诉：反复胃脘痛 1 周。

现病史：患者近 1 周因工作压力大,饮食无规律,常觉胃脘部不适,行胃镜检查提示十二指肠球部溃疡。自觉胃痛频作难忍,遂来诊。刻下见胃痛频作,空腹痛甚,得食痛减,烧心,甚则吐酸水,常自觉咽部至胃部辛辣不适,无胸闷胸痛,无咳嗽等,睡眠差,二便尚可。

体格检查：生命体征平稳,心肺查体无特殊,腹平软,肝肋下未触及,上腹部轻压痛,无反跳痛。舌红,苔黄腻,脉弦滑而略数。胃镜提示十二指肠球部溃疡。

西医诊断：十二指肠球部溃疡。

中医诊断：胃脘痛。

证型：肝胃郁热证。

治法：疏肝清热,制酸止痛。

处方：蒿芩清胆汤合左金丸、乌贝散加减。青蒿 15 g,黄芩 10 g,竹茹 10 g,枳实 10 g,陈皮 10 g,法半夏 10 g,茯苓 10 g,黄连 10 g,吴茱萸 5 g,海螵蛸 20 g,煅瓦楞子 20 g(先煎),甘草 5 g,蒲公英 20 g,白及 15 g,浙贝母 15 g,4 剂,日 1 剂。

[二诊] 2013 年 10 月 20 日。患者胃痛减轻,吐酸渐平,效不更方,继服 8 剂。

[三诊] 2013 年 10 月 28 日。患者诸症全消,上方去黄连、吴茱萸加黄芪 15 g,调理 1 个月。

处方：青蒿 15 g,黄芩 10 g,竹茹 10 g,枳实 10 g,陈皮 10 g,法半夏 10 g,茯苓 10 g,海螵蛸 20 g,煅瓦楞子 20 g(先煎),甘草 5 g,黄芪 15 g,蒲公英 20 g,白及 15 g,浙贝母 15 g。

12 月 20 日复查胃镜提示十二指肠球部溃疡已愈合。

按语：《脉因证治·心腹痛》曰："郁而生热,或素有热,虚热相搏,结郁于胃脘而痛,或有食积痰饮,或气与食相郁不散,停结胃口而痛。"本案缘于患者工作压力大,肝郁气滞,气郁日久化火,横逆犯胃乘脾,肝胃郁热,则胃痛吐酸,治以疏肝清热,制酸止痛。方用蒿芩清胆汤合左金丸、乌贝散,清泻肝胃郁热,和胃制酸止痛。方中青蒿苦寒芳香,清透少阳邪热,又辟秽化湿,黄芩苦寒,善清胆热,并能燥湿,二药相合,可清胆经湿热。竹茹善清胆胃之热,化痰止呕,枳实理气消积,化痰除痞,半夏燥湿化痰,和胃降逆,陈皮理气化痰,宽胸畅膈,加甘楞散、乌贝散、白及,意在增强制酸敛疮生肌之功;半夏味辛性温,辛散降逆,温燥化湿,长于降逆止呕,黄连味苦性寒,苦寒降泄,清热燥湿,长于泻心胃实热,止湿热痢疾,二药和用,辛开苦降,能降逆和胃,散结除满。现代药理学认为,白及可在胃内形成一定厚度的胶状膜,起到保护胃黏膜的作用,促进溃疡面的愈合;枳实对胃肠有双向调节的作用,既有降低肠管平滑肌张力和解痉的作用,又能兴奋胃肠,增强蠕动,起到止痛和调节胃肠蠕动的作用;蒲公英、黄芩抗炎,以消除幽门螺杆菌,防止其复发。药症合拍,故能迅速收功。

案6 黄某,男,35岁。

[初诊] 2014年11月15日。

主诉: 反复胃脘痛1个月余。

现病史: 患者1个月前因饮食不慎出现胃脘部疼痛,自服奥美拉唑后症状缓解,但反复,每于饮食不慎后频作,胃镜提示十二指肠球部溃疡,慢性浅表性胃炎伴糜烂,幽门螺杆菌(++)。刻下见胃脘部疼痛,空腹痛甚,得食痛减,时有烧心,甚则吐酸水,偶有恶心,无呕吐,无胸闷、咳嗽等,睡眠及胃纳差,二便尚可。

体格检查: 生命体征平稳,心肺查体无特殊,腹平软,肝肋下未触及,上腹部轻压痛,无反跳痛。舌红,苔黄腻,脉弦滑。胃镜提示十二指肠球部溃疡,慢性浅表性胃炎伴糜烂,幽门螺杆菌(++)。

西医诊断: 十二指肠球部溃疡,慢性浅表性胃炎伴糜烂,幽门螺杆菌感染。

中医诊断: 胃脘痛。

证型: 肝胃郁热证。

治法: 疏肝清热,制酸止痛。

处方: 柴胡疏肝散合左金丸、乌贝散加减。柴胡15 g,白芍10 g,枳实10 g,陈皮10 g,法半夏20 g,茯苓10 g,黄连10 g,吴茱萸5 g,海螵蛸20 g,甘草5 g,蒲公英20 g,煅瓦楞子20 g(先煎),白及15 g,浙贝母15 g,5剂,日1剂。

[二诊] 2014年11月20日。患者胃痛减轻,吐酸渐平。效不更方,继服7剂。

[三诊] 2014年11月28日。患者症状基本消失,上方去黄连、吴茱萸继续服用,调理1个月。

随访症状无反复。

按语: 胃痛作为消化系统常见病症,治疗以理气和胃止痛为大法,疏通气机,"通则不痛"。所谓"通"法,应根据不同证候,采取相应治法。如实证应区别食积、气滞、寒凝、胃热、血瘀,分别给予消食和胃、疏肝解郁、散寒止痛、清泻肝胃、通络化瘀等法;虚证者当辨虚寒与阴虚,分别治予温胃健中或滋阴养胃等法。对于胃脘拘急而痛者,则以缓急止痛法。本案患者肝郁气滞,气郁日久化火,横逆犯胃乘脾,肝胃郁热,则胃痛吐酸,治以疏肝清热,制酸止痛。方用柴胡疏肝散合左金丸、乌贝散,清泻肝胃郁热,和胃制酸止痛。柴胡苦辛微寒,归肝胆经,功擅条达肝气而疏郁结,陈皮理气行滞而和胃,醋炒以入肝行气,枳实行气宽中以疏肝理脾,白芍养血柔肝,缓急止痛,养肝之体,利肝之用,且防诸辛香之品耗伤气血;黄连与吴茱萸配伍,一可入肝经清肝火,二则善清胃热,三则泻心火,寓"实则泻其子"之意,气郁化火,纯用苦寒,既恐郁结不开,又虑折伤中阳,故少佐辛热之吴茱萸,辛开肝郁,苦降胃逆;海螵蛸制酸止痛,浙贝母化痰散结,中焦失运,痰湿内生,予法半夏燥湿化痰,茯苓利湿健脾,蒲公英清热解毒,白及敛疮生肌,瓦楞子制酸止痛。药症合拍,故能迅速收功。

案 7 陈某,男,48 岁。

[初诊] 2016 年 7 月 6 日。

主诉: 胃痛 3 个月。

现病史: 患者 3 个月前无明显诱因下出现胃痛,调整饮食后症状未见缓解,遂在当地完善胃镜,提示十二指肠球部溃疡,慢性浅表性胃炎。患者要求中医药治疗,遂来诊。刻下见胃脘疼痛,时痛时缓,空腹痛甚,喜温喜按,泛酸,心悸,纳呆,乏力,四肢不温,二便正常。

体格检查: 生命体征平稳,心肺查体无特殊,腹平软,肝肋下未触及,无压痛,无反跳痛。舌淡苔白,脉虚弱无力。外院查胃镜(3 个月前)提示十二指肠球部溃疡,慢性浅表性胃炎。

西医诊断: 十二指肠球部溃疡,慢性胃炎。

中医诊断: 胃脘痛。

证型: 脾胃虚弱证。

处方: 黄芪建中汤加减。黄芪 50 g,桂枝 15 g,赤芍 30 g,生姜 10 g,炙甘草 10 g,大枣 10 个,饴糖 50 g,瓦楞子 30 g,7 剂,日 1 剂。

[二诊] 2016 年 7 月 14 日。患者胃脘疼痛明显减轻,乏力减轻,但仍有泛酸,效不更方,仍守上方去饴糖 50 g,加乌贝散(海螵蛸 20 g,浙贝母 15 g,白及 15 g)。

处方: 黄芪 50 g,桂枝 15 g,赤芍 30 g,生姜 10 g,炙甘草 10 g,大枣 10 个,瓦

楞子 30 g,海螵蛸 20 g,浙贝母 15 g,白及 15 g,7 剂,日 1 剂。

1 周后上述症状明显减轻。嘱患者规律并清淡饮食。

按语：此案患者胃脘疼痛,时痛时缓,空腹痛甚,喜温喜按,泛酸,心悸,纳呆,乏力,四肢不温,舌淡苔白,脉虚弱无力。一派虚劳里急诸不足之象,卫气者,所以温分肉、充皮肤、肥腠理、司开阖,卫气不足,则可以发为盗汗。桂枝加黄芪汤证之病传,其方向即湿热困束日久,胃气渐虚,表之邪风入里化热,进一步伤及津血,治疗方药即在桂枝加黄芪汤的基础上,加重滋养津血的芍药,再加补胃滋津液的饴糖,正是黄芪建中汤。建中汤类方证中,卫气虚弱是黄芪建中汤的一个主要病机。正好符合此案患者四肢不温、虚劳里急之征。黄芪建中汤甘温补益不足之津血,胃津虚比较明显,是芍药甘草汤配大量的饴糖。黄芪建中汤同时包含了小建中汤与黄芪桂枝五物汤两方之方底,故其病机即是在小建中汤的病机基础上,又兼有卫津亏虚、水饮停聚的病理特点。方中黄芪、大枣、炙甘草补脾益气,桂枝、生姜温阳散寒,赤芍散瘀定痛,瓦楞子制酸止痛,饴糖补脾缓急。本方益气建中,阳生阴长,诸虚之证自除。

案 8　韩某,男,45 岁。

[初诊] 2014 年 3 月 16 日。

主诉：胃痛 3 年。

现病史：患者 3 年前开始出现胃痛间作,与饮食不慎有关,胃痛以饭前、后及清晨为重,服用奥美拉唑等药物后可缓解,但症状反复。近期时有胃脘部疼痛不适。刻下见胃脘部疼痛不适,得嗳气则舒,反酸,口苦,大便偏干,小便正常。

体格检查：生命体征平稳,心肺查体无特殊,腹平软,肝肋下未触及,无压痛,无反跳痛。

西医诊断：红斑渗出性胃炎。

中医诊断：胃脘痛。

证型：肝胃不和证。

治法：疏肝和胃。

处方：四逆散加四君子汤合乌贝散加减。柴胡 15 g,枳壳 15 g,赤芍 15 g,甘草 10 g,党参 30 g,茯苓 15 g,白术 10 g,乌贼骨 20 g,浙贝母 15 g,白及 15 g,10 剂,日 1 剂。

[二诊] 2014 年 3 月 26 日。患者治疗 10 日后,饭前后胃痛明显缓解,惟清晨疼痛未见减轻,考虑是否为时间节点病证,用小柴胡汤合乌贝散加枳壳、赤芍。

处方：柴胡 30 g,黄芩 15 g,法半夏 20 g,党参 15 g,大枣 15 g,生姜 10 g,炙甘草 15 g,乌贼骨 20 g,浙贝母 15 g,枳壳 15 g,赤芍 15 g,5 剂,日 1 剂。

治疗 5 日后,清晨疼痛明显缓解。

按语：胃痛的基本病机是胃气郁滞,失于和降,不通则痛。病变部位在胃,与肝、脾密切相关。本案患者情志不舒,肝气郁结,横逆犯胃,胃失和降,气阻胃络,不通则痛,故见胃脘疼痛,得嗳气则舒;胃气上逆,损伤食管,故见反酸;结合次症、舌脉,考虑为肝胃不和证。故予四逆散加四君子汤合乌贝散加减,疏肝和胃,制酸止痛。方中柴胡疏肝解郁,透邪外出,赤芍清热凉血,散瘀定痛,枳壳行气宽中导滞,与柴胡相配,增舒畅气机之力,四君子甘温益气,健脾和胃,补益脾胃之虚,乌贼骨制酸止痛,浙贝母化痰散结,白及敛疮生肌。诸药合用,共奏调和肝脾,舒畅气机,制酸止痛之功。

患者胃痛发病,初诊用四逆散加四君子汤合乌贝散疼痛缓解,惟有清晨时间节点症状未见减轻,合理运用小柴胡汤疏利三焦顺接阴阳,故可取得满意疗效。杨华强调,临床上治疗某些时间节点特征的疾病,要重视小柴胡汤及其类方疏利三焦,调节阴阳的作用,如仲景在《伤寒杂病论》第 58 条所云:"凡病,若发汗、若吐、若下、若亡血、亡津液,阴阳自和者,必自愈。"

案 9 云某,男,44 岁。

[初诊] 2013 年 10 月 15 日。

主诉：反复胃脘痛 2 年。

现病史：2 年前因饮食不节出现胃脘痛,曾在外院行胃镜检查,诊断为食管炎和慢性浅表性胃炎,给予药物治疗。但患者仍常食辛辣,症状反复发作。近日饮酒日增,出现胃脘痛,满闷不适,遂来诊。刻下见胃脘痛,满闷不适,时有反酸,胸骨后灼痛,恶心欲呕,食欲欠佳,大便溏,小便正常。

体格检查：生命体征平稳,心肺查体无特殊,腹平软,肝肋下未触及,剑突下轻压痛,无反跳痛。舌质红,舌苔黄腻,脉滑数。

西医诊断：食管炎,慢性浅表性胃炎。

中医诊断：胃脘痛。

证型：寒热错杂证。

治法：辛开苦降,平调寒热。

处方：半夏泻心汤加减。制半夏 15 g,黄连 10 g,黄芩 10 g,干姜 5 g,甘草 5 g,党参 15 g,海螵蛸 20 g,白及 15 g,浙贝母 15 g,大枣 10 g,7 剂,日 1 剂。

[二诊] 2013年10月23日。患者胃脘痛、反酸等症状缓解,食欲、大便改善,舌质淡红,舌苔薄黄,脉滑。守上方减黄连为5g,继续服用7剂巩固。

按语: 胃痛是临床常见症状,多有虚实兼夹、寒热错杂、气血同病等特点,必须根据临床表现全面进行分析,综合诊断。本案患者恣足口欲,嗜食辛辣,贪饮酒浆,越脾胃运化之权,饮食化积,痰湿内生,气机被阻,不通则痛,故发为胃痛。患者素体脾虚,脾为太阴,其病易从寒化,内伤饮食,胃腑阳明,多气多血,易于积滞化热,以致寒热互结于心下,故出现胃脘痛,满闷不适,食欲欠佳,恶心欲吐,大便溏等症。故选用半夏泻心汤加减平调寒热,辛开苦降,和胃止痛。方中以辛温之半夏为君,散结除痞,降逆止呕,干姜之辛热以温中散寒,黄芩、黄连苦寒以泄热,寒热平调,辛开苦降。然患者中虚失运,升降失常,故以党参、大枣甘温益气,海螵蛸制酸止痛,浙贝母化痰散结,白及敛疮生肌。诸药相伍,使寒去热清,升降复常,胃痛自止,吐酸可愈。

半夏泻心汤是寒温并用,苦辛并进,补泻兼施的代表方剂,出自《伤寒杂病论》:"伤寒五六日,呕而发热者,柴胡汤证具,而以他药下之,柴胡证仍在者,复与柴胡汤。此虽以下之,不为逆,必蒸蒸而振,却发热汗出而解。若心下满而硬痛者,此为结胸也,大陷胸汤主之。但满不痛者,此为痞,柴胡不中与之,宜半夏泻心汤。"历代医家多有发挥,积累了丰富的经验。消化系统很多疾病都可以应用半夏泻心汤治疗,且效果不凡,如用于胃与十二指肠溃疡、急慢性胃炎、急慢性胃肠炎、功能性消化不良、胃食管反流病、食管炎,以及慢性溃疡性结肠炎。

杨华认为,半夏泻心汤是治疗脾胃升降失常,虚实互见,寒热交呈,而致胃脘痞闷,呕吐或干呕,泛酸,嗳气,便稀,或肠鸣泄泻的效方。临床上只要抓住"呕、痞、利"这三个特点,辨证用之,莫不应手而效。

案10 刘某,男,45岁。

[初诊] 2014年4月22日。

主诉: 反复胃脘痛2年。

现病史: 患者2年前无明显诱因下出现胃脘痛,间歇性发作,多为隐痛、胀痛。曾行胃镜检查示慢性胃炎,给予药物治疗后症状可缓解。近1周再发,刻下见胃脘痛,以隐痛、胀痛为主,时轻时重,自觉神疲乏力,胃纳差,睡眠不安,二便正常。

体格检查: 生命体征平稳,心肺查体无特殊,腹平软,肝肋下未触及,无压痛,无反跳痛。舌质淡,舌苔薄白,脉细。

西医诊断：慢性胃炎。

中医诊断：胃脘痛。

证型：脾气亏虚证。

治法：健脾益气。

处方：陈夏六君子汤加减。党参20 g,炒白术15 g,茯神15 g,甘草5 g,陈皮10 g,法半夏10 g,白芍30 g,广藿香5 g,香附15 g,厚朴15 g,海螵蛸15 g,延胡索20 g,炒薏苡仁30 g,7剂,日1剂。

[二诊] 2014年4月28日。患者胃脘痛消失,神疲乏力、睡眠明显改善,继服7剂巩固疗效。

按语：胃脘痛应分寒热虚实,早期由外邪、饮食、情志所伤者,多为实证,治以温胃散寒、消食导滞、疏肝理气、清解郁热、清化热湿、活血化瘀;后期脾胃虚寒者宜温阳散寒,胃阴不足者宜滋阴养胃。治疗当补虚泻实,时刻重视调畅中焦气机,顾护胃气。本案患者素体脾气亏虚,运化失调,阻碍气机,故胃脘疼痛;神疲乏力,睡眠不安,舌质淡,舌苔薄白,脉细均为脾气亏虚之表现。治疗以陈夏六君子汤,方中党参、茯神、白术、甘草,前之四君子也,所以补气健脾;半夏燥湿以制痰,陈皮利气以行痰,故六君子汤兼能行气导滞、燥湿化痰;炒薏苡仁健脾利湿,白芍柔肝缓急止痛,香附疏肝行气止痛,延胡索活血行气止痛,厚朴宽中下气除满,藿香芳香化湿,乌贼骨制酸止痛。方药对证,疗效明显。另外,本案患者反复胃脘痛,疼痛程度轻,伴有神疲乏力,结合舌脉情况,属脾气亏虚,辨证准确,若失治,可进一步出现阳性表现或寒热错杂。

案11　张某,男,41岁。

[初诊] 2014年12月8日。

主诉：胃脘痛1周,加重1日。

现病史：患者1周前饮酒后开始出现胃脘痛,未处理。1日前因与家人吵架,晚上突发胃脘痛加重,伴呕吐,呕吐物为胃内容物。刻下见胃脘痛,呕吐多次,呕吐物为胃内容物,恶心,咽喉不利,进食少,偶有烧心嗳气,无胸闷、咳嗽等,小便黄,大便尚可。

体格检查：精神倦怠,面色萎黄,形体消瘦,生命体征平稳,心肺查体无特殊,腹平软,肝肋下未触及,上腹部轻压痛,无反跳痛。舌红,苔黄腻,脉弦滑。

西医诊断：慢性胃炎。

中医诊断：胃脘痛。

证型：肝火犯胃证。

治法：疏肝清热，和胃降逆。

处方：蒿芩清胆汤加减。青蒿15 g，黄芩10 g，枳实10 g，竹茹10 g，法半夏10 g，陈皮10 g，木香10 g，延胡索10 g，苏梗10 g，炒白术15 g，茯苓15 g，蒲公英10 g，4剂，日1剂。

[二诊] 2014年12月12日。患者胃脘痛缓解，食欲差，上方加焦三仙各10 g，鸡内金10 g，以加强消食化积之功。

处方：青蒿15 g，黄芩10 g，枳实10 g，竹茹10 g，法半夏10 g，陈皮10 g，木香10 g，延胡索10 g，苏梗10 g，炒白术15 g，茯苓15 g，蒲公英10 g，焦三仙各10 g，鸡内金10 g，7剂，日1剂。

[三诊] 2014年12月20日。患者无胃脘痛，胃纳正常，精神好，症状均缓解，舌淡红，苔薄白，脉弦。以香砂六君子丸以善其后，未见复发就诊。

按语：胃痛多有反复发作病史，发病前多有明显的诱因，如天气变化、恼怒、劳累、暴饮暴食、饥饿、进食生冷干硬辛辣醇酒，或有不合理用药史等。本案患者情志不遂，致使肝郁气滞，气郁日久化火，横逆犯胃乘脾，肝胃郁热，胃失和降，故见胃脘痛、呕吐诸症。治以疏肝清热，和胃降逆。方用蒿芩清胆汤加减疏肝清热，和胃降逆。方中青蒿清透少阳之邪，黄芩、青黛、竹茹清泄肝胆之热，陈皮芳化湿浊，半夏燥湿祛痰，二药合用可恢复脾运，茯苓、滑石淡渗利湿，二药引导湿热下行，枳实降泄胆胃，陈皮醒脾利气，又在通降气机。木香行气调中，延胡索行气止痛，紫苏梗理气宽中，气行则痰消，炒白术健脾益气，蒲公英清热解毒。全方清热除湿散邪，上下分消，畅少阳之枢机，化湿郁痰浊。二诊胃脘痛等症状好转，湿热之标渐去，予消食和胃、健脾益气之品顾护中焦、培补脾土，以防复发。

案12 赵某，男，50岁。

[初诊] 2014年11月4日。

主诉：胃脘隐痛2周。

现病史：患者2周前因饮食不慎出现胃脘隐痛，饮食调整后症状未见缓解。刻下见胃脘隐痛，喜温喜按，疼痛有时，纳差，多饥时疼痛，食后痛减，腹部胀满，嗳气后疼痛缓解，面黄少华，四肢欠温，恶心，呕吐清水，便溏。

体格检查：血压正常，胸廓无挤压痛，心肺未见异常体征，腹平软，无压痛及反跳痛，肠鸣音稍亢进，双下肢不肿。舌质淡，苔薄白，脉细弱。外院胃镜示慢性浅表性胃炎。

西医诊断：慢性胃炎。

中医诊断：胃脘痛。

证型：脾胃虚寒证。

治法：温中补虚，和里缓急。

处方：黄芪建中汤加减。黄芪15 g，桂枝10 g，白芍15 g，甘草10 g，大枣10 g，生姜5 g，党参15 g，茯苓30 g，白术15 g，法半夏10 g，饴糖35 g，3剂，日1剂。

[二诊] 2014年11月7日。患者服药后，胃脘隐痛消失至今，胃纳增加，嗳气减，大便改善。舌质淡，苔薄白，脉细弱。守初诊方善后。

按语：脾胃虚寒型胃痛的临床表现主要为胃脘部疼痛隐隐，缠绵不休，且空腹时较甚，餐后会有所缓解，时时泛吐清水，平素不欲饮食，精神倦怠乏力，四肢不温、肢冷畏寒，大便溏或虚秘，或先干后溏。其治疗核心思想为"温"，临床常用黄芪建中汤加减治疗。本案患者结合临床症状及舌苔脉象，辨为脾胃虚寒证，缘脾之阳气不足，脾胃运化功能失衡，寒凝则气滞，致水谷不行，津液输布障碍，停滞于内，气血运行不畅，脉络失养，故表现为胃脘部疼痛隐隐，喜温喜按，得温则减。选用黄芪建中汤加减治疗，黄芪建中汤具有温中补虚，和里缓急的功效。方中以饴糖甘温入脾，温中补虚，和里缓急；桂枝温脾阳；芍药养阴血；黄芪甘温，气厚于味，温养生发中气；合甘草甘平，补中益气，缓急止痛。黄芪和甘草有抑制胃酸的分泌、促进溃疡面愈合的作用；白芍缓急止痛而安脾，有缓解胃肠蠕动亢进的作用。生姜温阳散寒，大枣补益脾气，二药相配又可调和营卫。同时，予党参、茯苓、白术补益脾胃之气，法半夏燥湿化痰，脾胃健旺，则诸症俱除。

遵循《黄帝内经》"寒者温之""虚者补之"的治则，是治疗脾胃虚寒型胃痛的关键。从脾胃虚寒型胃痛的临床表现看，虽病在胃，但病机却以脾虚为主。因饮食不节，使胃气受损，受纳腐熟水谷功能障碍，久之精微之气不能上输于脾，影响脾生化之权，故治疗当以温补脾阳为先。

案13 周某，男，50岁。

[初诊] 2013年1月15日。

主诉：胃脘痛间作1个月。

现病史：患者于1个月前出现胃脘痛，得温则舒，伴胃纳不佳，未处理，症状每于饮食不慎后间断发作。刻下见胃脘隐痛，得温则舒，喜按，胃纳不佳，神疲，无腹胀,睡眠可,二便调。

体格检查:心肺未见异常体征,腹平软,无压痛及反跳痛,肠鸣音无亢进,双下肢不肿。舌质淡红,苔白,脉细弱。外院胃镜示慢性浅表性胃炎。

西医诊断:慢性胃炎。

中医诊断:胃脘痛。

证型:脾胃虚寒证。

治法:温中健脾。

处方:黄芪建中汤加减。黄芪30 g,桂枝15 g,白芍30 g,炙甘草15 g,砂仁10 g(后下),法半夏15 g,白及15 g,浙贝母15 g,海螵蛸20 g,益智仁10 g,7剂,日1剂。

[二诊]2013年1月22日。患者胃脘隐痛缓解,胃纳较前改善,精神较前好转,无腹胀,睡眠可,二便调。舌质淡红,苔白,脉细弱。守初诊方再进7剂。

按语:脾胃为后天之本,气血生化之源,脾阳健旺则水谷运化正常,胃土消磨水谷也有赖于脾阳的温煦,脾胃虚寒则健运不行,脾胃不得温养,不荣则痛,而见胃脘隐痛,黄芪建中汤正是温运中阳的良方。本案患者素体脾胃虚弱,运化失职,中阳不足,中焦虚寒,失于温养,发为胃痛,中焦运化失常,故见纳食不佳,结合舌脉,当辨为脾胃虚寒证,方选黄芪建中汤。黄芪建中汤源于《金匮要略》,是在小建中汤中加入黄芪而成。方中黄芪温补中焦,缓急止痛;赤芍、桂枝调和营卫,桂枝配饴糖又可辛甘化阳,健运中焦而补脾虚;甘草益气和中兼调和诸药,白芍配甘草又可酸甘化阴,缓急而止胃痛。同时,在方中加白及、海螵蛸、浙贝母等药物,现代药理研究其具有保护胃黏膜,促进胃黏膜修复作用。全方共奏温补中焦,益气健脾之功效。

案14 林某,女,29岁。

[初诊]2013年1月15日。

主诉:脘腹疼痛间作1个月余。

现病史:患者1个月前情绪激动后出现脘腹疼痛,未处理,逐渐加重。刻下见脘腹疼痛,腹痞胀,连及两胁,嗳气,口苦,恶心,纳差,稍头晕,睡眠一般,二便调。

体格检查:心肺未见异常体征,腹平软,剑突下正中压痛阳性,肠鸣音无亢进,双下肢不肿。舌质红,苔稍厚黄,脉弦滑。胃镜示慢性浅表性胃炎。

西医诊断:慢性胃炎。

中医诊断：胃脘痛。

证型：肝胃不和，气郁化火证。

治法：疏肝解郁，健脾和胃。

处方：四逆散合左金丸加减。柴胡 10 g，黄芩 20 g，法半夏 20 g，党参 15 g，生姜 10 g，大枣 10 g，甘草 10 g，黄连 10 g，吴茱萸 5 g，枳实 15 g，赤芍 30 g，厚朴 15 g，7 剂，日 1 剂。

[二诊] 2013 年 1 月 22 日。患者脘腹疼痛明显减轻，偶发胃脘隐痛，上腹痞胀缓解，无嗳气，无口苦，恶心，纳食改善，无头晕，睡眠一般，二便调。舌质淡红，苔稍厚黄，脉弦滑。守初诊方再进 7 剂。

嘱患者调畅情志，清淡饮食，建议必要时完善胃镜检查。

按语：胃脘痛当分虚实，可为纯虚纯实，或虚实夹杂。脾胃属土，肝属木，从五行属性来说，肝（木）天然克脾胃（土），肝郁脾虚为胃脘痛常见之证。本案患者忧思恼怒，伤肝损脾，肝失疏泄，横逆犯胃，脾失健运，胃失和降，发为胃痛，且有连及两胁、嗳气等；肝郁化火，胆汁上溢于口，故见口苦；结合舌脉，辨为肝胃不和，气郁化火证。应分而治之，一方面以疏肝解郁为主，另一方面以健运脾胃为主，方药选四逆散合左金丸加健脾胃之党参、生姜、大枣、甘草等。方中柴胡条达肝气，疏肝解郁；易白芍为赤芍，清肝郁热，凉血止痛；枳实理气解郁，泄热破结，与柴胡相伍，一升一降，增舒畅气机之功，共奏升清降浊之效；黄芩苦寒，清泄少阳之热，柴胡、黄芩相配，一散一清，恰入少阳；党参、大枣益气健脾，扶正祛邪，且益气御邪内传；黄连与吴茱萸配伍，入肝经而清肝火，亦清胃热，泻心火，取"实则泻其子"之义，然气郁化火，纯用苦寒恐折伤中阳，故少佐吴茱萸辛开肝郁，苦降胃热，使泻火而不凉遏，苦寒而不伤胃；厚朴下气除满；甘草调和诸药，益脾和中。全方调和肝脾，舒畅气机，升降同用，气血并调，邪正兼顾，辛开苦降，寒热并投，肝胃同治。

案 15　叶某，男，46 岁。

[初诊] 2014 年 9 月 26 日。

主诉：胃脘痛间作 5 个月。

现病史：患者 5 个月前无明显诱因下出现胃脘痛，得温则舒，胃纳不佳，曾在外院行胃镜检查，结果提示慢性浅表性胃炎，给予奥美拉唑等药物对症治疗后症状可缓解，但每于饮食不慎后再发，病情时轻时重。刻下见面色少华，胃脘隐痛，得温则舒，喜按，胃纳不佳，神疲，无腹胀，睡眠可，二便调。

体格检查：心肺未见异常体征，腹平软，无压痛及反跳痛，肠鸣音无亢进，双下肢不肿。舌质淡红，苔白，脉细弱。外院胃镜示慢性浅表性胃炎。

西医诊断：慢性胃炎。

中医诊断：胃脘痛。

证型：脾胃虚寒证。

治法：温中健脾。

处方：黄芪建中汤加减。黄芪30 g，桂枝15 g，白芍30 g，炙甘草15 g，益智仁10 g，砂仁10 g（后下），法半夏15 g，白及15 g，海螵蛸20 g，浙贝母15 g，3剂，日1剂。

[二诊] 2014年9月30日。患者胃脘隐痛缓解，胃纳较前改善，精神较前好转，无腹胀，睡眠可，二便调。舌质淡红，苔白，脉细弱。守初诊方再进3剂。

患者症状基本消失。指导其调摄情志，清淡饮食。

按语：本案患者脾胃虚弱，中阳不足，寒自内生，胃络失养，不荣则痛，见胃痛得温则舒、喜按、神疲等症，脉症所见，虚寒胃痛无疑，此黄芪建中汤所主之证。《金匮要略》载"虚劳里急，诸不足，黄芪建中汤主之"。所谓"里急"，指里虚、腹中急痛；"诸不足"，是阴阳气血俱虚。黄芪建中汤于小建中汤内加黄芪，是增强益气建中之力，阳生阴长，诸虚不足之证自除。方中黄芪甘温补气，化生阴阳气血；重用芍药敛阴，配以桂枝温阳；炙甘草一味，得芍药则酸甘化阴，缓急止痛，得桂枝则辛甘化阳，温中补虚；俾中阳健运，化生气血，灌溉四旁，则虚劳不足诸证可愈。是故求阴阳之和者必于中气，求中气之立者必以建中，求建中化生气血者必加黄芪也。另加益智仁温脾开胃，砂仁化湿行气，法半夏燥湿化痰消痞，是以痰湿除则脾运健，海螵蛸、浙贝母化痰制酸止痛，白及敛疮生肌，现代药理学研究显示其可促进胃黏膜损伤修复。全方温中补气，和里缓急，药证相宜。

杨华认为，黄芪建中汤是温运中阳的良方，脾胃虚寒则健运不行，脾胃不得温养，不荣则痛，而见胃脘隐痛，在温运中阳方剂中加白及、海螵蛸、浙贝母等药物，是现代药理研究具有保护胃黏膜、促进胃黏膜修复作用的中药药对。脾胃为后天之本，气血生化之源，脾阳健旺则水谷运化正常，胃土消磨水谷也有赖于脾阳的温煦。黄芪建中汤主治症状多而复杂，除了有五脏气血阴阳俱虚诸不足外，同时也有气血阴阳不和之里急、寒热等症状。吴谦《医宗金鉴》注："所谓虚劳里急诸不足者，亦该上条即小建中汤条诸不足证之谓也。"

二、胃痞

案 1 陆某,女,62 岁。

[初诊] 2022 年 11 月 11 日。

主诉:胃胀乏力 2 个月。

现病史:患者 2 个月前因饮食不慎出现胃胀,乏力,休息及饮食调整后症状无改善。刻下见胃脘部胀闷,午后、餐后明显,嗳气,时有肠鸣,怕风冷,乏力,喜温饮,纳欠佳,大便尚成形,小便正常。

体格检查:心肺未见异常体征,腹平软,无压痛及反跳痛,肠鸣音无亢进,双下肢不肿。舌淡,苔白厚,脉细弱,触诊手潮凉。

西医诊断:慢性胃炎。

中医诊断:胃痞。

证型:脾虚气弱证。

治法:益气健脾。

处方:厚姜半甘参汤加减。姜厚朴 20 g,干姜 10 g,法半夏 15 g,炙甘草 10 g,党参 30 g,黄芪 50 g,炒麦芽 15 g,川木香 10 g,槟榔 15 g,苏梗 15 g,炒枳实 15 g,建曲 15 g,7 剂,日 1 剂。

[二诊] 2022 年 11 月 18 日。患者胃胀较前减轻,易饱,已无嗳气,偶有肠鸣,稍怕风冷,乏力缓解,喜温饮,纳稍增,大便成形,舌淡苔白,脉细弱,触诊手潮凉。诸症好转,上方续进 7 剂。

嘱患者避风寒,慎起居,清淡饮食。

按语:胃痞是以自觉心下痞塞胀满不舒为主症的疾病,又称痞满。一般以自觉脘腹痞塞胀满,触之无形,按之柔软,压之无痛为特点。本案患者胃胀、嗳气、肠鸣、怕风冷、喜温饮、纳欠佳、舌淡,苔白厚,脉细弱,触诊手潮凉。四诊合参一派脾气虚弱表不解之征象,且气滞食积症状突出,故方选厚姜半甘参汤,益气健脾,兼顾解表,加理气消积之品。方药病机和牟其中,故效果理想。厚朴生姜半夏甘草人参汤证属虚中夹实腹胀满,一般多表现为上午轻,下午重,傍晚尤重,但胀满发作时不喜温按。在病机上以脾气虚弱为本,痰湿阻滞、气机不利为标,属虚实夹杂。方中厚朴苦温,行气燥湿,宽中消满;干姜、半夏辛温,行气散结,化痰导滞;党参、甘草甘温,补益脾气而助运化。诸药配合,补而不壅,消而不损,为消补兼施之剂。行气消满之药的用量大,而补脾益气之药的用量小,可以称作补三消七之法。另方中加入黄芪甘温补益解表,木香行气调中,槟榔行气利水消积,枳实破气除痞,紫苏梗宽胸利膈顺气,亦是补三消七之法的体现,炒麦芽、建曲消食和胃,使脾运复常。

患者虽然以胃胀为主诉,太阴里虚寒明显,气滞病机凸显,但仍存在怕风冷、手潮凉的表现。故治里位虚寒运用厚姜半甘参汤,同时不忘加用黄芪甘温补益解表。本案取效关键在处理表里关系上,患者以里位胃胀为主诉,但表位仍有表寒不解的太阴中风表现,黄芪为太阴的表药,处理好表里关系,全面照顾病机,方能取效。

案 2 陈某,女,63 岁。

[初诊] 2013 年 7 月 23 日。

主诉:胃脘胀闷不适 1 个月余。

现病史:患者近 1 个月无明显诱因下出现胃脘胀闷不适,伴嗳气,调整饮食后症状未见好转。刻下见胃脘胀闷不适,伴嗳气,纳差,口干,稍口苦,偶有反酸,无恶心呕吐,无咳嗽胸闷等,二便基本正常。慢性胃炎病史 4 年。

体格检查:心肺未见异常,腹平软,肝肋下未触及,无压痛及反跳痛,双下肢不肿。舌质红,苔薄稍黄,脉弦。

西医诊断:慢性胃炎。

中医诊断:痞满。

证型:肝胃郁热证。

治法:疏肝泄热和胃。

处方:自拟三清汤加减。法半夏 15 g,黄连 10 g,黄芩 15 g,干姜 10 g,大枣 10 g,党参 15 g,柴胡 10 g,郁金 15 g,炙甘草 5 g,赤芍 20 g,蒲公英 20 g,浙贝母 15 g,枳壳 10 g,4 剂,日 1 剂。

[二诊] 2013 年 7 月 27 日。患者胃脘胀闷不适较前明显减轻,嗳气减少,纳食转佳,口干缓解,稍口苦,无反酸,大便 3 日未解。舌质淡红,苔薄稍黄,脉弦。守上方改枳壳 15 g,加大黄 10 g,3 剂。

处方:法半夏 15 g,黄连 10 g,黄芩 15 g,干姜 10 g,大枣 10 g,党参 15 g,柴胡 10 g,郁金 15 g,炙甘草 5 g,赤芍 20 g,蒲公英 20 g,浙贝母 15 g,枳壳 15 g,大黄 10 g,3 剂,日 1 剂,水煎服。

按语:痞满的病因包括饮食不节、情志失调、体虚久病、药物所伤等,引起中焦气机阻滞,脾胃升降失常。对应的西医诊断为急性胃炎、慢性胃炎、功能性消化不良等以心下痞塞为主症的疾病。本案患者情志不遂,肝气郁滞,失于疏泄,横逆乘脾犯胃,日久郁热,胃腑失和,气机不畅,故发为痞满、嗳气、口苦等;结合舌质红、苔薄稍黄、脉弦,辨为肝胃郁热证,予自拟三清方加减治疗。方中重用黄连、黄芩清泄中焦胃热,泄热开痞;辛温之半夏散结除痞,干姜辛热以温中散寒,寒热并用,清热为主;党参、大枣甘温益气,以补脾虚;柴胡、郁金疏肝解郁;蒲公英、赤芍清热解毒凉血;浙贝母化痰散结消痞;枳壳行气宽中消胀。全方清疏肝气,降逆和胃,使肝木舒,则胃土安。自拟方三清汤是杨华治疗肝胃郁热型胆汁反流性胃炎的经验方,本病案以痞满为主,但符合肝胃郁热病机,使用后取得良好效果。

案3 王某,女,30岁。

[初诊] 2014年8月19日。

主诉:胃脘饱胀间作3年。

现病史:患者3年前因饮食不慎出现胃脘部饱胀感,进食后加重,调整饮食后可缓解。此后胃脘部饱胀感间断发作,曾在当地医院行胃镜检查,结果提示慢性浅表性胃炎,给予护胃治疗后症状可稍缓解,但仍反复。刻下见胃脘部饱胀感,自觉满闷不适,纳食不佳,饮食过热或过凉均不适,寐差,大便黏腻不爽,小便微黄。

体格检查:精神尚可,身体偏瘦,心肺未见异常体征,腹平软,无压痛及反跳痛,肠鸣音无亢进,双下肢不肿。舌质红,苔白中间微黄,脉小数,右关微滑。外院胃镜示慢性浅表性胃炎。

西医诊断:慢性胃炎。

中医诊断:痞满。

证型:寒热错杂证。

治法:寒热平调,辛开苦降。

处方:半夏泻心汤加减。制半夏20 g,黄连5 g,干姜5 g,炙甘草5 g,党参15 g,大枣10 g,黄芩10 g,3剂,日1剂。

[二诊] 2014年8月22日。患者胃脘胀满缓解,思饮食,睡眠改善,大便黄软,舌质淡红,苔白,脉稍滑。守初诊方再进5剂。

按语:胃痞病理性质有虚、实之分。胃痞初期,多为实证;实痞日久,可致虚痞。因实痞常与脾虚不运、升降无力有关,虚痞之脾胃亏虚,也易招致实邪来犯,所以临床上,每见虚实互兼、寒热夹杂之证。

本案患者脾胃虚弱，中阳受损，少阳邪热趁虚内陷，以致寒热互结，而成心下痞，饮食不耐寒热，大便黏腻不爽，小便微黄均为寒热错杂之象，治以寒热平调，散结除痞，方选半夏泻心汤治疗。半夏泻心汤原方由半夏、黄芩、人参、黄连、干姜、甘草、大枣几味组成。方中半夏为君，散结除痞，又善降逆止呕；臣以干姜之辛热以温中散寒，黄芩、黄连之苦寒以泄热开痞，以上四药相伍，具有寒热平调，辛开苦降之用；然寒热互结，又缘于中虚失运，升降失常，故方中又以党参、大枣甘温益气，以补脾虚，与半夏配合，有升有降，以复脾胃升降之常；再使以甘草补脾和中而调诸药。

半夏泻心汤在临床上治疗脾胃病已被广泛应用，成为中医调节脾胃的传统方剂。运用此方治疗痞满，从西医学的胃肠生理、病理学角度分析，为各种原因导致的胃肠动力不足，而慢性胃炎是其中主要因素之一。本病的致病关键在于中焦升降失常，因此协调脾胃的寒热升降，使脾开胃降，恢复正常是治疗的关键。

案 4 叶某，女，45 岁。

[初诊] 2013 年 1 月 15 日。

主诉：胃脘部胀满间作半个月。

现病史：患者半个月来胃脘部时作胀满，曾在外院完善胃镜检查，提示慢性浅表性胃炎。未用药治疗，为求中医调理来诊，刻下见胃脘部胀满，四肢乏力，神疲倦怠，纳差，口淡，二便调。

体格检查：心肺未见异常体征，腹平软，无压痛及反跳痛，肠鸣音无亢进，双下肢不肿。舌质淡红，苔白，脉细弱。外院胃镜示慢性浅表性胃炎。

西医诊断：慢性胃炎。

中医诊断：痞满。

证型：脾胃虚弱证。

治法：补益脾胃。

处方：补中益气汤加减。黄芪 30 g，白术 10 g，柴胡 5 g，升麻 5 g，陈皮 10 g，党参 20 g，当归 10 g，炙甘草 10 g，茯苓 15 g，厚朴 10 g，7 剂，日 1 剂。

[二诊] 2013 年 1 月 22 日。患者胃脘部胀满缓解，四肢乏力较前减轻，精神转佳，纳可，二便调。舌质淡红，苔白，脉细弱。守初诊方再进 7 剂。

按语：调理脾胃升降，行气除痞消满，为胃痞的基本治疗原则。据其虚实，实者泻之，虚者补之，虚实夹杂者补泻并用。补虚重在健脾益气，或养阴益胃。本案患者素体脾胃气虚，中焦升降无力，受纳腐熟无权，而成虚痞，中焦脾胃失运,无以化生水谷精微濡养四肢、精神,故见四肢乏力、神疲倦怠,结合舌脉,辨为脾胃虚弱证,予李东垣补中益气汤治疗。补中益气汤用于治疗脾胃气虚证,气虚下陷证,亦皆由饮食劳倦,损伤脾胃所致,所治之脾胃气虚证,当与四君子汤同类,惟其虚之更甚。方中重用黄芪补中气,党参补里气,炙甘草补脾和中,白术补气健脾,助脾运化,以资气血生化之源,其气既虚,营血易亏,故佐用当归补养营血,陈皮理气和胃,茯苓淡渗利湿,厚朴下气除满,使诸药补而不滞,柴胡、升麻量小作引经之用,引阳明、少阳清气上行,为脾胃引经要药。全方合用,补益中焦脾胃之气效佳。此证为痞满,痞满以虚为主,或虚实夹杂,自觉胀满,按之无物,纯虚为主者治以补益脾胃,所谓以补为通之意。杨华以补中益气汤为主方治疗,健运中气,复其升降之能,则痞塞之气机随之通畅,临床所见之脐周胀满、纳少神疲等症状随之而愈。

案5 郑某,女,47岁。

[初诊] 2017年3月7日。

主诉:脘腹胀痛3个月余。

现病史:患者3个月前饮食不规律后出现脘腹胀痛,当时未重视,症状未见明显好转。刻下见胃脘胀痛,嗳气,怕冷,心悸,时有叹气,便溏,小便正常。

体格检查:心肺未见异常体征,腹平软,无压痛及反跳痛,肠鸣音无亢进,双下肢不肿。舌淡,苔厚白滑,脉沉细。

西医诊断:功能性胃肠病。

中医诊断:胃痞。

证型:脾虚气滞证。

治法:温运健脾,消胀除满。

处方:厚朴生姜半夏甘草人参汤加减。厚朴25 g,生姜15 g,半夏15 g,甘草5 g,党参10 g,4剂,日1剂。

[二诊] 2017年3月11日。患者诉脘腹胀痛未见减轻,反见顶胀感较前明显,如一只小动物从肚脐往胃脘部阵阵上拱之状,仍有嗳气、怕冷、心悸、叹气等,舌淡,苔白滑,脉沉细。四诊合参,诊断为奔豚气,证属心阳虚。以温通心阳,平冲降逆为法,予桂枝加桂汤加味。

处方:桂枝25 g,赤芍15 g,生姜10 g,大枣10 g,甘草10 g,柴胡15 g,香附15 g,4剂,日1剂。

[三诊] 2017年3月15日。患者诉脘腹顶胀感消失,缠绕3个月的不适症

状基本治愈。

按语：痞满的病名首见于《黄帝内经》，《素问·至真要大论》云："太阳之复，厥气上行，水凝雨冰，羽虫乃死。心胃生寒，胸膈不利，心痛痞满。"此案例首诊疗效不佳，是因为奔豚气心阳虚证与脘痞脾虚气滞证在胃脘部的症状有相似之处，如果没有仔细问诊，很容易混淆，二诊时，抓住主症，仅4剂药便疗效显著。此例提示我们诊察疾病要详细，抓主症，才能切中病因，药到病除。在选方上，根据《伤寒杂病论》第117条"奔豚，气从少腹上冲心者……予桂枝加桂汤更加桂二两也"，选择桂枝加桂汤。方中重用桂枝温通心阳，平冲降逆，配以甘草，更佐姜、枣辛甘合化，强壮君火，以镇下焦冲逆之气，最后加用柴胡、香附两味药，二者皆入肝经，柴胡升散疏肝解郁、香附宽中理气，以解叹气的肝郁症状。值得注意的是桂枝加桂汤应该是重用桂枝，而非肉桂。临床医案从不避开初诊不效案，中医临床医案积累不仅仅是追求效案，从初诊不效到次诊有效的转诊思路更是值得总结学习的地方。此例从选方到药味加减，体现了杨华师法经方，重视调畅气机的诊治特色。

三、呃逆

案1 谭某，女，60岁。

[初诊] 2012年11月20日。

主诉：反复呃逆1年余。

现病史：患者于1年前开始反复出现呃逆症状，轻则十余分钟自止，重则呃逆几日不止，经多方治疗无效。刻下见呃逆连声，胃脘痞闷，无胃痛，纳差，睡眠一般，二便调。慢性肾功能不全3年余。

体格检查：生命体征平稳，心肺未见异常体征，腹平软，无压痛及反跳痛，双下肢不肿。舌质淡红，苔薄腻，脉弦滑。

西医诊断：膈肌痉挛。

中医诊断：呃逆。

证型：胃虚气逆证。

治法：益气和胃降逆。

处方：旋覆代赭汤加减。旋覆花10 g，代赭石30 g，炙甘草15 g，法半夏15 g，党参30 g，生姜10 g，黄连10 g，吴茱萸10 g，竹茹15 g，石斛15 g，7剂，日1剂。

[二诊] 2012年11月27日。患者呃逆已止,纳食改善,胃脘稍痞闷,无胃痛,睡眠一般,二便调。舌质淡红,苔薄腻,脉弦滑。守初诊方再进4剂。

按语：呃逆俗称"打嗝",古称"哕",又称"哕逆",是指气逆上冲,喉间呃呃连声,声短而频,不能自止为主症的疾病。对应的西医诊断包括单纯性膈肌痉挛,以及胃炎、胃肠神经症与胸腹手术等引起的膈肌痉挛。本案患者大病久病,且病深及肾,肾元耗损,由于脾胃俱虚,胃气虚弱,肾不固摄,浊气上乘动膈则呃,舌质淡红,苔薄腻,脉弦滑,舌脉兼有痰湿之象,故辨为胃虚痰气逆阻证,选用旋覆代赭汤加减治疗。《伤寒杂病论·辨太阳病脉证并治》有："伤寒发汗,若吐若下,解后心下痞硬,噫气不除者,旋覆代赭汤主之。"方中旋覆花苦辛咸温,其性主降,功擅下气消痰,降逆止噫,代赭石重坠降逆,二者配伍,降逆下气化痰;法半夏祛痰散结,降逆和胃;生姜用以和胃降逆止呕,宣散水气祛痰;党参、炙甘草甘温益气,健脾养胃,以治中虚气弱之本。本病案在原方胃虚痰阻的病机之外,尚有肝气夹热上冲,故加黄连、竹茹等清热之品。诸药相合,标本兼治,共奏降逆化痰,益气和胃之功,使逆气得降,痰浊得消,中虚得复。临床上慢性肾功能不全患者多见顽固性呃逆,多为脾肾已虚,浊邪上犯动膈所致。

案2 林某,男,70岁。

[初诊] 2014年2月11日。

主诉：呃逆频作3日。

现病史：患者3日前进食后出现呃逆,频作不止,未就诊,症状未见缓解。刻下见呃逆,频作不止,伴胸胁胀满,恶心嗳气,纳食不佳,痰多,二便调。

体格检查：心肺未见异常,腹平软,肝肋下未触及,无压痛及反跳痛,双下肢不肿。舌质淡红,苔薄腻,脉弦滑。

西医诊断：膈肌痉挛。

中医诊断：呃逆。

证型：气滞痰阻证。

治法：理气化痰,降逆止呃。

处方：旋覆代赭汤加减。旋覆花15 g,代赭石30 g,法半夏15 g,生姜5 g,党参15 g,大枣10 g,甘草5 g,7剂,日1剂。

[二诊] 2014年2月18日。患者呃逆止,无胸胁胀满,无恶心嗳气,纳食转佳,无痰,二便调。舌质淡红,苔薄白,脉稍滑。改用六君子汤4剂。

按语：《黄帝内经》首先提出了呃逆的病位在胃,并指出与感受寒邪及胃失和降有关。在治疗呃逆时，应灵活选用降逆止呃法。因胃气上逆动膈是呃逆发病的关键，当以理气和胃，降逆止呃为基本治法。本案患者胃气虚弱，失于和降，气逆上冲咽喉而呃，中焦失运，痰浊内生，故见恶心、纳食不佳、痰多；气机阻滞，故见胸胁胀满；结合苔薄腻，脉弦滑，辨为气滞痰阻证，予旋覆代赭汤降逆化痰，理气和胃。胃气既亏，三焦失职，阳无所归而不升，阴无所纳而不降，是以浊邪留滞，伏饮为逆，故呃呃连声。旋覆花辛而润，用以开肺涤痰，代赭石得土气甘而沉，使之敛浮镇逆，半夏蠲痰饮于上，承领上下，党参、甘草养正补虚，生姜、大枣和脾养胃，定安中州。

杨华认为，运用旋覆代赭汤及旋覆花、代赭石二药，主要是抓住中阳虚寒，痰阻气逆这一本虚标实之病机。本方标本兼治，虚实并调，用药温中有降，降中有升，降气不伤正，补虚不助逆，一升一降，重在益气和胃，降逆化痰，使中焦恢复健运，痰涎除，则清升浊降而诸证痊愈。旋覆代赭汤确如清代罗东逸《古今名医方论》所言"承领上下之圣方也"。此方中代赭石用量不宜过大，这是因为代赭石为苦寒之品，而本证乃中阳虚寒，痰聚气逆之本虚证，用量过大会损伤中阳，所以用量小以顾护中气，降逆消痰却不伤正，再则旋覆代赭汤证病位在中焦，用药要考虑在中焦取效，而代赭石其质重坠，如果药量过大则会药过病所，直趋下焦，不能发挥其降胃之逆气以还归中焦之效。

四、呕吐

案1 阮某，女，68岁。

[初诊] 2014年4月21日。

主诉：上吐下泻1日。

现病史：患者昨日进食油腻食物后，出现呕吐胃内容物多次，腹泻黄水样便十余次，遂来诊。刻下见呕吐，呕吐物为胃内容物及酸苦胆汁，无咖啡样物质，解黄水样便，无黏液脓血，右上腹胀，无发热恶寒，无咳嗽胸闷，纳差，口干，口苦，小便量少。胆石症并胆囊炎病史1年。

体格检查：心肺未见异常，腹平软，肝肋下未触及，右上腹胆囊区轻压痛，无反跳痛，双下肢不肿。舌质淡红，苔稍厚微黄，脉稍滑。消化系彩超提示胆囊颈结石，并胆囊壁毛糙。

西医诊断：胆石症并胆囊炎。

中医诊断：呕吐、泄泻。

证型：湿热结于少阳证。

治法：清胆泄热和胃。

处方：蒿芩清胆汤合小柴胡汤加减。法半夏 15 g，生姜 5 g，黄芩 15 g，枳壳 10 g，厚朴 10 g，竹茹 15 g，青蒿 10 g，炙甘草 5 g，党参 10 g，大枣 10 g，柴胡 10 g，3 剂，日 1 剂。

[二诊] 2014 年 4 月 25 日。患者服 2 剂后呕吐止，大便次数减少，少量稀水，右上腹胀缓解，纳食改善，口干，稍口苦。舌质淡红，苔稍厚微黄，脉稍滑。守上方加葛根 15 g，3 剂。

按语：呕吐是以胃内容物由口中吐出为主症的疾病。其中，有声有物谓之"呕"，有物无声谓之"吐"，有声无物谓之"干呕"。临床呕与吐常兼见，难以截然分开，故合称为"呕吐"。本案患者喜食肥甘厚味，损伤脾胃，蕴湿生热，内结于胆，日渐煎熬炼液，日久形成砂石，肝胆属少阳，砂石阻塞，湿遏热郁，故少阳枢机不利，胆热犯胃，液郁为痰，胃气上逆，故呕吐，吐酸苦水；湿遏热郁肝胆，阻碍脾升胃降，脾失升清，小肠清浊不分，大肠传导失司，发生泄泻，结合舌脉，辨为湿热结于少阳证，予蒿芩清胆汤合小柴胡汤加减，清胆泄热，和解少阳。方中青蒿清透少阳邪热，黄芩苦寒，善清胆热，并能燥湿，两药相合，内清少阳湿热，又能祛少阳之邪；竹茹善清胆胃之热，枳壳、厚朴下气宽中，除痰消痞，半夏燥湿化痰，和胃降逆，使热清湿化痰除；柴胡入肝胆经，清透少阳之邪，半夏、生姜和胃降逆止呕，党参、大枣益气健脾，取扶正祛邪，御邪内传之意。3 剂后呕吐止，仍有腹泻，二诊加用葛根升阳止泻，药证合拍，故能临证建功。

蒿芩清胆汤合小柴胡汤治疗湿热结于少阳证的胆石症并胆囊炎，常有很好的疗效。本案以上吐下泻为主症，实为内在之湿热逼迫，胃肠传化失司，不能泌别清浊所致。

案 2 梁某，男，27 岁。

[初诊] 2013 年 11 月 8 日。

主诉：呕吐 3 日。

现病史：患者平时时感胃脘痛、恶心，进食少，3 日前因与家人吵架，晚上突发呕吐，呕吐物为胃内容物，胃脘痛，于诊所肌注甲氧氯普胺 2 mL，未见明显好转，仍时常呕吐，食少，遂来医院行胃镜，诊为慢性浅表性胃炎。刻下见胃脘痛，时有恶心欲呕，来诊时暂无呕吐，无发热恶寒，无胸闷咳嗽，无头晕头痛等，进食少，小便基本正常，近 2 日未解大便。

体格检查：面色萎黄，形体消瘦，精神倦怠，心肺未见异常，腹平软，肝肋下未触及，腹部无压痛，无反跳痛，双下肢不肿。舌红，苔黄腻，脉弦滑。

西医诊断：慢性浅表性胃炎。

中医诊断：呕吐。

证型：肝火犯胃证。

治法：疏肝清热，和胃降逆。

处方：蒿芩清胆汤加减。青蒿15 g，黄芩10 g，枳实10 g，竹茹10 g，法半夏10 g，陈皮10 g，木香10 g，延胡索10 g，苏梗10 g，炒白术15 g，茯苓15 g，蒲公英10 g，4剂，日1剂。

[二诊] 2013年11月12日。患者食欲增加，昨日因食过饱而呕吐一次，无胃脘痛，舌红，苔黄微腻，脉弦滑。上方加焦三仙各10 g，鸡内金10 g，以加强其消食化积之功，7剂。

[三诊] 2013年11月19日。患者无呕吐、胃脘痛，胃纳正常，精神好，症状均缓解，舌淡红，苔薄白，脉弦。以香砂六君子丸以善其后，未见复发就诊。

按语：本案患者因与人争吵，致使肝郁气滞，气郁日久化火，横逆犯胃乘脾，肝胃郁热，胃失和降，故见胃脘痛、呕吐诸症。治以疏肝清热，和胃降逆。方用蒿芩清胆汤加减疏肝清热，和胃降逆，药症合拍，故能迅速收功。患者脾虚为本，肝火犯胃为标，急则治其标，以蒿芩清胆汤清肝火，化湿热，和胃而降逆。加茯苓、白术健脾助运，祛湿化浊；木香辛散苦降，芳香燥湿，能理三焦之气，尤善行脾胃中焦气滞；苏梗、枳实主升，木香、半夏主降，一升一降，气机通畅，升降协调，诸症悉除。同时，现代药理学认为，枳实既有降低肠管平滑肌张力和解痉的作用，又能兴奋胃肠，增强蠕动，有利于胃肠功能失调的恢复；蒲公英、黄芩具有抗炎、消除幽门螺杆菌之功，从而使肠胃得健，以防复发。

五、吐酸

案1 刘某，女，40岁。

[初诊] 2013年9月16日。

主诉：胸骨后憋闷2个月。

现病史：患者平时精神旺盛，近2个月无明显诱因出现胸骨下段后憋闷，时有反酸、烧心，未经治疗，症状逐渐加重，伴有晨起口苦、恶心。刻下见胸骨下段后憋闷，时有反酸、烧心，晨起口苦、恶心、怕热，难以入睡，大便干结，小便可。

体格检查：精神一般，生命体征平稳，心肺未见异常，腹平软，肝肋下未触及，剑突下按压有抵抗，无压痛，无反跳痛，双下肢不肿。舌红，舌面干，苔薄白，脉弦有力。

西医诊断：反流性食管炎。

中医诊断：吐酸。

证型：少阳合阳明里实证。

治法：和解清里。

处方：大柴胡汤加减。柴胡 10 g，黄芩 10 g，山栀子 10 g，法半夏 10 g，白芍 15 g，大枣 4 枚，生大黄 10 g（后下），枳实 10 g，浙贝母 15 g，海螵蛸 20 g，生姜 10 g，炙甘草 10 g，3 剂，日 1 剂。

[二诊] 2013 年 9 月 19 日。患者胸骨后憋闷、口苦减轻，反酸、烧心次数减少，睡眠较前改善，大便每日 2～3 次。守前方减大黄用量至 6 g，服用 5 剂。

[三诊] 2013 年 9 月 24 日。患者胸骨后憋闷、反酸、烧心明显减轻，口苦消失，纳可，睡眠较好，大便略稀，日 1 次。

处方：柴胡 10 g，黄芩 10 g，山栀子 10 g，法半夏 6 g，白芍 10 g，大枣 4 枚，生大黄 5 g（后下），枳实 6 g，浙贝母 15 g，海螵蛸 20 g，炙甘草 10 g，5 剂，日 1 剂。

5 剂服完，诸症消失。

按语：吐酸，又称泛酸，是指以胃中酸水上泛为主症的疾病。若随即咽下称为吞酸；若随即吐出称为吐酸，多与胃痛并见。本案患者因少阳之邪内传阳明，化热成实，气机被阻，腑气不通，故见胸骨后憋闷、大便干结；少阳胆热邪盛，胆汁上逆于口，故见口苦；胆热犯胃，阳明热结，胃气上逆，上犯食管，故见反酸、烧心；结合舌脉，考虑为少阳、阳明合病，首选大柴胡汤化裁。方中重用柴胡为君药。臣药黄芩和解清热，以除少阳之邪；轻用大黄配枳实以内泻阳明热结，行气消痞，亦为臣药。芍药柔肝缓急止痛，与大黄相配可治腹中实痛，与枳实相伍可以理气和血，以除心下满痛；半夏和胃降逆，配伍生姜，以治呕逆不止，共为佐药。大枣与生姜相配，能和营卫而行津液，并调和脾胃，功兼佐使。总之，本方既不悖于少阳禁下的原则，又可和解少阳，内泻热结，使少阳与阳明合病得以双解，可谓一举两得。合用乌贝散制酸止痛，共奏良效。此案为少阳、阳明合病的典型案例，西医诊断为反流性食管炎，用大柴胡汤化裁治疗疗效明显。临床应用以往来寒热，胸胁苦满，心下满痛，呕吐，便秘，苔黄，脉弦数有力为辨证要点。

案 2　李某,女,36 岁。

[初诊] 2014 年 11 月 14 日。

主诉:反酸、胸骨后烧灼间作半年。

现病史:患者近半年来反复出现胸骨后及胃脘部烧灼不适,曾在外院行胃镜检查,结果提示反流性食管炎。给予奥美拉唑等药物治疗后,症状可缓解,但症状每于饮食不慎或情绪波动后反复,时轻时重。刻下见胸骨后及胃脘部烧灼不适,烦躁易怒,反酸嘈杂,口干口苦。

体格检查:血压正常,心肺未见异常体征,腹平软,无压痛及反跳痛,双下肢不肿。舌红苔黄,脉弦小数。胃镜提示反流性食管炎。

西医诊断:反流性食管炎。

中医诊断:吐酸。

证型:肝胃郁热证。

治法:泄热和胃。

处方:丹栀逍遥散合左金丸加减。丹皮 15 g,山栀子 15 g,黄连 15 g,黄芩 15 g,柴胡 10 g,当归 10 g,白芍 10 g,白术 10 g,茯苓 15 g,郁金 15 g,甘草 5 g,吴茱萸 5 g,3 剂,日 1 剂。

[二诊] 2014 年 11 月 18 日。患者反酸减轻,胸骨后灼热感减轻,口干缓解,无口苦,纳食一般,睡眠一般,大便黄软,小便稍黄。舌红苔稍黄,脉弦。守初诊方再进 5 剂。

按语:胃食管反流病涉及中医吐酸、嘈杂、噎膈、胸痛、胃脘痛等病范畴。肝胃郁热是主要病机之一,多因土虚木乘之变,情志刺激,使肝气郁结,肝郁日久,化火生热,邪热犯胃,致肝胃郁热而痛。肝之疏泄太过与不及均影响脾胃的升降,脾胃气机的郁滞亦会妨碍肝气的布散,互而为病。肝主疏泄而调畅情志,脾胃为升降之枢,肝通过气机及情志两个方面影响脾胃,生理上位置相邻、经络相连,病理上亦密切相关,故肝胃郁热证应该从肝胃关系着手确定治则。临床以清泻肝胃郁热,通降胃气为法。本案患者情志不遂,肝郁化热,横逆犯胃,木郁土壅,土不得木,肝胃升降协调关系失衡,厥阴内风乘胃虚以上犯,肝胃气逆挟酸水并作,故发为吐酸,结合嘈杂、口苦等兼症及舌苔脉象,辨为肝胃郁热兼脾虚证,予丹栀逍遥散合左金丸,疏肝健脾,清热降逆。方中柴胡苦平,疏肝解郁,当归养血和血,其味辛散,为血中气药,白芍酸苦微寒,养血敛阴,柔肝缓急,三药同用,补肝体而助肝用,使得血和则肝和,血充则肝柔。见肝之病,知肝传脾,当先实脾,予白术、茯苓、甘草健脾益气,实土以御木乘;山栀子清肝经气分之热,牡丹皮清肝经血分之热,与柴胡相伍,能呈清热疏肝功效;黄连、吴茱萸相配为左金丸,功擅清泄肝火,降逆止呕,黄芩配伍柴胡可解少阳肝胆热邪,配伍黄连可清胃肠湿热。诸药合用,使肝郁得疏、肝火得清、胃逆得降,则诸症息。

案3 翁某,男,50岁。

[初诊] 2012年8月3日。

主诉:反酸、胸骨下灼热半年余。

现病史:患者半年前无明显诱因出现反酸频作,胸骨下灼热感,查胃镜提示反流性食管炎、慢性浅表性胃炎,服用吗丁啉等药物,症状可缓解,但饮食稍不慎即反复发作。刻下见反酸频作,胸骨下灼热感伴嗳气,无胸闷咳嗽等,胃纳一般,无口苦,二便调。

体格检查:心肺未见异常,腹平软,肝肋下未触及,无压痛及反跳痛,双下肢不肿。舌质红,苔厚微黄,脉弦细。胃镜提示反流性食管炎,慢性浅表性胃炎。

西医诊断:反流性食管炎。

中医诊断:吐酸。

证型:肝火犯胃证。

治法:清肝泻火,和胃降逆。

处方:四逆散合左金丸加减。枳实15 g,柴胡10 g,白芍10 g,黄连15 g,吴茱萸5 g,海螵蛸20 g,白及15 g,浙贝母15 g,法半夏20 g,竹茹15 g,4剂,日1剂。

[二诊] 2012年8月7日。患者诉胸骨下灼热、嗳气、反酸均减轻,纳可,二便调。舌质红,苔稍厚微黄,脉稍弦。守初诊方再进7剂。

按语:《素问·至真要大论》谓:"诸呕吐酸,暴注下迫,皆属于热。"认为本病多属于热。该患者症状符合肝火犯胃证,所谓气有余便是火,并且肝为疏调气机之本脏,故肝火犯胃证者,实则为肝气郁滞加肝火炽盛。治疗也分两端,一以四逆散疏肝解郁,一以左金丸清肝火,郁解火清则诸证自消。患者肝气郁滞,横逆犯胃,日久郁热,气机失和,胃气上逆,故发为吐酸、嗳气,予四逆散合左金丸治疗。方中柴胡疏肝解郁,透邪外出,白芍敛阴,养血柔肝,枳实理气解郁,泄热破结,黄连清肝泻火,善清胃热,少佐吴茱萸辛开肝郁,助黄连和胃降逆,又防其苦寒折伤中阳,泻火不凉遏,浙贝母、海螵蛸之乌贝散制酸止痛,法半夏、竹茹燥湿化痰,清利湿热,使邪无所附,方药对证,切中病机。

案 4 谭某,女,62 岁。

[初诊] 2013 年 12 月 14 日。

主诉： 反酸间作 1 个月余。

现病史： 患者 1 个月前无明显诱因出现反酸、嗳气,当地医院检查提示反流性食管炎,慢性胃炎。给予奥美拉唑等药物护胃治疗后,症状可缓解,但停药反复。刻下见反酸,嗳气,少许烧心,进食饱胀感,口干苦,无胸闷咳嗽等,纳少,大便干,小便黄。

体格检查： 精神一般,生命体征平稳,心肺未见异常,腹平软,肝肋下未触及,无压痛,无反跳痛,双下肢不肿。舌质红,苔黄,脉弦滑。当地医院检查提示反流性食管炎,慢性胃炎。

西医诊断： 反流性食管炎,慢性胃炎。

中医诊断： 吐酸。

证型： 肝火犯胃证。

治法： 疏肝清火,和胃降逆。

处方： 四逆散合左金丸加减。柴胡 10 g,枳实 15 g,白芍 10 g,甘草 5 g,黄连 15 g,吴茱萸 5 g,海螵蛸 20 g,白及 15 g,浙贝母 15 g,法半夏 15 g,竹茹 15 g,7 剂,日 1 剂。

[二诊] 2013 年 12 月 21 日。患者反酸、口干苦、嗳气减轻,大便软,胃纳增加,舌质红,苔薄黄,脉弦滑。守上方,减量黄连至 10 g,继续服用 7 剂。

随诊症状基本消失。

按语： 吐酸的基本病机为肝胃失和,有寒、热之分。吐酸属热者,多由肝郁化热,邪热犯胃,胃气上逆所致；因寒者,多因脾胃虚弱,肝气犯胃而成。该病对应的西医诊断是消化性溃疡、食管反流病等。本案患者因肝郁化热,热犯肺胃,肺胃气逆,上犯食管,发为吐酸、嗳气；肝郁横逆,损脾碍胃,中焦运化失常,故纳少；口干苦、大便干、舌红、苔黄、脉弦滑为湿热之象。辨为肝火犯胃证,治以疏肝清火,和胃降逆为法,方用四逆散合左金丸。方中柴胡疏肝解郁,白芍柔肝理脾,枳实理气破结,降逆消痞；甘草和中益脾,调和诸药；黄连苦寒泻火,清肝胃之热；吴茱萸入肝降逆,调和肝胃,辛开苦降；乌贝散制酸止痛,法半夏燥湿化痰,竹茹清热化痰,湿邪清,则邪无所附。全方合用,疏肝胆、清郁火、和胆胃、降逆气、利湿热。其中四逆散疏肝解郁,调和肝脾；左金丸疏肝泻火,和胃止痛,方药对症,疗效确切。

反酸是指胃液反流至口腔的现象。反酸属中医"吐酸"证,一般由内伤引起,多由恼怒忧郁,伤肝胆之气,乘胃克脾,则致饮食不得运化,停积于胃,导致酸水浸淫。杨华治疗反酸常用方法:一疏肝清火,和胃制酸法,适用于实热证;二温中散寒,和胃制酸法,适用于虚寒证。对于反酸的辨治,应从整体分析,辨明寒热虚实,分证施治,方可收效。

六、便秘

案1 符某,男,78 岁。

[初诊] 2022 年 11 月 25 日。

主诉:便秘 1 年余。

现病史:患者 1 年前确诊结肠癌后行外科手术治疗,术后出现便秘,先后服用乳果糖等药物治疗,症状时好时坏。刻下见大便干结难解,5～7 日一行,排便乏力,腹胀欲排便不得,小便频,晨起口干口苦,纳欠佳。

体格检查:生命体征平稳,心肺未见异常体征,腹平软,下腹部可见陈旧手术瘢痕,无压痛及反跳痛,肠鸣音稍亢进,双下肢不肿。舌淡紫,苔干,中有裂纹,脉弦细。

西医诊断:便秘。

中医诊断:便秘。

证型:津亏气结证。

治法:行气通腑,增液行舟。

处方:麻子仁丸加减。黄芪 30 g,柏子仁 15 g,火麻仁 15 g,郁李仁 15 g,生地黄 30 g,制何首乌 20 g,酒苁蓉 15 g,木香 10 g,厚朴 10 g,麸炒枳实 15 g,当归 10 g,大黄 5 g(后下),炒决明子 10 g,7 剂,日 1 剂。

[二诊] 2022 年 12 月 2 日。患者腹胀减轻,大便 2～3 日一行,偏干结,排便仍稍乏力,小便频,晨起口干口苦缓解,纳一般,舌淡紫,苔干,中有裂纹,脉弦细。

处方:黄芪 30 g,柏子仁 15 g,火麻仁 15 g,郁李仁 15 g,生地黄 30 g,制何首乌 20 g,酒苁蓉 15 g,木香 10 g,厚朴 10 g,麸炒枳实 15 g,当归 10 g,大黄 5 g(后下),炒决明子 10 g,白芍 15 g,7 剂,日 1 剂。

[三诊] 2022 年 12 月 12 日。诉药后诸症好转,上方续进 7 剂。

按语:《黄帝内经》称便秘为"后不利""大便难",并指出便秘与脾胃、小肠、肾有关。《素问·厥论》曰:"太阴之厥,则腹满䐜胀,后不利。"便秘病位主要在大肠，涉及脾、胃、肺、肝、肾等多个脏腑。本案患者老年男性，结肠癌术后，腹胀欲排便不得，5～7日一行，干结难解，排便乏力，小便频，晨起口干口苦，纳欠佳，脉弦细，舌淡紫，苔干，中有裂纹。四诊合参为津亏气虚燥结之证，以黄芪补气，生地黄、何首乌、酒苁蓉、当归、白芍补益津血，柏子仁、郁李仁、火麻仁这类种子药都有濡养津血的作用，木香、厚朴、枳实、大黄通腑导滞、推陈致新。方中包含麻子仁丸的成分，具有润肠泻热，行气通便的功效，主要用于治疗脾约便秘。脾约是指脾虚津少，肠液枯燥以致大便艰涩难出的病证。脾主为胃行其津液，由于胃肠燥热，气机受阻，导致脾不能为胃行津液，出现津液受到约束，不能正常布散，只能向下输送至膀胱，此时小便反而较多，该患小便频数正属此病机。

老年人生理上具有脏腑渐衰，津血亏虚，功能减退的特点，老年便秘的根本原因是气血津液不足，肠道失于滋润，因虚致秘，属于虚实夹杂型便秘，经方中有常用于治疗老年便秘的麻子仁丸。

案2 黄某，女，58岁。

[初诊] 2014年12月16日。

主诉：便秘2年余。

现病史：患者2年前开始出现大便难解，初期1～2日一次，逐渐3～5日一次。既往曾服中药治疗，有以阴虚治，有以燥热治，疗效不佳。刻下见大便干结秘结，不规律，如羊屎状，每日晨起口水必有血，脸上有痤疮，肢体时有冷感，小便略频。

体格检查：生命体征平稳，心肺未见异常体征，腹平软，无压痛及反跳痛，肠鸣音稍亢进，双下肢不肿。舌淡，苔薄，脉沉。

西医诊断：便秘。

中医诊断：便秘。

证型：肾阳亏虚证。

治法：温阳潜阳。

处方：大黄附子汤加减。附子15 g，肉苁蓉15 g，当归15 g，大黄8 g，干姜15 g，肉桂12 g，白芍15 g，牛膝15 g，5剂，日1剂。

[二诊] 2014年12月21日。服药5剂诸症显减，嘱其以附子理中丸善后。

按语：便秘是以大便排出困难，排便周期延长，或周期不长，但粪质干结，排出艰难，或粪质不硬，虽频有便意，但排便不畅为主症的疾病。西医功能性便秘、肠易激综合征、药物性便秘以及内分泌和代谢性疾病等过程中以便秘为主症的疾病属本病范畴。便秘者，虽有燥象，亦应从病根入手。此患者乃肾阳不足，逼阳上越,故晨起口水带血、面部痤疮;下焦阳气不足,气化不利,故大便不通、小便频、脚凉。以温阳潜阳,加以通法方药5剂即收全功。方中大黄通腑泻下,附子、干姜温里回阳,肉桂辛热纯阳,能补命门之火,少佐大黄,寒热并投,温清共用,白芍敛阴,阳得阴助则生化无穷,肉苁蓉温补肾精,暖腰润肠,当归养血和血,润肠通便,牛膝补肾壮腰,善于下行。诸药合用,寓通腑于温补之中,切中病机,故大便得通。

临床阳虚型便秘的情况不少,特点主要是以舌淡、脉沉、肢冷、怕冷为主,若见有热象、燥象相伴不必迟疑,阳气得复、阴火自消,其中以舌象来辨寒热最为关键,苔腻者去当归加化湿行气药。此方屡用屡效,其中附子和肉桂是治阳虚型便秘的关键药,肉桂温阳化气,附子温中有通,相须为用,共奏其功。

案3 李某,女,39岁。

[初诊] 2014年8月8日。

主诉:便秘1年余,加重2周。

现病史:患者1年前开始出现大便干结难解,平素大便2～3日一行,自服多种通便药物,症状时好时坏。近2周症剧,自服牛黄解毒片,现大便7日未行。刻下见大便干结难解,腹胀,偶有腹痛,口干欲饮,多尿。

体格检查:心肺未见异常体征,腹平软,无压痛及反跳痛,肠鸣音无亢进。舌淡暗,苔薄白,脉沉。

西医诊断:便秘。

中医诊断:便秘。

证型:肠道燥热,阴津不足证。

治法:清热润燥通便。

处方:麻子仁丸合增液汤加减。麻子仁30 g,枳实15 g,厚朴20 g,大黄10 g(后下),杏仁15 g,麦冬20 g,生地黄30 g,玄参30 g,生白芍40 g,当归30 g,3剂,日1剂。

[二诊] 2014年8月12日。患者服上方3剂,大便已通畅,日一行。舌淡暗,苔薄白,脉稍沉。守方减量。

处方:麻子仁15 g,枳实5 g,厚朴5 g,大黄5 g(后下),杏仁10 g,麦冬10 g,玄参15 g,生地黄20 g,赤芍15 g,3剂,日1剂。

按语:便秘以大肠传导失司为主要病机。《素问·灵兰秘典论》曰:"大肠者,传导之官,变化出焉。"六腑以通为用,胃肠以通降为顺,邪结肠腑,或气血阴阳不足,肠道传送无力,或失于濡润,邪滞胃肠,糟粕内停,大肠传导失司,发为便秘。本案为胃热气盛,水为火迫而偏渗于膀胱,致小便频数;热盛耗津,加之津液偏渗,肠道津液不足,肠道失濡,故大便坚硬不解。胃热便坚,气盛溲数,二者互相影响。麻子仁丸合增液汤可润肠通便,泄热存阴以达水津四布、五经并行,则大便得通。方中麻子仁性味甘平,质润多脂,润肠通便,大黄泄热通便以通腑,杏仁肃降肺气而润肠,芍药养阴和里以缓急,枳实、厚朴行气破结以消滞,玄参滋阴降火,泄热软坚,麦冬、生地黄甘寒质润,助君药滋阴增液,泄热降火,血虚与阴虚关系十分密切,加用当归补血润肠,赤芍清热活血,养血和血以滋阴。诸药合伍,燥热去,腑气通,阴液复,脾津布,大便自调。

七、腹痛

案1 赵某,男,44岁。

[初诊] 2022年11月4日。

主诉:下腹痛1个月。

现病史:患者1个月前出现下腹胀痛不适,未经处理,症状未见缓解。刻下见下腹胀痛不适,午后明显,时有嗳气,揉按腹部嗳气后腹痛缓解,纳一般,眠欠佳,大便干结难解,小便偏黄。

体格检查:生命体征平稳,心肺未见异常体征,腹部稍紧,按之硬满,轻压痛,无反跳痛,肠鸣音无亢进。舌紫,苔白厚,脉弦滑。

西医诊断:腹痛。

中医诊断:腹痛。

证型:瘀热气滞证。

治法:通腑泄热,行气止痛。

处方:大黄牡丹汤合大承气汤加减。大黄10 g,牡丹皮10 g,桃仁15 g,炒冬瓜子20 g,芒硝6 g,姜厚朴15 g,炒枳实15 g,炙甘草10 g,丁香10 g,柿蒂10 g,7剂,日1剂。

[二诊] 2022年11月11日。患者下腹胀痛明显缓解,偶有嗳气,纳眠改善,大便已无干结,较前通畅,腹按稍满,舌紫,苔白,脉弦滑。

处方:大黄10 g,牡丹皮10 g,桃仁15 g,炒冬瓜子20 g,姜厚朴15 g,炒枳实15 g,炙甘草10 g,丁香10 g,柿蒂10 g,7剂,日1剂。

[三诊] 2022年11月25日。患者诉药后诸症好转,上方续进7剂。

按语：腹痛是以胃脘以下、耻骨毛际以上部位疼痛为主症的疾病。病因有感受外邪、饮食所伤、情志失调、素体虚弱、劳倦内伤等，致气机阻滞，脉络痹阻或脉络失养而发病。本案患者以"下腹痛"为主诉，午后明显，时有嗳气，揉按腹部嗳气后腹痛缓解，纳一般，眠欠佳，大便干结难解，小便偏黄，腹按硬满，舌紫，苔白厚，脉弦滑。结合四诊资料，考虑为阳明里热内结，瘀热气滞病机所急所苦，故以大黄牡丹汤合大承气汤，配合丁香、柿蒂顺气降逆，以通为用，使瘀热毒从肠道而去，共成泻热逐瘀之法，共奏泻下、清利、破瘀之效。里热瘀滞导致血结日久，单纯苦寒药苦泄不能去除血结，用辛寒法除结更适宜，又需要配合咸寒法。这就是使用丹皮和芒硝的道理。单纯苦泻药无法解结，须配伍咸寒或是辛寒药。

大黄牡丹汤为治疗肠痈初起方，需要注意肠痈独有的痛证特征是：患者两腿总是蜷着，蜷腿就好受一点，腿一伸开，则痛甚，所以有"曲脚肠痈"之说。大黄牡丹汤用大黄、芒硝泻热通腑，逐瘀破结；丹皮、桃仁凉血化瘀；冬瓜仁排脓消痈。诸药合用，有泻热通腑、化瘀排脓、消肿散结的作用。《伤寒杂病论》原文"大黄牡丹汤主之"一句为倒装文法，应在"脓未成，可下之"之后，前后倒置，意在正反并举，强调鉴别有脓、无脓的重要及治疗之不同。方中瓜子，有人认为系瓜蒌仁，性味甘寒，入肺、胃、大肠经，可润肺化痰，开结滑肠，用于实热肠痈。

案2 周某，男，19岁。

[初诊] 2015年6月17日。

主诉：反复左下腹疼痛，黏液、脓血便2年余。

现病史：患者2年前开始反复左下腹疼痛，黏液、脓血便，曾多次到医院就诊，经肠镜及病理学检查，诊断为溃疡性结肠炎。用美沙拉嗪和泼尼松口服治疗3个月余，症状未见明显缓解，因有胃区疼痛及担心药物其他副作用而停药。刻下见左下腹呈痉挛性疼痛，痛时有便意，排便后暂可缓解，大便有黏液夹带脓血，每日3~8次不等，里急后重，口苦口臭，低热，乏力，小便偏黄。

体格检查：生命体征平稳，心肺未见异常体征，腹部软，下腹部轻压痛，无反跳痛，肠鸣音无亢进。舌红，苔厚黄，脉弦细。

西医诊断：溃疡性结肠炎。

中医诊断：大瘕泄。

证型：肠道湿热证。

处方：白头翁汤加减。白头翁30 g，黄连15 g，黄柏10 g，秦皮10 g，赤石脂20 g，干姜5 g，赤芍20 g，甘草10 g，10剂，日1剂。

[二诊] 2015 年 6 月 27 日。患者 10 日后复诊,上症未见减轻,诉有午后自觉寒热往来不适,改用小柴胡汤合白头翁汤加减。

处方:柴胡 30 g,半夏 20 g,黄芩 15 g,太子参 30 g,甘草 15 g,白头翁 30 g,黄连 15 g,黄柏 10 g,秦皮 10 g,赤石脂 20 g,干姜 5 g,10 剂,日 1 剂。

[三诊] 2015 年 7 月 7 日。患者口苦口臭明显减轻,左下腹痉挛性疼痛稍有缓解,体温正常,但大便情况仍未变化,仍守上方 10 剂。

[四诊] 2015 年 7 月 17 日。患者服药后大便中黏液、脓血有所减少,每日次数 2~4 次不等,里急后重缓解,乏力减轻,舌红,苔厚微黄,脉弦细。由于患者要到外地上大学,再次就诊不便,再守上方 30 剂带到大学服用,由煎药机煎好分装 60 袋,每日服用 2 袋,饭前服。

[五诊] 2016 年 1 月 22 日。患者自诉服完最后 30 剂药后,左下腹疼痛缓解,大便已经正常。

按语:腹痛病位在脾胃、肝胆、肠腑,基本病机为气机阻滞,脉络痹阻,不通则痛,或筋脉失养,不荣则痛。初期多为实证,病久多为虚证或虚实夹杂证。治疗根据寒邪内阻、湿热壅滞、饮食积滞、肝郁气滞、瘀血内停、中虚脏寒等不同证候,施以相应治法,实者泻之,虚者补之,热者寒之,寒者热之。本案患者首诊以里位腹痛、便脓血为所急所苦,里急后重,口苦口臭,舌红苔厚黄辨证为肠道湿热证,故给予白头翁汤加味,但症状未见明显改善。二诊详细辨证,结合患者有往来寒热,口苦,脉弦细,存在正邪交争于半表半里的少阳病机,故改用小柴胡汤合白头翁汤加减后起效。方中柴胡透泄少阳之邪,疏肝顺气,黄芩清泄少阳之热,二者配伍,散清相合,和解少阳,白头翁清热解毒,凉血止痢,黄连泻火解毒,燥湿厚肠,黄柏清下焦湿热,秦皮清热解毒而兼以收涩止痢,半夏燥湿化痰,赤石脂甘温调中,涩肠止泻止血,配伍干姜辛热温中,用治便下脓血。全方和解少阳,清热解毒凉血,少兼收涩、温中,理中清肠,寒热并用,下利便脓血自愈。

杨华强调,临床上对发热的问诊要进一步细化,发热恶寒、但热不寒、往来寒热皆有不同,对疾病的六经辨证定位有着重要的指导意义。本案结合患者午后自觉寒热往来不适,考虑少阳枢机不利,合用小柴胡汤后方收理想效果。

八、泄泻

案 1 黄某,男,57 岁。

[初诊] 2013 年 7 月 26 日。

主诉：反复腹痛、腹泻 7 年余。

现病史：患者 7 年来大便性状改变,经常出现溏泄,多则一日八九次,排便大多定时凌晨,便后不畅,夹有大量黏液。多次隐血试验、找霉菌及滴虫均为阴性,大便常规、二次纤维结肠镜检查均无异常发现,查空腹血糖及果糖胺均在正常范围。多次治疗效果欠佳,遂来诊。刻下见大便次数多,多则一日八九次,排便大多定时凌晨,解稀烂便或水样便,夹有大量黏液,便后不畅,肠鸣,腹部隐痛,便后腹痛缓解,畏寒,腹部及下肢尤其怕冷,大伏天亦穿保暖内裤,口渴喜冷饮,饮冷较多则感肠鸣腹胀加重,胃纳一般,睡眠可,小便清。

体格检查：神清,心肺查体无异常,腹软,无压痛及反跳痛,肝脾肋下未触及,肠鸣音活跃。舌淡胖,苔白,脉细弱。

西医诊断：肠易激综合征。

中医诊断：泄泻。

证型：寒热虚实错杂证。

治法：补虚泻实,调和肝脾。

处方：乌梅丸加减。乌梅 15 g,附片 10 g,肉桂 5 g,细辛 3 g,川椒 3 g,干姜 6 g,川连 3 g,黄柏 10 g,炒白芍 30 g,党参 15 g,甘草 10 g,炒白术 15 g,炒防风 10 g,台乌药 10 g,7 剂,日 1 剂。

[二诊] 2013 年 8 月 3 日。患者大便较前成形,一日 3 次,黏液量减,肠鸣偶作,腹部疼痛消失,舌淡胖,苔薄白,脉细弱。初诊方改乌梅为 30 g,甘草为 6 g,加芡实 30 g。

处方：乌梅 30 g,附片 10 g,肉桂 5 g,细辛 3 g,川椒 3 g,干姜 6 g,川连 3 g,黄柏 10 g,炒白芍 30 g,党参 15 g,甘草 6 g,炒白术 15 g,炒防风 10 g,台乌药 10 g,芡实 30 g,14 剂,日 1 剂。

[三诊] 2013 年 8 月 17 日。患者药后大便日 2 行,大便成形,怕冷,无口渴,舌淡胖,苔薄白,脉细。上方改附片为 15 g,细辛为 10 g,加炒当归 6 g。

处方：乌梅 30 g,附片 15 g,肉桂 5 g,细辛 10 g,川椒 3 g,干姜 6 g,川连 3 g,黄柏 10 g,炒白芍 30 g,党参 15 g,甘草 6 g,炒白术 15 g,炒防风 10 g,台乌药 10 g,芡实 30 g,炒当归 6 g,7 剂,日 1 剂。

[四诊] 2013 年 8 月 24 日。患者服药后大便一日 1 或 2 次,成形,无黏冻,无腹痛,口不渴,畏寒减轻。

按语：泄泻是以排便次数增多,粪便稀溏,甚至质如水样为主症的疾病。

《黄帝内经》中载有"鹜溏""飨泄""注下"等病名,指出泄泻的发病,与寒、湿、风、热等因素有关,病变的脏腑涉及脾、胃、大小肠。对应西医学急慢性肠炎、消化不良、肠易激综合征、功能性腹泻等以泄泻为主症者。本案患者肝木失于疏达,厥阴之气凝结不散,肝之阴液则不足,肝刚强则有余,横逆克脾,湿浊内生,清浊不分,混杂而下,遂成泄泻,肝郁化火,脾虚寒生,日久中焦寒热错杂,尤以脾失温煦,运化失职,遂成久泻。方选乌梅丸清热燥湿,散寒止利,气血同调。本方调和的脏腑主要在于肝、脾、胃,寒热同剂是重要特点。附子大热,为补火第一要药,雄壮剽悍,力宏效捷;细辛辛温,与附子相须为用,能温一身之阳;桂枝、干姜、川椒辛热之品,药力直达脾胃;黄连、黄柏苦寒燥湿,配合干姜、川椒等药性截然相反之物,辛以泄滞,苦以降气,可清胃肠之邪热;乌梅药性平和,大酸入肝,在方剂中主要取其酸能敛阴,柔肝制木的作用。当归、桂枝补血,养肝之用;人参健脾益气;方中加入炒白术、甘草加强人参益气健脾之功,防风渗湿止泻,乌药散寒行气止痛。全方寒热并用,补虚泻实,邪正兼顾,用治久利不已。

案 2 刘某,男,56 岁。

[初诊] 2015 年 1 月 3 日。

主诉:泄泻、腹痛半年。

现病史:患者半年前开始出现泄泻,每日 3~5 次,时有腹痛,每因寒凉或恼怒时加重。大便常规检查未见异常,外院诊为肠易激综合征。予以苯乙哌啶、附子理中丸等治疗乏效。刻下见大便稀烂,每日 3~5 次,时有腹痛,腹胀,乏力,无胸闷头晕,眠差,小便基本正常。

体格检查:神清,心肺查体无异常,腹软,无压痛及反跳痛,肝脾肋下未触及,肠鸣音正常。舌质淡,脉沉弦。

西医诊断:肠易激综合征。

中医诊断:泄泻。

证型:肝郁脾虚证。

治法:疏肝理气,健脾祛湿。

处方:四逆散加减。柴胡 10 g,白芍 15 g,枳壳 10 g,半夏 20 g,厚朴 10 g,茯苓 30 g,苏梗 10 g,干姜 10 g,大枣 20 g,甘草 6 g,5 剂,日 1 剂。

[二诊] 2015 年 1 月 8 日。患者无腹痛,大便次数减少,睡眠好。上药续服 5 剂。

药后大便日 1 次,成形。

按语： 肠易激综合征，临床以腹泻、腹痛出现者为多，往往西医疗法不佳。中医把此病归属于"泄泻"范畴，泄泻的病理因素主要是湿。湿为阴邪，易困脾阳，脾受湿困，则运化不健，湿邪为病，更可夹寒、夹热、夹滞，变化多端。按传统脏腑辨证慢性泄泻多为脾虚、肾虚、肝郁乘脾。本案患者情志失调，易致肝失调达，肝气郁结，横逆克脾，或忧思伤脾，均可致脾失健运，水湿不化，发生泄泻，患者每因情志恼怒诱发，结合舌脉，辨为肝郁脾虚证。方选四逆散加味疏肝理脾。方中柴胡、枳壳疏肝和脾，理气导滞；白芍、甘草行血和营，缓急止痛；半夏化痰散结，厚朴下气除满，茯苓健脾祛湿，苏梗行气疏肝，化郁结之痰气，调畅气机；干姜温中，助脾胃阳气，止痛止泻，方证对应，每多获效。对于症见腹泻、腹痛，伴有精神变化者，四逆散加减疗效很好。用此方要抓住患者的柴胡体质，病情随情绪波动而加重，脉弦为辨证要点。对于患者出现的喜暖怕冷之证，不要以为是阳虚所致，此多为气滞阳郁。

案 3 文某，女，52 岁。

［初诊］ 2013 年 8 月 12 日。

主诉： 腹泻 2 年余。

现病史： 患者 2 年前开始出现反复腹泻，曾在外院服用附子理中汤、四神丸及真人养脏汤等方，并经多方治疗效果不佳。经外院结肠镜检查，诊断为慢性结肠炎，给予治疗后症状仍未缓解。刻下见大便溏泄，欲解不畅，日七八行，腹中隐痛，便后缓解，心下痞满但不痛，干呕心烦，睡眠一般，小便尚可。

体格检查： 神清，心肺查体无异常，腹软，无压痛及反跳痛，肝脾肋下未触及，肠鸣音稍活跃。舌淡，苔薄，脉濡。外院结肠镜检查提示慢性结肠炎。

西医诊断： 慢性结肠炎。

中医诊断： 泄泻。

证型： 寒热错杂证。

治法： 辛开苦降。

处方： 半夏泻心汤加减。法半夏 10 g，黄连 10 g，黄芩 10 g，干姜 5 g，炙甘草 15 g，党参 15 g，大枣 10 枚，6 剂，日 1 剂。

服 6 剂后，诸症尽除。

按语： 泄泻的基本治则为运脾化湿。急性暴泻以湿盛为主，应着重化湿，参以淡渗利湿。根据寒湿、湿热与暑湿的不同，分别采用温化寒湿、清化湿热和清暑祛湿之法，结合健运脾胃。慢性久泻以脾虚为主，当以健运脾气为要，佐以化湿利湿。若夹有肝郁者,宜配合抑肝扶脾;肾阳虚衰者,宜补火暖土;虚实夹杂者,标本兼顾;寒热错杂者,则需寒热并用。本案患者脾虚生湿,小肠清浊不分,大肠传导失司,故发生泄泻,又因失治误治,服用附子理中丸、四神丸等温补之品,热邪内生,引动内湿,而致虚实夹杂,寒热错杂之证。方选半夏泻心汤加减辛开苦降,平调寒热,渗湿止泻。久病必虚,虚则宜补,故上方用炙甘草、党参、大枣甘温以补益中气;客者宜除,方中取黄连、黄芩之苦寒泻降以清热,治火热之燥邪耗伤胃阴而胃热上逆之干呕、心烦;取干姜、半夏之辛温开结以散寒,治阴凝之湿邪损伤脾阳而脾湿下注之腹泻。与叶天士谓"太阴湿土,得阳始运;阳明燥土,得阴自安""脾宜升则健,胃宜降则和"之旨吻合。脾升胃降,气机调畅,清阳得升,浊阴得降,脾胃枢机转运如常而诸恙自除。总之,此案乃脾胃气虚,升降失职,气机痞塞,寒热错杂之痞证是也。慎水寒注于下,故腹泻;炎热扰于上,故干呕、心烦;用辛开苦降法及半夏泻心汤治疗疗效确切。

案 4 陈某,男,62 岁。

[初诊] 2013 年 5 月 20 日。

主诉:便溏 1 个月。

现病史:患者近 1 个月来大便溏薄,日 2~3 次,未经处理,症状未见缓解。刻下见大便溏薄,日 2~3 次,矢气多,乏力,纳差,睡眠一般,小便正常。

体格检查:精神疲倦,血压正常,心肺未见异常体征,腹平软,无压痛及反跳痛,肠鸣音稍亢进,双下肢不肿。舌质淡,苔白,脉濡滑。

西医诊断:肠功能紊乱。

中医诊断:泄泻。

证型:脾虚湿盛证。

治法:健脾利湿止泻。

处方:参苓白术散加减。党参 30 g,白术 15 g,干姜 10 g,熟附子 10 g,茯苓 15 g,山药 30 g,芡实 30 g,砂仁 10 g(后下),法半夏 15 g,炙甘草 15 g,7 剂,日 1 剂。

[二诊] 2013 年 5 月 27 日。患者大便黄软,日 1 次,矢气多消失,稍神疲乏力,纳食改善,睡眠一般,小便正常。舌质淡,苔白,脉濡滑。守初诊方再进 4 剂。

按语:《医宗必读·泄泻》中有云"无湿不成泻"。泄泻基本病机为脾虚湿盛,肠道传化失司,其病位在脾胃、大小肠,脾失健运是关键,与肝、肾也有着密切关系。脾主运化,喜燥恶湿;胃主受纳,腐熟水谷;小肠司泌浊,大肠主传导;肝主疏泄,调节脾运;肾主命门之火,能温脾助运化水湿,暖胃助腐熟水谷。若脾运失职,水谷不化,小肠无以分清泌浊,大肠传化失常,水反为湿,谷反为滞,混杂而下,则发生泄泻。张景岳《景岳全书·泄泻》曰:"泄泻之本,无不由于脾胃。"本案患者脾虚失运,湿浊内生,则饮食不化,纳差,肠鸣泄泻;脾气既虚,则气血化生不足,故见神疲乏力;结合舌脉,辨为脾虚湿盛证,予参苓白术散加减益气健脾,渗湿止泻。方中党参补益脾胃之气,白术、茯苓健脾渗湿,山药补脾益肺,芡实补脾固肾,两药兼有收湿止泻之功,砂仁芳香醒脾,行气和胃,化湿止泻,法半夏燥湿化痰,干姜、熟附子温补脾阳,诸药相合,益气健脾,渗湿止泻。如《太平惠民和剂局方》所载参苓白术散原方主治:"脾胃虚弱,饮食不进,多困少力,中满痞噎,心松气喘,呕吐泄泻及伤寒咳噫。"从中可见,使用本方首先要满足必要条件及脾胃虚弱,后面诸证无不是脾胃虚不能运化,湿邪困顿,气虚不能健运的表现。

九、痢疾

案 李某,男,30岁。

[初诊] 2012年12月7日。

主诉: 大便脓血5日。

现病史: 患者5日前出现大便脓血,每日2~3次,肛门时感瘙痒,未用药治疗。刻下见大便脓血,日2~3次,大便不爽,解之不尽感,肛门时感瘙痒,纳食不佳,稍腹胀,无腹痛,口干,口苦,无发热,小便稍黄。

体格检查: 心肺未见异常体征,腹平软,无压痛及反跳痛,肠鸣音稍亢进,双下肢不肿。舌质红,苔黄腻,脉弦滑。

西医诊断: 细菌性痢疾。

中医诊断: 痢疾。

证型: 热迫肠络证。

治法: 清热解毒,凉血止痢。

处方: 白头翁汤加减。白头翁30 g,黄连15 g,黄柏15 g,秦皮15 g,蒲黄15 g,败酱草30 g,马齿苋20 g,槐花15 g,苦参15 g,冬瓜仁15 g,地榆炭15 g,甘草10 g,4剂,日1剂。

[二诊] 2012年12月11日。患者服用中药4剂后,大便日1次,少量脓血,大便不爽、解之不尽感明显减轻,肛门瘙痒缓解,纳食转佳,无腹胀,无腹痛,口干、口苦减轻,无发热,小便稍黄。舌质红,苔黄稍腻,脉弦滑。守初诊方再进

4剂。

[三诊] 2012年12月15日。患者服药后自诉纳食可，大便日一次，通畅，黄软无脓血，无肛门瘙痒，无口干口苦，舌质淡红，苔薄腻，脉弦稍滑。嘱清淡饮食，回家调理。

按语：痢疾是以腹痛、里急后重、下痢赤白脓血为主症的疾病。外感暑、湿、寒、热、疫毒之邪，内伤饮食，损及脾胃与肠，尤其是湿热之邪客于大肠，与气血搏结，化为脓血，肠道传导失司，发为此病。多发于夏秋季节，部分病例具有传染性。本案患者因外感湿热，湿热之邪内侵肠道，湿热郁蒸，气血与之搏结于肠之脂膜，化为脓血而成湿热痢，结合舌脉辨为热迫肠络证，治宜清热解毒，凉血止痢，予白头翁汤加减。白头翁汤出自《伤寒杂病论》"热利下重者，白头翁汤主之"。方中白头翁清热解毒，凉血止痢，黄连泻火解毒，燥湿厚肠，黄柏清下焦湿热，秦皮苦涩性寒，清热解毒，兼以收涩止痢。马齿苋、败酱草、地榆炭、蒲黄、冬瓜仁清热解毒，凉血止血，消痈排脓；苦参清热燥湿，治泻痢，甘草调和诸药。痢疾现代已经较少见，治疗疫毒痢的名方白头翁汤，疗效确切。本案符合热毒熏灼肠胃，化脓动血的病机，杨华认为辨证明确应果断给药，故本案以白头翁汤为主方，并加用凉血止血之品地榆炭、蒲黄和排脓之药冬瓜仁，临床疗效非常明显。

第五节　肝胆系病证医案

一、胆石症

案1　李某，男，27岁。

[初诊] 2022年10月3日。

主诉：右上腹不适1个月余，加重3日。

现病史：患者1个月前因饮食不规律出现右上腹不适，调整饮食后症状未见缓解。刻下见右上腹不适，餐后腹部胀满不适，即欲排便，时有反酸反胃，平素性格急躁易怒，晨起口干口苦，大便不畅，日2行，便不尽感，溏烂黏厕，纳欠佳，眠差，小便黄。

体格检查：心肺未见异常体征，腹平软，右上腹部轻压痛，无反跳痛，肠鸣音正常,双下肢不肿。舌红,紫苔黄腻,脉弦滑。

西医诊断:胆石症。

中医诊断:胆胀。

证型:肝胆蕴热证。

治法:疏肝利胆,清热化石。

处方:柴胡四金汤加减。柴胡 20 g,大黄 10 g,炒枳实 20 g,黄芩 10 g,清半夏 20 g,青皮 15 g,姜厚朴 20 g,虎杖 30 g,海金沙 25 g,鸡内金 30 g,金钱草 50 g,甘草 10 g,绵茵陈 30 g,7 剂,日 1 剂。

[二诊] 2022 年 10 月 8 日。患者诉右上腹不适、餐后腹部胀满均有缓解,大便日 2 行,偏溏烂黏厕,小便不黄,晨起已无明显口干口苦,纳欠佳,偶有反酸反胃,平素性格急躁易怒,嘱其减少熬夜,舌红紫,苔黄腻,脉弦滑。

处方:柴胡 20 g,大黄 10 g,炒枳实 20 g,黄芩 10 g,清半夏 20 g,青皮 15 g,姜厚朴 20 g,虎杖 30 g,海金沙 25 g,鸡内金 30 g,金钱草 50 g,甘草 10 g,14 剂,日 1 剂。

按语:患者年轻男性,自诉经常早餐不规律,以晚饭为主餐,且喜食肉等高脂、高蛋白食物。饮食不节,三餐不均,过食肥甘厚味,损伤脾胃,致使脾胃运化失司。工作压力大,情志不遂且经常熬夜,七情内伤,肝胆疏泄失调,久则郁而化热,加之脾失健运,湿热郁蒸,浊毒内蕴,炼液成石。初诊诉晨起口干口苦,平素性格急躁易怒,此为上焦郁火的表现;右上腹不适,早餐不规律,餐后腹部胀满不适即欲排便,纳欠佳,此为中焦胃虚的表现;大便不畅,日 2 行,便不尽感,溏烂黏厕,小便黄,时有反酸反胃,此为下焦饮逆的表现。结合舌脉四诊合参,辨六经八纲为少阳、阳明合病,肝胆蕴热,水热攻冲明显,小便发黄,治法以疏肝利胆,清热化石。方药选用柴胡四金汤合茵陈蒿,切合病机,疗效显著,服药两个疗程即胆石、胆囊息肉皆去无踪。

本案治疗以柴胡四金汤为主,大柴胡汤打底,疏肝利胆,清热化石。鸡内金、海金沙、金钱草为清利肝胆,化石排石之经典用药,清半夏、枳实入脾经,可清热降逆,除烦止呕,以调和脾胃,复其升降之职。初诊兼顾水热攻冲,加用茵陈蒿清热利湿,二诊小便黄已经减轻,去茵陈蒿防止过度渗利伤津血。

案 2 符某,女,53 岁。

[初诊] 2023 年 8 月 7 日。

主诉:腹痛间作 1 周。

现病史：患者1周前无明显诱因下出现腹痛，B超显示胆囊内有一个可移动的0.8 cm×0.9 cm大小的强光团，诊断为胆石症。患者惧怕手术，要求保守治疗。刻下见腹痛，以右上腹为主，无恶心呕吐，无发热恶寒，无胸闷咳嗽等，胃纳差，睡眠差，大便稍硬，小便正常。

体格检查：心肺未见异常体征，腹平软，剑突下及右上腹部轻压痛，无反跳痛，肠鸣音正常，双下肢不肿。舌红，苔厚黄，脉弦细。

西医诊断：胆石症。

中医诊断：胆胀。

证型：肝胆湿热证。

治法：疏肝利胆，清利湿热。

处方：柴胡四金汤加减。柴胡25 g，黄芩15 g，赤芍10 g，清半夏20 g，枳实15 g，大黄15 g（后下），虎杖15 g，鸡内金25 g，金钱草50 g，郁金30 g，厚朴30 g，5剂，日1剂。同时嘱服药前1个小时食用油煎鸡蛋2个，每日2次。

[二诊] 2023年8月13日。5剂药服用过程中曾有明显的右上腹部疼痛，第6日复诊B超显示胆囊内原有的强光团消失。

按语：患者初诊虽无证可辨，但结合病史体征、体质辨识、舌脉特点，考虑为胆石症肝胆湿热型。治以疏肝解郁，清热利湿，利胆溶石。方中柴胡、枳实、黄芩、虎杖疏肝理气，清热利胆，半夏化湿止呕，大黄泻下通腑，通下热结，金钱草、郁金有溶石排石作用，鸡内金消积化石，芍药缓急解痉止痛，利于排石。全方共奏疏肝理气，清热利湿，溶石排石之效。杨华强调，胆位于胁下，附于肝，为奇恒之腑，贮藏来自肝脏分泌之胆汁，注入肠中，帮助消化；肝为刚脏，性喜调达，主疏泄而恶抑郁。肝胆一脉相连，互为表里，生理上相辅相成，病理上相互关联。然情志抑郁，气机阻滞，精汁疏泄不利；或过食肥甘厚味，致生湿热，湿热蕴结于肝胆，肝络失和，胆不疏泄；或气郁化火，热毒客于肝胆，煎灼精汁，均可致生结石。故在胆石形成机制中，肝郁气滞，湿热瘀阻为病机关键所在。胆病需从肝论治，防治胆石应以疏肝解郁，清热利湿为要。

二、黄疸

案 贺某，女，67岁。

[初诊] 2014年6月3日。

主诉：肝功能异常1年余。

现病史：患者 1 年前体检发现肝功能异常,诊断为原发性胆汁淤积性肝硬化,碱性磷酸酶、γ-谷氨酰转移酶明显升高,血清胆红素升高,免疫球蛋白升高,抗核抗体、甲状腺抗体阳性,B 超示肝硬化、脾大。刻下见右上腹痛,皮肤瘙痒,色黄,口苦口干,烦躁易怒,胃纳及睡眠一般,尿黄。

体格检查：生命体征平稳,肝病面容,皮肤巩膜黄染,肝掌征(+),前胸部可见散在蜘蛛痣。心肺未见异常体征,腹平软,剑突下及右上腹部轻压痛,无反跳痛,肠鸣音正常,双下肢不肿。舌红,苔厚黄,脉弦。

西医诊断：原发性胆汁淤积性肝硬化。

中医诊断：胆癥。

证型：肝胆郁热证。

处方：小柴胡汤合丹栀逍遥散加减。柴胡 25 g,半夏 10 g,黄芩 15 g,太子参 30 g,炙甘草 10 g,丹皮 20 g,栀子 15 g,当归 10 g,赤芍 30 g,茯苓 20 g,白术 10 g,薄荷 10 g,半枝莲 30 g,半边莲 30 g,10 剂,日 1 剂。

[二诊] 2014 年 6 月 13 日。患者因到亲戚家住不便煮药,要求改为中成药继续治疗。嘱患者继续服用小柴胡颗粒和丹栀逍遥丸。

患者连服 3 个多月后回报,前症消失,各项指标基本正常。

按语：黄疸是以目黄、身黄、小便黄为主症的疾病。《黄帝内经》有关于黄疸的病名及其主要症状的记载,如《素问·平人气象论》云:"溺黄赤,安卧者,黄疸……目黄者曰黄疸。"《灵枢·论疾诊尺》云:"身痛面色微黄,齿垢黄,爪甲上黄,黄疸也。"多种原因引起的肝内外胆管疾病,导致胆道阻塞,胆汁淤积,皆可发展为胆汁性肝硬化,分为原发性胆汁性肝硬化和继发性胆汁性肝硬化。本病一般起病隐匿,病程缓慢,病情复杂多变。好发于 40 岁以上女性,病理机制尚不完全清楚,可能与异常自身免疫反应有关。本案患者就诊时右上腹痛,皮肤瘙痒,色黄,口苦口干,尿黄,烦躁易怒,舌红,苔厚黄,脉弦。四诊合参,病机分析一派肝郁化火,结热攻冲,郁热发黄之象。以柴胡和解表里,疏肝解郁,黄芩清热泻火解毒,与丹栀逍遥散合用共达清泄邪热,退黄止痒之效。方中柴胡、黄芩、半夏调理气机,太子参、白术、茯苓、炙甘草补气健脾,土木同调,肝脾同治,取当归芍药散之意,以当归、赤芍养血和血,血充则肝柔,牡丹皮、栀子清泻肝火,薄荷少许,疏散郁遏之气,透达肝经郁热,半枝莲、半边莲清热解毒,软坚散结。

胆为奇恒之腑,以通为用,以降为顺。肝胆在经脉络属、解剖位置和生理功能上联系紧密。《灵枢·本输》:"肝合胆,胆者,中精之府……肝之余气,泄于胆,聚而成精。"胆汁排泄受肝气疏泄影响，肝气疏泄功能正常，胆汁才能正常排泌，胆腑疾病发生多由肝功能失调、代谢紊乱引起，换言之，胆系疾病病位在胆，病因在肝，肝疏泄功能失调常导致胆病的发生。肝为将军之官，喜条达而恶抑郁，情志郁怒则肝疏泄不利，胆汁排泄不畅，郁滞日久则出现胆汁淤积。西医学研究表明，慢性肝病、肝硬化胆酸分泌减少，引起脾功能亢进，从而导致胆红素增多，结合胆红素载体蛋白减少以及酶活性障碍，不能酯化为结合胆红素。因此，本案病机着眼点以肝胆气郁为主，久郁化火，治疗的关键是疏肝利胆，养肝柔肝。

三、胁痛

案1 谢某，男，32 岁。

[初诊] 2012 年 9 月 25 日。

主诉：右胁隐痛间作 5 年。

现病史：患者 5 年前查出患慢性乙型病毒性肝炎，右胁隐痛，肝功能时有异常，曾用干扰素等。刻下见右胁隐痛，纳食不佳，口干、口苦，大便黄软，尿黄。

体格检查：心肺未见异常体征，腹平软，无压痛及反跳痛，双下肢不肿。舌质红，苔黄厚，脉弦滑。

西医诊断：慢性乙型病毒性肝炎。

中医诊断：胁痛。

证型：湿热内蕴证。

治法：清热利湿。

处方：龙胆泻肝汤加减。茵陈蒿 20 g，龙胆草 10 g，栀子 10 g，车前子 10 g，生地黄 20 g，当归 10 g，通草 10 g，黄芩 10 g，夏枯草 10 g，苦参 10 g，鸡骨草 10 g，甘草 5 g，4 剂，日 1 剂。

[二诊] 2012 年 9 月 28 日。患者右胁隐痛缓解，纳食改善，口干、口苦较前减轻，大便黄软，尿黄，舌质红，苔黄稍厚，脉弦稍滑。守初诊方再进 4 剂。

按语：清吴谦《医宗金鉴·卷八十九》言："其两侧自腋而下，至肋骨之尽处，统名曰胁。"胁痛是以一侧或两侧胁肋部疼痛为主症的疾病。其发生主要由情志不遂、饮食不节、跌仆损伤、久病体虚等因素，引起肝络失和，或肝络不通，或络脉失养所致。本案患者外感湿热疫毒，郁结少阳，枢机不利，肝胆经气失于疏泄，发为胁痛；肝失疏泄，脾失健运，故见纳食不佳；结合舌脉辨为肝胆湿热内蕴证，予龙胆泻肝汤加减，清利肝经湿热。方中龙胆草清泻肝胆实火，清利肝胆湿热；黄芩、栀子苦寒泻火,燥湿清热;车前子、通草利导下行,导湿热从膀胱渗泄,从水道而去;苦参清热燥湿利尿,苦燥渗利容易伤阴,故予生地黄、当归养血滋阴,使邪去而阴血不伤;夏枯草清肝火,散郁结;鸡骨草清热解毒,疏肝止痛;甘草调和诸药,护胃安中,胁痛循经而发。本方清利并行,可使肝胆经火降热清,湿浊得利,诸症得愈。杨华主张辨病与辨证相结合,症状缓解与实验室指标改善相结合,具体到慢性乙型病毒性肝炎的治疗,不但要求改善胁痛、口干、口苦、黄疸等临床症状,还要求乙肝表面抗原转阴、乙肝病毒 DNA 滴度降低等指标的改善。

案 2　谢某,女,55 岁。

[初诊] 2012 年 11 月 2 日。

主诉：右胁肋部灼热疼痛间作 1 年。

现病史：患者 1 年前外院查出患乙型病毒性肝炎,迁延不愈,右胁肋部灼热疼痛间作,曾中西医治疗(用药不详),症状无改善。刻下见右胁肋部灼热疼痛,口干,口苦,纳差,大便调,小便黄。

体格检查：巩膜无黄染,心肺未见异常体征,腹平软,无压痛及反跳痛,双下肢不肿。舌质淡红,苔黄腻,脉弦细。乙肝六项示"小三阳"[乙肝表面抗原(HBsAg)、乙肝 e 抗体(抗-HBe)、乙肝核心抗体(抗-HBc)阳性,乙肝 e 抗原(HBeAg)阴性],肝功能正常。

西医诊断：慢性乙型病毒性肝炎。

中医诊断：胁痛。

证型：湿热内蕴证。

治法：清热利湿。

处方：茵陈蒿 30 g,夏枯草 15 g,丹参 15 g,板蓝根 15 g,苦参 15 g,半边莲 30 g,半枝莲 30 g,田基黄 30 g,茯苓 20 g,黄芩 30 g,鸡骨草 30 g,甘草 10 g,7 剂,日 1 剂。

[二诊] 2012 年 11 月 9 日。患者右胁肋部灼热疼痛缓解,口干减轻,无口苦,纳食改善,大便调,小便稍黄。守初诊方再进 7 剂。

按语：胁痛基本病机为肝络失和,不通则痛或不荣则痛。病理因素包括气滞、血瘀、湿热。慢性乙型病毒性肝炎,中医认为其多由湿热疫毒之邪侵袭,发病多属湿热内蕴,肝胆疏泄不利,治疗以清热利湿为主。本案患者外感疫毒之邪,日久蕴湿生热,湿热阻滞肝络,肝络失和,不通则痛,故发为胁痛;胆热犯胃,胆汁上溢于口,故见口苦、纳差;结合舌脉辨为湿热内蕴证,应治以清热利湿为法,处方予茵陈蒿汤。本方苦寒降泄,清利脾胃肝胆湿热。方中黄芩苦寒泻火,燥湿清热;夏枯草清肝火,散郁结;苦参清热燥湿利尿,使湿热从小便去;田基黄、鸡骨草清热解毒,疏肝止痛;半边莲、半枝莲清热解毒,抗癌防变;"初为气结在经,久则血伤入络",予丹参活血化瘀;木郁克土,治肝之病,常需健脾为先,茯苓淡渗利湿健脾;甘草护胃安中,调和诸药。诸药配伍,以清肝胆湿热为先,兼顾血瘀、癌变等变证。现代药理研究表明,其中多种中药具有降转氨酶、抗病毒、抗肝纤维化等作用。药症相合,故能建功。

案3 王某,男,25岁。

[初诊] 2013年2月22日。

主诉: 右胁肋部疼痛间作1年余。

现病史: 患者1年前出现右胁肋部间作闷痛,曾在当地服用中药治疗,症状仍时作时止。刻下见右胁肋部闷痛,纳食不佳,睡眠可,大便黄软,小便黄清。慢性乙型病毒性肝炎病史2年。

体格检查: 心肺未见异常体征,腹平软,无压痛及反跳痛,肠鸣音无亢进,双下肢不肿。舌质淡红,有齿痕,苔白稍厚,脉弦。

西医诊断: 慢性乙型病毒性肝炎。

中医诊断: 胁痛。

证型: 脾虚湿阻证。

治法: 健脾利湿。

处方: 党参30 g,茯苓20 g,茵陈蒿30 g,炙甘草15 g,夏枯草15 g,丹参20 g,苦参15 g,田基黄30 g,半边莲30 g,半枝莲30 g,鳖甲30 g,三棱15 g,4剂,日1剂。

[二诊] 2013年2月26日。患者服药后,右胁肋部闷痛基本缓解,纳食改善,睡眠可,大便黄软,小便黄清,舌质淡红,稍有齿痕,苔白稍厚,脉弦。守初诊方再进4剂。

[三诊] 2013年3月1日。患者服药后,右胁肋部闷痛完全缓解,纳食改善,睡眠可,大便黄软,小便淡黄,舌质淡红,苔薄白,脉稍弦。守上方4剂。

按语: 胁痛病位在肝胆,与脾、胃、肾有关。胃居于中焦,主受纳水谷,运化水湿。本案患者因饮食所伤,脾失健运,感染疫毒,湿热内生,郁遏肝胆,疏泄不畅,肝经脉布于两胁,不通则痛,故发为胁痛。辨为脾虚湿阻证,属于本虚标实之证,治以健脾利湿、清热解毒为法。予党参益气健脾,茯苓健脾利湿,茵陈蒿清利脾胃肝胆湿热,苦参清热燥湿利尿,夏枯草清泻肝火,田基黄、半边莲、半枝莲清热解毒。胁痛一症病机有其演变特点,一般来说,初病在气,气滞为先,气滞日久,血行不畅,予丹参、三棱行气活血化瘀;气滞血瘀日久,疾病可能转变为积聚,因此予鳖甲软坚柔肝散结。诸药合用,补泻兼施,气血同治,胁痛得缓。

杨华治疗肝病时刻不忘脾胃为后天之本,所谓"见肝之病,知肝传脾,当先实脾",将健脾胃药加入清利肝胆药中。本案中加入党参、茯苓、炙甘草以健脾,与清利湿热药茵陈蒿、田基黄、半边莲、半枝莲等相配,使利湿而不伤正,故能取得良好效果。

案 4 张某,女,42 岁。

[初诊] 2013 年 11 月 13 日。

主诉:右胁疼痛间作 2 年。

现病史:患者 2 年前情绪不佳后出现右胁肋部疼痛,灼热感,伴心烦口苦,自行调整情绪,症状无改善。刻下见右胁疼痛,灼热感,心烦,口干,口苦,纳差,小便黄,大便干结。乙型病毒性肝炎"大三阳"[乙肝表面抗原(HBsAg)、乙肝 e 抗原(HBeAg)、乙肝核心抗体(抗-HBc)阳性]病史多年。

体格检查:巩膜无黄染,心肺未见异常体征,腹平软,无压痛及反跳痛,双下肢不肿。舌质淡红,苔黄腻,脉弦略滑。肝功能、消化系 B 超正常。

西医诊断:慢性乙型病毒性肝炎。

中医诊断:胁痛。

证型:湿热内蕴证。

治法:清热利湿。

处方:茵陈蒿汤加减。茵陈蒿 30 g,大黄 5 g(后下),山栀子 10 g,苦参 15 g,半边莲 30 g,半枝莲 30 g,田基黄 30 g,茯苓 20 g,黄芩 20 g,鸡骨草 30 g,丹参 15 g,甘草 10 g,7 剂,日 1 剂。

[二诊] 2013 年 11 月 20 日。患者右胁疼痛及灼热感明显减轻,偶心烦,口干口苦减轻,胃纳改善,小便黄,大便稍稀。

处方:茵陈蒿 30 g,山栀子 10 g,苦参 15 g,半边莲 30 g,半枝莲 30 g,田基黄 30 g,茯苓 20 g,黄芩 20 g,鸡骨草 30 g,丹参 15 g,甘草 10 g。

按语:慢性乙型病毒性肝炎病因为感染乙型肝炎病毒。中医认为,乙型肝炎病毒为湿热疫毒,湿热疫毒侵袭人体,郁结少阳,枢机不利,肝胆经气失于疏泄,可致胁痛。《素问·缪刺论》言:"邪客于足少阳之络,令人胁痛不得息。"本案患者因情志所伤,肝失条达,疏泄不利,气阻络痹,且湿热疫毒伏邪于内,肝胆经气不利,故发为胁痛;灼热感、心烦、口干、小便黄、苔黄腻等为湿热之象,当属肝胆湿热内蕴证,予茵陈蒿汤清热利湿。茵陈蒿汤本是由东汉名医张仲景所创,据其在《伤寒杂病论》中所言"但头汗出……身必发黄,茵陈蒿汤主之",可见该方数千年前即是治疗黄疸的妙方,现代医家则在该方的基础上辨证加味用药,使得茵陈蒿汤在治疗肝胆疾病的临床应用中仍占据重要地位。方中茵陈蒿不仅清热利湿,尚可疏肝以利胆,功专力强,是利湿退黄的要药;栀子作为臣药,其苦寒之性可清热泻火,还可增强茵陈蒿的清利湿热的作用,有助于湿热从小便而出;大黄作为佐药,可清泄肝胆湿热,并且与栀子一同通利二便,驱湿热之邪外出;黄芩清热解毒,与茵陈蒿、栀子配伍,以增强清胆利胆功效;苦参清热燥湿利尿;田基黄、鸡骨草清热解毒,疏肝止痛;半边莲、半枝莲清热解毒,抗癌防变;丹参活血化瘀;湿热之邪困遏,经久可致脾虚,予茯苓健脾利湿;甘草益气健脾,兼调和诸药。诸药配伍,利湿与泄热同用,通腑与逐瘀并行,收效明显。慢性乙型病毒性肝炎临床表现为胁肋部疼痛、食欲不振、黄疸等,伴有肝功能异常及肝组织病理学变化,根据其临床表现可归为中医学"胁痛""黄疸""积聚"等范畴,湿热内蕴证是最常见的证型。现代医家也多在茵陈蒿汤基础上加减化裁,将其应用于慢性乙型病毒性肝炎的治疗中。现代药理及临床研究表明,茵陈蒿汤的主要有效成分有香豆素类、有机酸类、黄酮类、黄酮苷类、环烯醚萜苷类、游离蒽醌、鞣质,这些成分共同发挥的抗炎、抗病毒、抗纤维化、保护肝细胞作用,能有效改善慢性乙型病毒性肝炎湿热内蕴证患者的症状及体征,提高患者的生存质量。

案5 龙某,男,48岁。

[初诊] 2013年8月23日。

主诉:右胁胀痛1周。

现病史:患者近1周劳累后出现右胁胀痛,未经处理,为求中医治疗来诊。刻下见右胁胀痛,口干,口苦,纳食不佳,尿黄。慢性乙型病毒性肝炎病史3年。

体格检查:形体偏瘦,心肺未见异常,腹平软,肝肋下未触及,无压痛及反跳痛,双下肢不肿。舌质红,苔厚黄,脉弦滑。

西医诊断:慢性乙型病毒性肝炎。

中医诊断:胁痛。

证型:肝胆湿热证。

治法:清热利湿。

处方：龙胆泻肝汤合桂枝茯苓丸加减。龙胆草15 g，柴胡10 g，车前子15 g，生地黄25 g，黄芩15 g，栀子15 g，当归10 g，通草10 g，桂枝10 g，茯苓20 g，桃仁15 g，丹皮15 g，赤芍15 g，苍术10 g，生薏苡仁30 g，7剂，日1剂。

[二诊] 2013年8月30日。患者诉右胁痛较前明显缓解，稍口干，稍口苦，尿稍黄，舌质红，苔稍厚黄，脉弦滑。守初诊方再进3剂。

按语：胁痛的病理变化可分为"不通则痛"与"不荣则痛"两类。病性有虚、实之分，以实证多见。因肝郁气滞，瘀血停着，湿热蕴结所致胁痛多属实证，为"不通则痛"；因阴血不足，肝络失养所致胁痛则为虚证，属"不荣则痛"。虚实之间可以相互转化，临床可见虚实夹杂之证。现代医家普遍认为，乙型肝炎病毒为湿热疫毒。本案患者感染病毒，湿热之邪郁结少阳，枢机不利，肝胆经气失于疏泄，可致胁痛；湿热熏蒸肝胆，故见口干苦；肝郁横逆克脾，脾失健运，故见纳食不佳；结合舌脉，当属中医学肝胆湿热证，予龙胆泻肝汤清利肝经湿热。方中龙胆草大苦大寒，上泻肝胆实火，下清下焦湿热，栀子、黄芩泻火解毒，清热燥湿，佐以通草、车前子渗湿泄热；兼以生地黄、当归滋阴养血；加柴胡疏畅肝胆之气，并引诸药入肝胆。患者肝郁气滞为先，日久血行不畅，予桂枝茯苓丸活血散瘀，桂枝温通血脉，以行瘀滞，桃仁、牡丹皮活血破瘀，散结消癥，赤芍清热凉血，散瘀定痛，茯苓甘淡渗利，渗湿健脾，苍术、薏苡仁健脾化湿，以扶正气。综观全方，泻中有补，降中寓升，祛邪而不伤正，泻火而不伐胃，温通活血，凉血散瘀，寒温相宜。本案中患者为慢性乙型病毒性肝炎，表现为胁痛症状，临床证型符合肝经湿热炽盛，对此类患者杨华常用龙胆泻肝汤合桂枝茯苓丸为主方治疗，取其清利肝胆湿热，兼以桂枝茯苓丸散瘀结。

案6 卢某，女，55岁。

[初诊] 2014年10月21日。

主诉：右胁肋部疼痛间作2年。

现病史：患者2年前外院查出患乙型病毒性肝炎，右胁肋部疼痛间作，迁延不愈，曾中西医治疗（用药不详），症状无改善。刻下见右胁肋部灼热疼痛，口干，口苦，纳差，大便调，小便黄。

体格检查：巩膜无黄染，心肺未见异常体征，腹平软，无压痛及反跳痛，双下肢不肿。舌质淡红，苔黄腻，脉弦细。乙肝六项示"小三阳"，肝功能正常。

西医诊断：慢性乙型病毒性肝炎。

中医诊断：胁痛。

证型：湿热内蕴证。

治法：清热利湿。

处方：茯苓 20 g，黄芩 30 g，鸡骨草 30 g，甘草 10 g，苦参 15 g，半边莲 30 g，半枝莲 30 g，田基黄 30 g，茵陈蒿 30 g，夏枯草 15 g，丹参 15 g，板蓝根 15 g，3 剂，日 1 剂。

[二诊] 2014 年 10 月 24 日。患者右胁肋部疼痛缓解，口干减轻，无口苦，纳食改善，大便调，小便稍黄。

处方：茯苓 20 g，黄芩 30 g，鸡骨草 30 g，甘草 10 g，苦参 15 g，半边莲 30 g，半枝莲 30 g，田基黄 30 g，茵陈蒿 30 g，夏枯草 15 g，丹参 15 g，板蓝根 15 g，7 剂，日 1 剂。

按语：慢性乙型病毒性肝炎中医证型主要集中分布在肝胆湿热型和肝郁脾虚型，在肝肾阴虚、脾肾阳虚等其他证型中，也多少可见湿热、脾虚或血瘀的征象。说明慢性乙型病毒性肝炎的病机主要是湿热、脾虚和血瘀。在病程中，肝胆湿热、肝郁脾虚和瘀血阻络不仅是主要病机，而且三者相互滋生、搏结为患。本案患者湿热疫毒迁延不愈，留恋胁肋，致肝胆失于疏泄，故发为右肋部灼热疼痛，土得木而达，木郁而土壅，脾胃受损，运化失常，故见纳差。治疗上，应以疏肝理脾，行气活血，清热利湿为法，达到"疏其气血，令其调达，而致和平"的状态。处方予茯苓健脾利湿，甘草益气补中，治肝重脾，复脾胃气机升降之机、气血生化之源，能助肝气调畅，肝血满藏，助肝用，顺肝性，强肝体，育肝阴。茵陈蒿、夏枯草清热利湿，清泻肝火；田基黄、鸡骨草清热解毒，疏肝止痛；苦参清热燥湿利尿，使湿热从小便去；半边莲、半枝莲清热解毒，抗癌抗炎；丹参活血凉血祛瘀；板蓝根清热解毒凉血，药症对应，功效甚捷。本病中医多属湿热内蕴，肝胆疏泄不利之证，治疗以清热利湿为主，现代药理研究表明，田基黄、半边莲、半枝莲等多种中药具有降转氨酶、抗病毒、抗肝纤维化等作用，临证时可灵活加减应用。

案 7 魏某，男，48 岁。

[初诊] 2013 年 12 月 6 日。

主诉：双侧胁肋部胀痛 1 周。

现病史：患者于 1 周前因情绪不佳出现双侧胁肋部胀痛症状，未经处理，症状逐渐加重。刻下见双侧胁肋部胀痛，情志抑郁则发作，情志舒畅则可缓解，稍口干，口苦，睡眠差，纳食稍差，大便不畅，矢气频繁，小便黄清。

体格检查：心肺未见异常，腹平软，肝肋下未触及，无压痛及反跳痛，双下肢水肿。舌质淡红,苔薄白,脉弦。

西医诊断:胁痛。

中医诊断:胁痛。

证型:肝郁气滞证。

治法:疏肝理气止痛。

处方:柴胡疏肝散加减。柴胡 10 g,枳壳 15 g,白芍 15 g,陈皮 10 g,川芎 10 g,郁金 10 g,甘草 5 g,7 剂,日 1 剂。

[二诊] 2013 年 12 月 13 日。患者服药后胁痛缓解,心情舒畅,纳食正常,稍口干,无口苦,大便黄软,小便黄清,舌质淡红,苔薄白,脉稍弦。守方 3 剂。

按语:清代尤在泾《金匮翼·胁痛统论》云:"肝郁胁痛者,悲哀恼怒,郁伤肝气。"胁痛的病理因素不外气滞、血瘀、湿热三者,其中以气滞为先。暴怒伤肝,或抑郁忧思,皆可致肝失条达,疏泄不利,气阻络痹,发为肝郁胁痛。本案患者因情志不遂,肝失条达,肝郁气滞,阻滞肝络,不通则痛,故发为胁痛;肝郁横逆犯脾,中焦失运,故见纳食差;脉弦者,亦为肝郁不舒之证。遵"木郁达之"之旨,治当疏肝解郁,行气止痛,予柴胡疏肝散加减。方中柴胡条达肝气而疏郁结,川芎行气止血,开郁止痛,郁金行气解郁止痛,陈皮理气行滞而和胃,枳壳行气止痛以疏肝理脾,白芍养血柔肝,缓急止痛,与柴胡合用,养肝之体,利肝之用,且防诸辛香之品耗伤气血。全方疏肝药与养血柔肝药相配,养肝之体,利肝之用,疏肝解郁,行气止痛,胁痛可除。杨华多用本方治疗胁痛、胃痛、腹痛、郁证、甲状腺功能亢进、反酸等多种疾病,多年临床观察,柴胡疏肝散为肝郁气滞证调理的良方。杨华认为百病万变不离其宗者,气机也,所以临床诊病不拘何症,不妨考虑柴胡疏肝散的疏调气机作用,可酌情采用。

四、鼓胀

案 陈某,男,54 岁。

[初诊] 2013 年 7 月 18 日。

主诉:腹胀间作 2 个月余。

现病史:患者 2 个月余前开始出现腹胀,未引起重视,逐渐出现消瘦乏力等症状。刻下见腹胀,乏力,纳呆,双下肢水肿,尿少黄,大便黏滞。乙型病毒性肝炎病史 20 多年。

体格检查:形体消瘦,皮肤萎黄,心肺未见异常体征,腹平软,腹壁青筋暴露,无压痛及反跳痛,双下肢水肿。舌暗红,苔厚微黄,脉弦细略数。外院乙肝 DNA 检测示 2.30×10^7 copies/mL,肝功能检查示谷丙转氨酶 135 U/L,谷胺酰转肽酶 178 U/L,白蛋白 29 G/L。B 超示肝硬化、腹水、脾大。

西医诊断：慢性乙型病毒性肝炎,肝硬化失代偿期,腹水。

中医诊断：鼓胀。

证型：肝脾血瘀证。

处方：小柴胡汤合五苓散加减。柴胡 25 g,法半夏 15 g,黄芩 15 g,党参 20 g,生姜 10 g,桂枝 10 g,茯苓 30 g,猪苓 20 g,白术 15 g,泽泻 15 g,三棱 15 g,莪术 15 g,女贞子 30 g,黄芪 50 g,鳖甲 25 g,7 剂,日 1 剂。

[二诊] 2013 年 7 月 25 日。患者服药后胃纳改善,腹胀及双下肢水肿减轻。效不更方,仍守前方。

[三诊] 半个月后复诊,患者诉疲乏改善,无明显腹胀,双下肢轻度水肿。B 超显示腹水减少。

按语：肝硬化腹水属于中医"鼓胀"范畴。本病多为湿热毒邪、饮酒过度、虫邪等外邪侵袭肝脏,出现肝郁、肝阴不足、肝络阻滞等证,损伤脾胃,迁延日久,久则及肾,气滞、血瘀、水饮互结腹中。病位在肝、脾,与肾密切相关,基本病机为外邪导致肝郁脾虚,水湿不运,水道不通,聚于腹中,而成腹水。治以和解少阳,疏肝理脾,利水消肿。本案患者症见腹胀,消瘦疲怠,纳呆,皮肤萎黄,腹壁青筋,双下肢水肿,尿少黄,大便黏滞,舌暗红,苔厚微黄,脉弦细略数。四诊合参,一派肝郁脾虚血瘀之象,运用小柴胡汤合五苓散治疗。方中柴胡透少阳之邪,舒畅气机,使肝郁得疏,为君药；黄芩清泄少阳半里之热,配伍柴胡,使气机升降得当；水饮犯逆,法半夏、生姜和胃降逆化饮,党参、黄芪益气健脾,以解脾虚之因,且正气充盛,则水饮易除；泽泻利水渗湿,茯苓、猪苓淡渗,可增强泽泻利水之功,佐以白术,与茯苓相伍健脾以运化水湿,桂枝温化阳气以助利水,解表散邪以去表邪；血不利则为水,故合用三棱、莪术破血利水,鳖甲散结软坚。诸药配伍,共奏和解少阳,疏肝理脾,利水消肿之功效。值得注意的是本方中党参、黄芪具有显著的生物活性,能增加和调节免疫功能,促进蛋白质的合成。《本草正义》谓:"白术最富脂膏,故虽苦温能燥,而亦滋津液……万无伤阴之虑。"白术具有升高白蛋白,纠正白/球蛋白比例失调,持久利尿,抗凝血和保护肝细胞的作用。有研究表明,长期服用五苓散加减方未见明显药物不良反应。小柴胡汤能够保护肝细胞,抑制肝损伤,促进肝细胞再生,改善肝功能,增强肝脏的修复能力,两方合用可取良效。

第六节　肾系病证医案

一、尿频

案　陈某,男,6岁。

[初诊] 2013年7月29日。

主诉：尿频半年余。

现病史：患儿近半年来无明显诱因下出现尿频,偶有夜尿增多,初始未加注意,升入小学后,尿频较前明显,影响上课。来诊时,家属代诉尿频,除课间排尿外,每节课须申请去厕所小便1~2次,伴有尿意急迫,稍迟则尿裤。既往体健。

体格检查：体格检查无特殊,舌淡,苔白,脉细弱。血尿常规、肾功能、B超检查未见异常。

西医诊断：神经性尿频。

中医诊断：尿频。

证型：气虚水停证。

治法：化气行水。

处方：五苓散加减。猪苓10 g,茯苓10 g,泽泻10 g,桂枝5 g,白术5 g,党参10 g,生龙骨12 g,覆盆子3 g,6剂,日1剂。

6剂后,诸症皆减,调治月余而愈。

按语：小便不利包括多种排尿异常症状,病变责之于膀胱及肺、脾、肾、三焦等脏腑功能失职。其病机复杂多样,与肾密切相关。"肾者水藏,主津液",尿液的产生依赖肾的气化功能,尿液的排出通畅与否,与肾气亦密切相关。本案患儿肾气未充,气化失常,开阖失司,故见小便不利,结合舌脉,考虑为气虚水停证。《金匮要略·消渴小便不利淋病脉证并治》云："脉浮,小便不利,微热消渴者,宜利小便发汗,五苓散主之。"本证病机为外邪内陷入腑,膀胱气化不利,水饮内停;水液停聚与气化不利互为因果,以膀胱气化功能失调为主,故予五苓散化气行水。五苓散由猪苓、泽泻、白术、茯苓、桂枝组成,方中茯苓、猪苓甘淡,淡渗利尿,是利水除湿之要药;泽泻甘寒,渗湿泄热,为利水第一佳品;白术甘温,补脾燥湿,助津四布；桂枝辛温，通阳化气，宣导疏利，使表里之邪得解。诸药为散，可迅速发散。白饮和服，多饮暖水，乃取桂枝汤啜粥之义，助脾转输，布达水津，宣散表里之邪。然而临床应用，不必拘于表证之有无。五苓散有助阳化气，综合调节之功能，可改善膀胱气化功能，双向调治小便异常，用本方治"尿频"，又疗"尿闭"，皆收良效。

二、水肿

案1 钟某，女，46岁。

[初诊] 2014年2月26日。

主诉：浮肿2个月。

现病史：患者近2个月出现颜面、双下肢浮肿，时重时轻，无气促，无腹胀，间断服用氢氯噻嗪，曾查肝肾功能、尿常规，均正常。刻下见颜面、双下肢浮肿，时有恶寒，无发热，无恶心呕吐，无气促，无腹痛腹胀，伴小便频。

体格检查：心肺、腹部查体无特殊，双下肢轻度水肿。脉沉细，舌质稍暗，苔薄白。

西医诊断：水肿。

中医诊断：水肿。

证型：肾阳亏虚证。

治法：温补肾阳，通阳利水。

处方：真武汤加减。生姜10 g，熟附子10 g，白芍15 g，炒白术10 g，茯苓30 g，细辛5 g，炙麻黄10 g，甘草10 g，益母草15 g，7剂，日1剂。

[二诊] 2014年3月5日。患者浮肿症状消退，怕冷、小便频明显减轻，脉较前有力，舌淡红，苔薄白，嘱患者服金匮肾气丸以善其后。

按语：水肿是由于体内水液滞留，泛滥肌肤，以头面、眼睑、四肢、腹背甚至全身浮肿为主症的疾病，严重者还伴有胸腹水。《黄帝内经》称本病为"水"，有肾风、风水、石水、涌水等病名。病因有劳汗当风、邪客玄府和饮食失调等，病机与肺、脾、肾、三焦等有关。本案患者素体阳虚，肾阳虚损，肾蒸化无力，开阖不利，水液泛滥肌肤，发为水肿，伴尿频、怕冷。急则治其标，以真武汤温补肾阳。真武汤是治脾肾阳虚，水湿内停的要方。方中附子温壮肾阳，白术健脾燥湿，茯苓利水渗湿，生姜温散水气，芍药利小便，止腹痛。五味相配，既能温补脾肾之阳，又可利水祛湿。同时，加用麻黄发汗解表行水，使水液从腠理去，细辛温经助阳，鼓邪外出,益母草活血利尿消肿,适用于脾肾阳虚,水湿内聚所产生的水肿诸证。二诊时,患者水肿消退,予金匮肾气丸缓治其本,以防再发。

案2 李某,女,50岁。

[初诊] 2014年5月26日。

主诉:双足背浮肿间作1年余。

现病史:患者1年前开始出现双足背浮肿,未留意,症状间作。刻下见双足背浮肿,下肢沉重感,无发热恶寒,无咳嗽胸闷,无恶心呕吐,无腹胀腹痛等,纳食一般,稍口干,大便稍溏。

体格检查:心肺未见异常,腹平软,肝肋下未触及,无腹痛,无反跳痛,双足背凹陷性水肿。舌质淡红,苔稍厚微黄,脉稍滑。

西医诊断:下肢水肿。

中医诊断:水肿。

证型:水湿浸渍。

治法:利水化饮。

处方:五苓散加减。炒白术15 g,泽泻30 g,猪苓15 g,茯苓30 g,桂枝30 g,黄芪10 g,泽兰10 g,山药15 g,5剂,日1剂。

[二诊] 2014年5月30日。患者水肿消退,大便稍溏,舌质淡红,苔稍厚微黄,脉稍滑。守上方改山药20 g,加桔梗5 g,5剂,日1剂。

按语:《素问·至真要大论》曰:"诸湿肿满,皆属于脾。"水肿的病因包括风邪外犯、疮毒内陷、水湿浸渍、饮食劳倦及体虚久病。肺失通调,脾失转输,肾失开阖,三焦气化不利,水液内停,外溢肌肤,则发为水肿。本案患者先天禀赋薄弱,肾气亏虚,膀胱开阖不利,气化失常,水泛肌肤,发为水肿,且按之凹陷,腰以下为甚,考虑为膀胱气化不利,予五苓散治疗。方中泽泻、茯苓、猪苓利水渗湿,白术补气健脾以运化水湿,合茯苓既可彰健脾制水之效,又可奏输津四布之功。《素问·灵兰秘典论》谓:"膀胱者,州都之官,津液藏焉,气化则能出矣。"膀胱之气化有赖于阳气之蒸腾,故予桂枝温阳化气以助利水,黄芪补气行水,泽兰活血行水,山药补脾益肾以实大便,诸药相伍,共奏淡渗利湿、健脾助运、温阳化气之功。五苓散汤治疗膀胱气化不利的水肿,在临床上常有很好的疗效,用药关键在于把握气机、气化是否顺畅,只要为气化不利,水液内停者,均可应用。

案3 黄某,女,65岁。

[初诊] 2014年11月25日。

主诉：双下肢水肿间作半年。

现病史：患者半年前无明显诱因下开始出现双下肢水肿，曾用大剂量利尿剂治疗，但利尿效果欠佳，仍反复水肿。刻下见双下肢明显水肿，自觉烦渴、心悸、胸闷、少腹胀满，纳眠一般，小便少。糖尿病肾病史1年余。

体格检查：心肺未见异常体征，腹平软，无压痛及反跳痛，肠鸣音无亢进，双下肢足踝上5 cm至足背明显水肿，按压凹陷。舌淡，边有齿痕，苔白腻，脉濡数。

西医诊断：糖尿病肾病。

中医诊断：水肿。

证型：阳虚水停证。

治法：通阳化气，行水散湿。

处方：五苓散加减治疗。猪苓20 g，茯苓30 g，泽泻30 g，白术20 g，桂枝10 g，泽兰15 g，3剂，日1剂。

[二诊] 2014年11月28日。患者水肿明显消退，小便较前增多，纳眠可，烦渴、心悸、胸闷、少腹胀满减轻。守初诊方再进5剂。

按语：水肿的基本病机是肺失通调，脾失转输，肾失开阖，三焦气化不利，以致水液积聚，泛溢肌肤。治疗上，《素问·汤液醪醴论》提出"平治于权衡，去菀陈莝……开鬼门，洁净府"的治疗原则，为后世认识本病奠定了理论基础。临床上，发汗、利尿、泻下逐水为治疗水肿的三条基本原则，具体应用视阴阳虚实不同而异。本案患者基础病为糖尿病肾病，糖尿病肾病多由消渴病迁延发展而来，病久伤肾，肾气虚衰，气化失常，开阖失司，水液内停，发为水肿，结合舌脉辨为阳虚水停证，治以温阳化气行水，方选五苓散加减。五苓散一方源自《伤寒杂病论》，由猪苓、泽泻、白术、茯苓、桂枝五味组成。方中猪苓、茯苓、泽泻利水渗湿，白术健脾运湿，佐桂枝温阳助膀胱化气行水，泽兰活血利水。全方消补兼施，补益扶正而祛邪，攻以祛邪而益正复。

五苓散证的病机实质是三焦气化不利，水停失布。《伤寒杂病论》用其治"发汗已，脉浮数，烦渴者"。人体水液代谢是由脾胃、肺、肾、膀胱、三焦等脏腑共同协作完成的复杂过程。如三焦不利，气不化津，水湿（饮）内停，不能下输膀胱，则小便不利，不能布津上承，则渴欲饮水，从而出现水肿等病症。五苓散的作用可归纳为内通三焦水道，外达皮肤腠理，通阳化气，行水散湿，可用于西医学的各种疾病，如急慢性肾炎、肾病综合征、尿潴留、高血压性肾病、糖尿病肾病等。

三、癃闭

案 陈某,女,73岁。

[初诊]2022年11月25日。

主诉:尿少2周。

现病史:患者2周前因肺部感染住院治疗,因对多种抗生素耐药,选用妥布霉素治疗,6日后出现急性肾功能损害,出现少尿,而转入ICU病房。会诊时症见少尿,甚至点滴而出,时有咳嗽,咳黄痰量多,便秘。

体格检查:体温38.5℃,余生命体征平稳,心脏未见异常体征,双肺底可闻及湿啰音。腹平软,无压痛及反跳痛,肠鸣音无亢进,双下肢轻度凹陷性水肿。舌红,苔厚黄,脉弦滑。

西医诊断:急性肾功能损害。

中医诊断:癃闭。

证型:痰热闭肺证。

治法:清热化痰,宣肺利水。

处方:麻杏石甘汤合五苓散加减。炙麻黄10 g,杏仁15 g,生石膏30 g,甘草15 g,桂枝10 g,茯苓30 g,猪苓20 g,泽泻10 g,白术5 g,瓜蒌仁15 g,葶苈子10 g。每日1剂,分2次水煎服。第3日尿量增加到24小时0.72 L,咳嗽、咯痰减少,大便改善,体温37~38℃,第4日转出ICU到内科肾病区。

按语:本案少尿(24小时0.25 L)为痰热阻肺,肺气闭塞,通调失职,膀胱气化功能失司所致。清肺平喘之名方麻杏石甘汤源于东汉医圣张仲景的《伤寒杂病论》,用于治疗"发汗后,汗出而喘,无大热者"。方中麻黄宣肺平喘,杏仁止咳化痰,石膏清泻肺热,炙甘草和中益气。麻黄配石膏既能平喘又能止汗清热,麻黄配杏仁能加强平喘止咳之功力,炙甘草既能配合石膏生津止渴,又可调和诸药。麻杏石甘汤最初是用于治疗"伤寒太阳病"汗出而喘,经后世历代医家发挥,其用途越来越广泛,《医学衷中参西录》称其:"用处甚广,凡所受外感作喘嗽,及头疼齿疼,两腮肿疼,其病因由于外感风热者,皆可用之。"麻杏石甘汤组方精简,全方四味药材没有一味所谓的"杀菌""抗病毒"中药,但治疗肺炎特别有效。其证型适用范围广,临床经验表明只要痰、鼻涕等分泌物颜色变黄,即为其适应证。现代研究表明,麻杏石甘汤具有镇咳、抗炎、抗病毒、调节机体免疫功能等多种药理作用,对于临床上常见的细菌性和病毒性上呼吸道感染、急性和慢性气管及支气管炎、支气管肺炎、鼻窦炎、咽喉疾病等可归属于中医"肺热""咳喘"的病证具有显著的疗效。治疗新型冠状病毒感染的清肺排毒汤,是仲景相关经方的融合创新运用,包含麻杏石甘汤、射干麻黄汤、小柴胡汤、五苓散。

第七节 气血津液病证医案

一、郁病

案1 杨某,女,33岁。

[初诊] 2022年11月4日。

主诉:右侧颈部肿胀不适1个月余。

现病史:患者1个月前开始右侧颈部肿胀不适,未予治疗,自觉症状加重。刻下见右侧颈部肿胀不适,周身关节麻木疼痛,口苦口干,饮水一般,头面、头发出油,脱发,记忆力下降,焦虑易怒,眠可,纳欠佳,易饱,大便秘结,小便偏黄。

体格检查:右侧颈部未触及肿大,心肺、腹部查体无特殊。舌淡紫,苔白,脉细弱。

西医诊断:焦虑状态。

中医诊断:郁病。

证型:肝气郁结证。

治法:疏肝理气解郁。

处方:小柴胡汤合四逆散加减。北柴胡15 g,黄芩10 g,党参10 g,炒枳壳15 g,甘草片10 g,白芍15 g,桂枝10 g,茯苓30 g,丹皮15 g,龙骨30 g,制远志15 g,半夏15 g,酒大黄5 g,14剂,日1剂。

[二诊] 2022年11月18日。患者诉右侧颈部肿胀不适缓解,周身关节痛减轻,稍口苦口干,饮水一般,头面、头发出油减少,脱发,记忆力下降,时有焦虑易怒,纳好转,大便较前通畅,小便稍黄,饮水多则不黄,眠可,舌淡紫,苔白,脉细弱。诸症好转,上方续进7剂。

按语:患者焦虑易怒,少阳经郁热,则右侧颈部肿胀不适、口苦口干、大便秘结;表郁未解,则周身关节麻木疼痛;水热互结,则头面头发出油、小便偏黄;肝郁脾虚，则纳欠佳易饱。为情志内伤，愤懑郁怒，使肝失条理，气机不畅，致肝气郁结而成郁病，治以疏肝解郁。方用小柴胡汤合四逆散疏肝理脾，透解郁热，表证未解，水热互结，合用桂枝茯苓丸加大黄解表清里化瘀热，兼顾表里之枢机，取效良好。

随着生活节奏的加快和生活、工作压力的增加。近年来，郁病呈上升趋势，尤其是年轻女性的发病率增高，郁病一般病程较长，是由于情志不舒，气机郁滞等精神因素所引起。忧思恼怒，最伤肝脾，木性条达，不畅则抑。郁病初起，病变以气滞为主，多属实证，病久则影响脏腑，耗伤气血而形成心、脾、肝、肾亏虚。正如《古今医统大全·郁证门》说："郁为七情不舒，遂成郁结，既郁之久，变病多端。"郁病主要见于西医学的神经衰弱、癔病及焦虑症等。治疗郁病以理气开郁，调畅气机，怡情易性为基本原则。《证治汇补·郁证》曰："郁病虽多，皆因气不周流，法当顺气为先，开提为次，至于降火、化痰、消积，犹当分多少治之。"本案的治疗使用四逆散为关键，四逆散是张仲景《伤寒杂病论》中治疗气郁病的古方而沿用至今。方中柴胡苦、平，入肝、胆经，具有疏肝解郁，枢转气机之功；枳实苦、微寒，入脾、胃经，具有破结消积，化痰散痞之功，柴胡与枳实同用，可加强疏肝理气，升清降浊之功；白芍苦、酸、微寒，入肝经，能和营而调肝、脾；白芍与甘草配伍，并能缓急止痛；甘草为使，调和诸药。诸药合用，共奏疏肝理脾，透解郁热，和中缓急之效，使枢机运转，表里缓和，清升浊降，气机调畅，从而郁病缓解。

案2 黄某,女,46岁。

[初诊] 2016年11月9日。

主诉：抑郁1年。

现病史：患者1年前绝经后，总是纠结过早绝经对身体不好的问题，逐渐多疑不乐，心烦、心慌、失眠、消瘦。诊断为抑郁症，并给予西药抗抑郁治疗，由于担心西药的副作用未能系统用药。刻下见情绪低落，多疑、心烦、心慌、消瘦、多汗、乏力、怕冷、纳呆、失眠，二便尚可。

体格检查：生命体征平稳，心肺、腹部查体无特殊。舌淡苔白，脉弦细。

西医诊断：抑郁症。

中医诊断：郁病。

证型：心阳虚损，心神失养证。

治法：补益心阳，潜镇安神。

处方：桂枝加龙骨牡蛎汤加减。桂枝15 g，赤芍15 g，生姜10 g，大枣10 g，炙甘草 30 g,龙骨 30 g,牡蛎 20 g,远志 15 g,香附 15 g,茯神 20 g,石菖蒲 15 g,7 剂,日 1 剂。

[二诊] 2016 年 11 月 16 日。患者自觉睡眠改善,心慌减轻,但仍有多汗、乏力。按原方加太子参 30 g,五味子 15 g,7 剂。

[三诊] 2016 年 11 月 23 日。患者睡眠明显好转,无明显心烦、心慌。依上方再服 20 日而愈。

按语:《金匮要略·血痹虚劳病脉证并治》有:"失精家,少阴脉弦急,阴头寒,目眩,发落;脉极虚芤迟者,为清谷亡血失精,脉得诸芤动微紧者,男子则失精,女子则梦交。桂枝加龙骨牡蛎汤主之,天雄散亦主之。"表里分析,表证是因风邪开泄入中,导致营血不能温煦濡养,故多汗、怕冷、乏力;里位虚火冲逆,故心烦、心慌、伤精消瘦。用桂甘法解表和营,石散法治疗整体偏虚、局部偏实的伤精证。两法合一,正对桂枝加龙骨牡蛎汤。本案患者津血不足,有应用生姜的重要指标——血痹,津血不虚不可用生姜,津血充实用麻黄汤,若卫强营弱,营稍弱则可用生姜,如桂枝汤。桂枝加龙骨牡蛎汤与桂枝甘草龙骨牡蛎汤的区别是多了生姜甘草汤的组成,综合来说方效是益卫固精,和营补虚,镇潜降逆,安神定魄,正和本案患者病机。

案 3 李某,女,48 岁。

[初诊] 2014 年 9 月 10 日。

主诉: 失眠 3 个月。

现病史: 患者 3 个月前因情绪问题,出现失眠,症状逐渐加重,甚至整夜难以入眠。刻下见睡眠差、消瘦、怕冷、疲乏,记忆力下降,时有眩晕、口干苦,交谈中双眼有神,有轻生倾向,胃纳差,二便基本正常。

体格检查: 生命体征平稳,心肺、腹部查体无特殊。舌红,苔厚黄,脉弦。

西医诊断: 睡眠障碍。

中医诊断: 郁证。

证型: 肝胆郁热证。

处方: 柴胡加龙骨牡蛎汤加减。柴胡 15 g,制半夏 15 g,黄芩 20 g,党参 15 g,茯苓 30 g,生龙骨 30 g,生牡蛎 30 g,桂枝 10 g,珍珠母 30 g,大黄 5 g,大枣 10 g,甘草 10 g,枳壳 15 g,赤芍 10 g,郁金 20 g,15 剂,日 1 剂。

治疗半个月后,失眠等症明显减轻,情绪有所好转。

按语: 柴胡加龙骨牡蛎汤系临床常用经方,一般认为具有和解少阳,通利三焦,镇静安神的功效,可用于外感病少阳枢机不利,兼见烦惊者,内伤病肝胆郁热,痰火扰心者。此方亦可用作安神解郁方,为治少阳痰热的名方,具有抗焦虑、抗抑郁、抗癫痫、镇静、助眠等作用。临床以胸胁苦满、神志异常、舌红、脉弦为使用要点。本方用于抑郁症非常有效。目前临床中抑郁症较多见,很多人情绪不好,时常感到疲劳,有人认为疲劳即气虚,用补中益气汤,寐差用归脾汤,但疗效不佳,此非单纯用补气法能解决的。这是抑郁的征象,是气机郁滞,用柴胡加龙骨牡蛎汤后,疲劳感很快消失。抑郁症患者临床有一个特点,多表现为怕风冷,易被误认为是阳虚的表现,用附子、乌头、四逆汤,疗效一般。临证脉伏不出、脉沉微、脉细弱才用附子,抑郁症脉弦滑者,虽话语不多,但两眼有神,是不能用温热药的。其实"怕冷"是心理抑郁的一个重要表现,用柴胡加龙骨牡蛎汤后,患者怕冷的感觉会明显减轻。

二、梅核气

案 赵某,女,54 岁。

[初诊] 2014 年 6 月 6 日。

主诉:咽中如有物梗阻 1 个月余。

现病史:患者 1 个月前出现咽中如有物梗阻,未予治疗,症状未见缓解。刻下见咽中如有物梗阻,吞之不下,吐之不出,胸膈满闷,无腹胀痛,无恶心呕吐,无胸闷心悸等,胃纳差,睡眠不佳,二便正常。慢性咽炎病史 1 年余。

体格检查:血压正常,心肺未见异常,腹平软,肝肋下未触及,无压痛及反跳痛,双下肢不肿。舌质淡红,苔白,脉涩。

西医诊断:慢性咽炎。

中医诊断:梅核气。

证型:痰气郁结证。

治法:行气散结,降逆化痰。

处方:半夏厚朴汤加减。法半夏 15 g,厚朴 10 g,茯苓 15 g,生姜 10 g,苏叶 5 g,香附 10 g,郁金 15 g,7 剂,日 1 剂。

[二诊] 2014 年 6 月 13 日。患者自诉咽中如有物梗阻感明显减轻,胸膈满闷缓解,舌质淡红,苔白,脉涩。守上方再服 7 剂。

按语:梅核气症状涉及多种可能病变,如精神疾病、食管疾病、胃肠道疾病、颈部疾病、咽部病变、冠心病等都可能导致梅核气症状。临床在治疗梅核气时,要根据不同疾病加用相应的药物。本案患者因情志不遂,肝气郁结,肺胃宣降失调,津液输布失常,聚而成痰,痰气相搏于咽喉,故咽中如有物梗阻感,吞之不下,吐之不出;肺胃失于宣降,胸中气机不畅,则见胸膈满闷;结合舌脉,辨为痰气郁结证,治以行气散结,降逆化痰为法,予半夏厚朴汤加减。方中半夏辛温,入肺胃,化痰散结,降逆和胃;厚朴苦辛性温,下气除满,二药相合,化痰结,降逆气,痰气并治。茯苓健脾渗湿,湿去则痰无由生;生姜辛温散结,和胃止呕,且制半夏之毒;苏叶芳香行气,理肺疏肝,助厚朴以行气宽胸,宣通郁结之气;郁金活血行气解郁;香附疏肝解郁,理气宽中。诸药合用,共奏行气散结,降逆化痰之功。

三、消渴

案 1　蔡某,女,59 岁。

[初诊] 2022 年 10 月 28 日。

主诉:多饮、多尿 1 个月。

现病史:患者于 1 个月前无明显诱因下出现多饮、多尿,未引起注意,症状逐渐加重。刻下见口干多饮,乏力气短,自汗出,心悸,恶风寒,易饥,眠差,大便偏干,1～2 日一行,小便频数。确诊糖尿病 3 年余,未规范治疗。

体格检查:血压正常,心肺未见异常,腹平软,肝肋下未触及,无压痛及反跳痛,双下肢不肿。舌紫红,苔薄少津,脉弦细。

西医诊断:2 型糖尿病。

中医诊断:消渴。

证型:气阴两虚证。

治法:益气养阴。

处方:玉液汤加减。山药 30 g,黄芪 30 g,知母 15 g,炒鸡内金 15 g,葛根 15 g,天花粉 30 g,五味子 10 g,太子参 30 g,麦冬 20 g,酒萸肉 15 g,桑螵蛸 20 g,炒酸枣仁 20 g,制远志 15 g,7 剂,日 1 剂。

[二诊] 2022 年 11 月 4 日。患者诉口干多饮较前缓解,乏力气短、心悸明显改善,汗出减少,无恶风寒,无饥饿感,眠一般,大便日一行,不干结,小便稍频,舌紫红,苔薄少津,脉弦细。守上方继续服用 7 剂。

[三诊] 2022 年 11 月 11 日。患者诉药后诸症好转,上方续进 7 剂。

按语:糖尿病属于中医学"消渴"范畴,主要与禀赋不足、饮食不节、外感六淫、情志不调、劳逸失度、房劳伤肾等病因有关。其发病与肺、脾、肾三脏关系密切,其中以阴津亏损,燥热偏盛为主要病机,治疗上以清热润燥,养阴生津为基本法则。本案患者以"多饮、多尿"为所急所苦,伴有乏力气短,自汗出,心悸,恶风寒,易饥,眠差,大便偏干,1~2日一行,小便频数,舌紫红,苔薄少津,脉弦细等一派气阴两虚之象。不可因自汗出、恶风寒而考虑用桂枝解表,正如《伤寒杂病论》第29条所示:"伤寒脉浮,自汗出,小便数,心烦,微恶寒,脚挛急,反与桂枝欲攻其表,此误也,得之便厥。"此种恶风寒为气阴两虚,津液外泄不固,导致卫阳温煦功能下降,而不是表邪因束。首要治则还是益气养阴,而非用桂枝发散津液。用张锡纯之玉液汤,如其所言:本方所治乃脾气不升,真阴不足,脾肾两虚所致(以脾虚为主)。脾主升清,散精于肺,肺主治节,上以布津润口,下以通调水道,注入膀胱。今脾不升清,津不上承于口,故口渴引饮,饮水不解;肾阴不足,肾失封藏,膀胱不约,故小便频数量多;脾肾两虚,故困倦气短,脉虚细无力。治宜益气生津为主,辅以固肾止渴。方中山药、黄芪用量较重为君,取其补脾固肾,益气生津之功,一则使脾气升,散精达肺,输布津液以止渴;二则使肾气固,封藏精微以缩尿。知母、天花粉滋阴清热,润燥止渴为臣药。佐以葛根助黄芪升发脾胃清阳,输布津液而止渴;鸡内金助脾健运,运化水谷精微,"化饮食中糖质为津液也"(《医学衷中参西录》);五味子助山药补肾固精,收敛阴津以缩尿,使精微不至于下趋。全方脾肾同治,标本兼顾,且升发与封藏并行,共奏益气生津,固肾止渴之效。辨证以口渴尿多、困倦气短、脉虚细无力为要点。气虚甚者,加人参以补气生津;小便频数者,加山茱萸以固肾缩尿。本案合用生脉散加强益气生津之功效。

案2 谢某,女,61岁。

[初诊] 2022年9月20日。

主诉: 口干多饮2年余,加重2周。

现病史: 患者2年前无明显诱因下出现口干多饮,曾在当地医院就诊,诊断为2型糖尿病,给予药物治疗。近2周自觉症状加重,为求中药调理,遂来诊。刻下见口干多饮,多尿,怕风冷,乏力气短,左下肢外侧麻木疼痛,颈肩酸痛,纳一般,大便调。

体格检查: 生命体征平稳,心肺未见异常,腹平软,肝肋下未触及,无压痛及反跳痛,双下肢不肿。舌紫红,苔干中有细纹,脉细,触诊手潮凉。

西医诊断: 2型糖尿病。

中医诊断: 消渴-中消。

证型：气阴两虚夹瘀证。

治法：益气养阴通络。

处方：玉液汤合桂枝茯苓丸加减。山药 30 g，黄芪 50 g，知母 20 g，炒鸡内金 10 g，葛根 30 g，天花粉 15 g，五味子 10 g，桂枝 15 g，茯苓 30 g，桃仁 15 g，赤芍 15 g，丹皮 15 g，盐杜仲 15 g，续断片 15 g，牛膝 15 g，姜黄 10 g，当归 15 g，7 剂，日 1 剂。

[二诊] 2022 年 10 月 14 日。患者口干较前改善，稍怕风冷，乏力气短，腰腿酸软，疼痛减轻，尿频，纳可，大便调，舌紫红，苔稍干，脉细，触诊手潮凉。

处方：山药 30 g，黄芪 50 g，知母 20 g，炒鸡内金 10 g，葛根 30 g，天花粉 15 g，五味子 10 g，桂枝 15 g，茯苓 30 g，桃仁 15 g，赤芍 15 g，丹皮 15 g，盐杜仲 15 g，生地黄 20 g，牛膝 15 g，当归 15 g，7 剂，日 1 剂。

[三诊] 2022 年 11 月 3 日。患者药后口干明显改善，已无明显怕风冷，乏力好转，腰腿酸痛减轻，尿稍频，纳可，大便调，舌紫红，苔薄干，脉细，触诊手潮凉。诸症好转，上方续进 7 剂。

按语：患者口干多饮，多尿，怕风冷，乏力气短，左下肢外侧麻木疼痛，颈肩酸痛，舌紫红，苔干中有细纹，脉细，触诊手潮凉。四诊合参结合八纲辨证、六经辨证，病机主要着眼于气阴两虚夹瘀。《医学衷中参西录》中巧用益气养阴法治疗消渴病。消渴病机以阴虚为本、燥热为标，若病情迁延日久可阴损及阳，而致气阴两虚。张锡纯所创玉液汤，正是以"气阴两虚"立论治疗消渴病的著名代表方剂。方中生黄芪、山药为君，脾气升，散精达肺，输布津液，使肾气固，封藏缩尿。知母、天花粉滋阴润燥，清热生津止渴，共为臣药。葛根可助黄芪升脾胃之清阳，布散津液；五味子酸敛生津，以助山药补肾固精；鸡内金可健运脾胃，运化水谷精微，补而不滞，三者同为佐药。七药配伍，脾肾同治，标本兼顾。张氏曰："若肺体非热，因腹中气化不升，清气即不能上达于肺，与吸进之养气相合而生水者，当用升补之药，补其气化，而导之上升。"其方药补中气、升元气，生津而止渴，发挥益气养阴兼补脾固肾之效。患者肢体麻木酸痛，中医认为消渴和血瘀关系密切，认为瘀血贯穿于消渴发展的始终，既是病理产物，又是引起并发症的重要因素，桂枝茯苓丸出自《金匮要略》，由桂枝、茯苓、赤芍、桃仁、丹皮五味组成，基于"治病求本，方证结合"的特点，以其活血化瘀，在临床上使用率很高。

本案取效关键在气阴两虚的兼证上着力，患者怕风冷、肢体麻木疼痛、颈肩酸痛、触诊手潮凉，表寒不解兼血痹，里有口干多饮，结热攻冲。桂枝茯苓丸解表兼顾阳明里热,合玉液汤兼顾津虚血瘀,处理好兼证,全面照顾病机方能取效。

案3 何某,女,58岁。

[初诊] 2013年11月15日。

主诉:口干渴、多饮、多食易饥间作1个月余。

现病史:患者于1个月前无明显诱因下出现口干渴、多饮、多食易饥症状,时作时止,延至今日始来就诊。刻下见口干渴、多饮、多食易饥,无口苦,大便黄软,小便黄清。发现2型糖尿病3个月,未服药,坚持饮食控制。

体格检查:生命体征平稳,心肺未见异常,腹平软,肝肋下未触及,无压痛及反跳痛,双下肢不肿。舌质红,苔稍黄,脉细。3个月前行糖耐量实验诊为2型糖尿病。

西医诊断:2型糖尿病。

中医诊断:消渴。

证型:胃中燥热伤津证。

治法:清热生津。

处方:玉液汤加减。山药20 g,黄芪15 g,知母10 g,葛根15 g,天花粉15 g,党参15 g,生石膏25 g,甘草5 g,7剂,日1剂。

[二诊] 2013年11月22日。患者口干渴减轻,饮水稍多,多食易饥缓解,睡眠可,大便黄软,小便黄清,舌质红,苔稍黄,脉细。初诊方去生石膏,加五味子10 g,7剂。

按语:本案患者因饮食所伤,导致脾胃功能受损。胃主腐熟水谷,脾主运化,为胃行其津液。燥热伤脾胃,胃火炽盛,脾阴不足,则口渴多饮,多食善饥;舌质红、脉细为阴虚生热之征象。四诊合参,辨为胃中燥热伤津证,脾胃燥热偏盛,上可灼伤肺津,下可耗伤肾阴,故治以益气滋阴,清热止渴,方选玉液汤加减。方中山药、黄芪益气滋阴,补脾固肾,阴虚而生内热,遂以知母、天花粉滋阴清热,润燥止渴。"黄芪能大补肺气,以益肾水之上源,使气旺自能生水,而知母又大能滋肺中津液,俾阴阳不至偏胜,肺脏调和而生水之功益著也。"葛根升阳益津,助脾气上升,散精达肺,党参补气健脾,石膏归肺、胃经,清热泻火,除烦止渴,甘草补脾和中,调和诸药。诸药合用,益气滋阴,固肾止渴,使脾旺肾固,诸症可愈。玉液汤尤其适用于糖尿病前期或新发糖尿病患者,单用玉液汤口服不加降血糖西药,辅以饮食控制,可达减缓糖尿病前期进展至糖尿病进程,甚至部分新发糖尿病患者可长期血糖正常,达到临床治愈的目的。

案 4 患者,男,69 岁。

[初诊] 2021 年 2 月 3 日。

主诉:口渴多饮间作 2 年,加重伴阵发性头晕半年。

现病史:患者 2 年前出现口渴多饮,当地医院考虑与糖尿病相关,给予控制血糖等对症处理后,症状稍可减轻,但仍间断自觉口渴多饮。近半年自觉症状加重,伴有阵发性头晕,近期监测空腹血糖波动在 5.8~13.2 mmol/L,餐后血糖波动在 9.6~16.1 mmol/L;有颈动脉斑块形成病史多年(具体不详),2021 年 2 月 1 日查颈动脉彩超,示左颈总动脉膨大处前后壁可见强回声斑,较厚约 1.6 mm;左颈内动脉起始段前后壁可见强回声斑,较厚约 1.7 mm;右颈总动脉膨大处后壁可见混合回声斑块,厚约 3.1 mm,延伸至颈内动脉起始段。为求中医治疗遂来诊。刻下见口干、口渴、多饮,伴乏力,头晕,纳呆,眠一般,大便不成形,小便多。有糖尿病史 2 年,平素口服二甲双胍片 0.5 mg,每日 3 次,有颈动脉斑块形成病史多年(具体不详)。

体格检查:生命体征平稳,心肺未见异常,腹平软,肝肋下未触及,无压痛及反跳痛,双下肢不肿。舌淡,苔淡白,脉细弱。

西医诊断:2 型糖尿病,颈动脉粥样硬化斑块形成。

中医诊断:消渴合并眩晕。

证型:脾虚湿盛证。

治法:健脾渗湿。

处方:参苓白术散加减。党参 20 g,白术 20 g,茯苓 10 g,山药 10 g,莲子肉 10 g,枳壳 10 g,砂仁 5 g(后下),薏苡仁 10 g,白扁豆 10 g,甘草 5 g,14 剂,日 1 剂。

嘱患者继续西药降糖治疗,规律饮食及监测三餐前后血糖,每日慢跑或步行锻炼至微微发汗。

[二诊] 2021 年 2 月 18 日。患者诉口干、口渴、多饮较前明显改善,无乏力,头晕发作次数较前减少,程度稍改善,纳可,眠一般,大便成形,舌淡,苔白,脉弦。近 2 周监测空腹血糖波动在 3.8~7.6 mmol/L,餐后血糖波动在 7.2~10.1 mmol/L。前方加升麻 5 g,陈皮 10 g,半夏 5 g,赤芍 5 g,14 剂。

[三诊] 2021 年 3 月 15 日。患者诸症均消,血糖控制平稳,嘱其继续原方案治疗,巩固疗效。

5 个月后患者于当地医院复查颈动脉彩超,示左颈总动脉膨大处前后壁可见强回声斑,较厚约 1.5 mm;左颈内动脉起始段前后壁可见强回声斑,较厚约 1.8 mm;右颈总动脉膨大处后壁可见强回声斑块,厚约 3.0 mm。

按语:消渴一证,有虚、实、燥、热之别。本案患者消渴日久,燥热伤脾胃,胃火炽盛,脾阴不足,则口渴多饮,多食善饥;中焦运化无力,痰湿内生,上犯清窍,故见头晕。予参苓白术散加减滋补脾阴,渗利脾湿。方中党参禀土中清阳之气,春升少阳之令而生,其气升;茯苓味独甘淡,甘则能补,淡则能渗,甘淡属土,用补脾阴,土旺生金,兼益肺气;白术乃健脾之猛将,其味苦、甘,性温,既能燥湿实脾,又能缓脾生津,临证时最宜用于脾虚有湿者,恐无湿者反燥脾之阴津,损其脾阴;甘草味甘性平,调和诸药,滋阴补阳。四味配伍有升有降,有阴有阳,有补有泻,可平补脾胃中焦之气阴。山药味甘性平,专入脾,兼入肺、肾,能平补肺脾肾气;白扁豆味甘,性微温,可降浊升清,补气健脾兼能化湿;莲子肉味甘涩,性平,专入脾,兼入心、肾,能益十二经脉血气;砂仁味辛性温,可行滞气,能辅诸补药,行气血于不滞;桔梗味辛、苦,性平,能升能降,能散能泄,可利胸中之气,开提气血;枳壳为药中之舟楫,故用之为向导也。纵观全方,以培补脾阴而制胃火燥热,中焦健运而痰湿消。二诊时患者头晕仍改善不明显,乃心火所炼痰瘀之邪附着脉壁过甚,脾胃清气难以上达,故用化痰消瘀之品,佐以升麻引脾胃清气自右而升,上达清窍,以此及至三诊,症状皆消。

四、自汗

案 林某,男,37 岁。

[初诊] 2022 年 11 月 4 日。

主诉:自汗畏寒 1 年余,加重 1 周。

现病史:患者 1 年前无明显诱因下出现自汗畏寒,在当地医院给予中药调理后症状稍缓解,但反复,近 1 周自觉症状加重。刻下见自汗出,怕风畏寒,汗后身凉,手足末端冰冷,自觉乏力,纳欠佳,大便可,小便调,色清。

体格检查:生命体征平稳,体弱肤白,心肺未见异常,腹平软,肝肋下未触及,无压痛及反跳痛,双下肢不肿。舌淡苔薄,脉细弱,触诊手凉手潮。

西医诊断:多汗症。

中医诊断:自汗。

证型:阳气虚弱,营卫不和证。

治法:温阳益气,调和营卫。

处方：桂枝加附子汤加减。桂枝 10 g,黑顺片 15 g,白芍 10 g,大枣 15 g,炙甘草 10 g,麻黄根 10 g,煅牡蛎 30 g,黄芪 30 g,白术 15 g,7 剂,日 1 剂。

[二诊] 2022 年 11 月 11 日。患者手足冰冷较前改善,自汗出、怕风冷、乏力、纳欠佳诸证改善,大便可,小便调,体弱肤白,舌淡红苔薄,脉细弱,触诊手潮凉。诸证改善,病机不变,效不更方,原方续进 7 剂。

按语：自汗是指不因外界环境因素的影响,白昼时时汗出,动辄益甚者。患者以自汗怕冷为所急所苦,望诊体弱肤白,舌淡苔薄,脉细弱,兼有纳差里虚,病位以表为主,兼有里虚,病机为卫阳偏虚,中焦不足,辨为少阴、太阴合病。《素问·经脉别论》有云："饮入于胃,游溢精气,上输于脾。脾气散精,上归于肺,通调水道,下输膀胱。水精四布,五经并行,合于四时五脏阴阳,揆度以为常也。"里虚则营出中焦,过于虚寒,气血为体,营卫为用,卫行脉外,起到防御温煦作用,营行脉中起到濡养温煦作用,营卫不和,则变生百病。本案患者营卫俱弱,需温卫养营,处方桂枝加附子汤打底,温化少阴表寒,蕴含桂枝加黄芪汤,兼顾太阴中风之津血不足,白术、甘草、大枣养中和营,照顾太阴里虚,麻黄根、煅牡蛎固摄外溢之津血。诸药合用共奏温阳益气固表,调和营卫之效。本案根据六经辨证、八纲辨证,先定病位为表证为主,兼有里虚,津血来路营出中焦,产生的虚寒废水不能温煦表位,营卫交合障碍,卫气失去温煦固摄功能,同时营血不能濡养温煦,所以见自汗出、怕冷。患者营卫俱弱,需温卫阳固摄表位,养营血温煦机体。

五、盗汗

案 王某,男,42 岁。

[初诊] 2014 年 1 月 16 日。

主诉：盗汗 2 日。

现病史：患者因工作较劳累,精神压力大,近 2 日出现夜间盗汗。刻下见夜间盗汗,疲乏,无恶寒发热等症,纳可,眠欠佳,二便正常。

体格检查：精神可,生命体征平稳,体稍胖,心肺未见异常,腹平软,肝肋下未触及,无压痛及反跳痛,双下肢不肿。舌红,苔黄腻,脉弦数。

西医诊断：多汗症。

中医诊断：盗汗。

证型：阴虚火旺证。

治法：滋阴降火,益气止汗。

处方：当归六黄汤加减。当归 15 g,黄柏 15 g,黄芩 15 g,川黄连 6 g,生地黄 20 g,黄芪 30 g,藿香 15 g,地骨皮 10 g,丹参 15 g,秦艽 10 g,煅龙牡 30 g,厚朴 20 g,7 剂,日 1 剂。

[二诊] 2014 年 1 月 23 日。患者盗汗明显好转,睡眠欠佳,上方去生地黄、秦艽、地骨皮,加炒酸枣仁 30 g,水牛角粉 30 g,枳壳 20 g,继服 14 剂,疾病痊愈。

处方：当归 15 g,黄柏 15 g,黄芩 15 g,川黄连 6 g,炒酸枣仁 30 g,黄芪 30 g,藿香 15 g,水牛角粉 30 g,丹参 15 g,枳壳 20 g,煅龙牡 30 g,厚朴 20 g,14 剂,日 1 剂。

按语：汗证是以汗液外泄失常为主症的疾病,其中寐中汗出,醒来即止者,称为盗汗。本案患者长期思虑,烦劳过度,营阴暗耗,血不养心,心不敛营,则津液外泄,大汗则气阴两伤。其舌红、苔白腻、脉弦数亦为气阴两伤之症,治以当归六黄汤滋阴降火,益气止汗。方中当归、生地黄入肝肾而滋阴养血,阴血充则水能制火,盗汗乃因水不济火,心火独旺,迫津外泄所致,故以黄连清心泻火,合黄芩、黄柏苦寒泻火以坚阴,卫虚不固,倍用黄芪益气实卫以固表。藿香芳香行散,能化湿浊,厚朴行气宽中,燥湿消痰,丹参凉血养血,地骨皮、秦艽善清虚热,煅龙骨收敛止汗。本方滋阴与泻火并进,使阴固而水能制火,热清则耗阴无由,随证加减,疗效确切。

六、瘿病

案 1　陈某,女,33 岁。

[初诊] 2022 年 11 月 11 日。

主诉：乏力、畏寒 11 年。

现病史：患者于 11 年前无明显诱因下出现乏力、畏寒症状,曾在多家医院就诊,行检查后考虑为桥本氏甲状腺炎,中药治疗后症状未见明显好转。刻下见乏力、畏寒,时有头痛,咽部异物感,纳差,多食则胃痛,饮水不多,喜饮温水,饮冷不适,肠鸣,大便偏烂,小便清。

体格检查：精神一般,生命体征平稳,形体偏瘦,颈部未触及肿大,心肺未见异常,腹平软,肝肋下未触及,无压痛及反跳痛,双下肢轻度水肿。舌淡紫红,苔白滑,脉细滑。

西医诊断：桥本氏甲状腺炎。

中医诊断：瘿病。

证型：血虚水盛证。

治法：养血利水。

处方：当归芍药散合甘姜苓术汤加减。当归15 g,川芎10 g,茯苓20 g,泽泻10 g,赤芍15 g,白术15 g,法半夏15 g,党参20 g,炙甘草15 g,干姜10 g,乌药10 g,7剂,日1剂。

[二诊] 2022年11月18日。患者服药后乏力、畏寒较前缓解,已无头痛,时有咽部异物感,多食胃胀,饮水不多,饮温,饮冷不适,肠鸣减少,大便成形,舌淡紫,苔白滑,脉细滑。

处方：当归15 g,川芎10 g,茯苓20 g,泽泻10 g,赤芍15 g,白术15 g,法半夏15 g,党参20 g,炙甘草15 g,干姜10 g,乌药10 g,厚朴15 g,7剂,日1剂。

[三诊] 2022年11月25日。患者诉药后诸症好转,上方续进7剂。

按语：患者以乏力、畏寒为主诉,并时有头痛,咽部异物感,虽然以表位症状为所急所苦,但结合纳差、多食胃痛,饮水不多,饮温,饮冷不适,肠鸣,大便偏烂,舌淡紫红,苔白滑,脉细滑,进一步详细辨别表里,提示乏力、畏寒并非表寒困束所导致,而是里位太阴虚寒所致。正如《素问·经脉别论》论述:"饮入于胃,游溢精气,上输于脾,脾气散精,上归于肺,通调水道,下输膀胱,水精四布,五经并行。"由此可知,患者太阴虚寒,输出的津血亦虚寒不足,温煦卫外功能下降,凡此种表虚不能再用麻桂发表。患者有头痛、胃痛、津血不利不能濡养的表现,《经》云血不利则为水,有水血同病的病机表现。组方以当归芍药散合甘姜苓术汤温中养血利水,方中川芎、当归、芍药和血疏肝,益血之虚;茯苓、白术、泽泻运脾胜湿,除水之气,既疏瘀滞之血,又散郁蓄之水;干姜温中散寒,温补脾阳;乌药行气止痛,温肾散寒;党参、炙甘草补脾益气;法半夏、厚朴行气燥湿化痰。全方血水同治,燠土以胜水,切中病机,收效良好。二诊患者咽部异物感为水饮冲逆所致,加用厚朴,拟半夏厚朴汤方义降逆化饮,故取良效。

本案辨证关键在表里之辨,患者虽以乏力、畏寒为主诉,但并非表寒困束,而是太阴津血虚寒不能温煦濡养所致,当辨为有表证无表邪,治疗上以太阴血病,病传水证,主方当归芍药散以养血补虚,健胃化饮,和营止痛,配合甘姜苓术汤以温中化饮,切合病机,方能取效。

案2 赖某,男,41岁。

[初诊] 2022年12月2日。

主诉：畏寒伴双下肢水肿1年,加重1周。

现病史：患者1年前无明显诱因下出现畏寒，并伴双下肢水肿，曾在当地医院就诊，经检查诊断为继发性甲状腺功能减退症，给予左甲状腺素钠片对症治疗，但症状反复，近1周自觉症状加重。刻下见时有畏寒、乏力，双下肢水肿，时有头晕心悸，纳差，多食胃胀，饮水不多，饮温，饮冷不适，时有肠鸣，大便偏烂，日2行，小便频，夜尿2次。

体格检查：精神一般，生命体征平稳，形体稍胖，颈部未触及肿大，心肺未见异常，腹平软，肝肋下未触及，无压痛及反跳痛，双下肢轻度水肿。舌淡，苔白腻滑，脉沉细滑。

西医诊断：继发性甲状腺功能减退症。

中医诊断：瘿病。

证型：阳虚水泛证。

治法：温阳利水。

处方：真武汤加减。茯苓15g，黑顺片10g，白术15g，白芍10g，生姜10g，益智仁15g，北柴胡15g，枳实15g，7剂，日1剂。

[二诊] 2022年12月9日。患者服药后畏寒乏力较前缓解，双下肢水肿减轻，纳改善，多食易胃胀，饮水不多，饮温，饮冷不适，肠鸣减少，大便较前成形，舌淡，边有齿印，苔白滑，脉沉细滑。上方再进7剂。

[三诊] 2022年12月25日。患者诉药后诸症好转，上方续进7剂。

按语：患者畏寒、双下肢水肿主要病机是里位太阴虚寒，中焦运化失常，津血不能温煦输布到体表导致，血不利则为水，故下肢水肿。正如《素问·经脉别论》论述："饮入于胃，游溢精气，上输于脾，脾气散精，上归于肺，通调水道，下输膀胱，水精四布，五经并行。"由此可知，太阴虚寒，输出之津血虚寒不足，故温煦卫外功能下降。患者有畏寒、头晕心悸、下肢水肿、舌淡、苔白腻滑、脉沉细滑等一派阳虚水泛的表现，理法当选温阳利水，以真武汤为主方。真武汤含有温阳利水的药对白术、附子，还有生姜温散水饮，亦含水血同治药对茯苓、芍药；诸药和合，侧重于治水，此方水血同治以水为主，治疗水饮病偏寒，亦可治疗水肿证以虚寒为主者。

本案患者既有畏寒、下肢水肿，又有头晕、心悸、水饮冲逆的表现。这种情况下经方的施治法则，要通利小便而解表，单纯用发汗法，不但会使表不解，还会激动内里的水饮上冲，变生一系列坏证。如《伤寒杂病论》第82条示："太阳病发汗，汗出不解，其人仍发热，心下悸，头眩，身瞤动，振振欲擗地者，真武汤主之。"

第316条示:"少阴病,二三日不已,至四五日,腹痛,小便不利,四肢沉重疼痛,自下利者,此为有水气,其人或咳,或小便利,或下利,或呕者,真武汤主之。"用发汗的方法虽然汗出而表仍不解,所以"其人仍发热";水饮上逆上冲,冲到心下部位见"心下悸";冲到上焦表位、阳位见"头眩";水饮动经见"身眩动,振振欲擗地";冲逆中焦见"呕";水饮泛滥于体表,见四肢沉重疼痛;泛溢于下焦,见"自下利""小便不利""不下利"或"小便利"(尿频)或"腹痛"等。在言简意赅的《伤寒杂病论》条文中,真武汤条文集中描述了多种症状,这充分说明了水饮动经传变复杂、症状纷纭。

七、瘿瘤

案1 李某,女,31岁。

[初诊] 2013年5月6日。

主诉:颈部肿大3年。

现病史:患者3年前发现颈部肿大,查甲功七项考虑甲状腺功能亢进,服甲巯咪唑治疗。刻下见颈部稍肿大,出汗多,四肢颤抖,纳食偏多,睡眠一般,二便调。

体格检查:血压正常,甲状腺左右叶轻度肿大,心肺未见异常体征,腹平软,无压痛及反跳痛,肠鸣音无亢进,双下肢不肿。舌质淡红,苔白稍厚,脉弦。

西医诊断:甲状腺功能亢进。

中医诊断:瘿瘤。

证型:痰气郁结证。

治法:行气消痰,解郁散结。

处方:四逆散合四君子汤加减。柴胡10 g,枳壳15 g,白芍10 g,甘草10 g,党参15 g,茯苓15 g,白术10 g,法半夏10 g,浙贝母15 g,砂仁10 g(后下),香附15 g,白及15 g,7剂,日1剂。

[二诊] 2013年5月13日。患者颈部稍肿大,出汗减少,四肢颤抖减轻,纳食正常,睡眠一般,二便调,舌质淡红,苔白稍厚,脉弦。守初诊方再进7剂。

按语:甲状腺功能亢进属于中医"瘿病"范畴,病机为痰结血瘀,气郁或阴虚火旺,治疗在化痰散结的基础上加理气解郁或滋阴降火等法。本案患者因情志内伤,肝气失于条达,气机郁滞,津液不得正常输布,凝聚成痰,气滞痰凝,壅结颈前,形成瘿病。本案病机为痰气郁结,采取化痰散结,理气解郁治法,以四逆散理气解郁,配以化痰散结之品。方中柴胡禀春气而生,条达肝气,疏肝解郁,白芍养血柔肝,枳壳行气,与柴胡相配,增舒畅气机之功。脾为生痰之源,脾气虚则痰湿内生,党参、茯苓、白术、甘草取四君子汤中和之义,健补脾胃之气,兼司运化之职,渗利湿浊。砂仁行气和胃,香附疏肝理气,法半夏、浙贝母化痰散结,白及消散痈结。本方体现治疗本病应以治肝为主,以疏肝清肝养肝为本,佐以化痰散结,辨证准确,灵活运用,方取良效。

案 2 陈某,女,48 岁。

[初诊] 2022 年 11 月 4 日。

主诉:颈部不适伴乏力 1 周。

现病史:患者 1 周前劳累后出现颈部不适,伴有乏力,体检发现甲状腺结节。刻下见颈部不适伴轻压痛,乏力疲惫,平素性情急躁易怒,纳眠一般,大便 1~2 日一行,稍干,小便调。

体格检查:血压正常,甲状腺未触及明显肿大,心肺未见异常体征,腹平软,无压痛及反跳痛,肠鸣音无亢进,双下肢不肿。舌淡紫,苔白厚,脉弦细。

西医诊断:甲状腺结节。

中医诊断:瘿瘤。

证型:气虚痰瘀证。

治法:益气化痰通络。

处方:消瘰丸合桂枝茯苓丸加减。黄芪 50 g,夏枯草 45 g,醋三棱 15 g,醋莪术 15 g,炒僵蚕 30 g,北柴胡 15 g,玄参 20 g,浙贝母 15 g,昆布 15 g,猫爪草 15 g,醋香附 20 g,桂枝 15 g,茯苓 30 g,赤芍 15 g,桃仁 15 g,炒枳实 15 g,7 剂,日 1 剂。

[二诊] 2022 年 11 月 11 日。患者诉颈部不适缓解,乏力疲惫好转,易怒,纳眠一般,大便 1~2 日一行,成形,小便调,舌淡紫,尖稍红,苔白厚,脉弦细。上方再服 7 剂。

[三诊] 2022 年 12 月 2 日。患者颈痛、乏力症状消失,性格急,睡眠改善,舌淡紫,尖稍红,苔白厚,脉弦细。

处方:黄芪 50 g,夏枯草 45 g,醋三棱 15 g,醋莪术 15 g,炒僵蚕 30 g,北柴胡 15 g,玄参 20 g,浙贝母 15 g,昆布 15 g,猫爪草 15 g,醋香附 20 g,桂枝 15 g,茯苓 30 g,赤芍 15 g,桃仁 15 g,炒枳实 15 g,牡蛎 30 g,7 剂,日 1 剂。

按语:患者颈部不适伴轻压痛,乏力疲惫,平素性情急躁易怒,纳眠一般,大便1~2日一行、稍干,小便调,舌淡紫,苔白厚,脉弦细。四诊合参,病机主要着眼于气虚痰瘀。本案患者平素性情急躁易怒,系肝胆之火上升,与痰涎凝结而成。病位初起多在少阳部位,或项侧,或缺盆,久则渐入阳明部位。组方有张锡纯消瘰丸之方义,方中重用夏枯草、僵蚕、昆布、猫爪草、牡蛎以消痰软坚,又恐脾胃气虚,久服有碍,故用黄芪、三棱、莪术以开胃健脾,使脾胃强壮,自能运化药力,以达病所。且此证之根在于肝胆,三棱、莪术善开至坚之结。另犹恐少阳之火炽盛,加柴胡、枳实直入肝胆以泻之,玄参、贝母清肃肺金以镇之。贝母之性,善于疗郁结、利痰涎,兼主恶疮;玄参之性,《名医别录》谓其散颈下核,《开宝本草》谓其主鼠瘘,二药皆善消之品。另外由于该患者以颈部不适伴轻压痛为所苦,大便稍干,舌淡紫,苔白厚,有痰瘀互结之征象。桂枝茯苓丸以其活血化瘀之效,在临床上使用率很高。本案以消瘰丸合用桂枝茯苓丸以通气活血,使气血毫无滞碍,结节自易消散也。

案3 符某,女,30岁。

[初诊] 2014年1月7日。

主诉: 结节状甲状腺肿1个月。

现病史: 患者1个月前自查触及左颈部小结节,查甲状腺超声考虑甲状腺腺瘤,直径约2.0 cm×1.8 cm,反射性核素扫描为热结节,来诊要求中医治疗。刻下见颈部可触及肿物,平素情绪不畅,偶有咽痒咳嗽,睡眠一般,胃纳可,二便正常。

体格检查: 颈部甲状腺左叶结节,无压痛,随吞咽移动,心肺未见异常,腹平软,肝肋下未触及,无压痛及反跳痛,双下肢不肿。舌质红,苔稍黄,脉滑。

西医诊断: 甲状腺腺瘤。

中医诊断: 瘿瘤。

证型: 痰结血瘀证。

治法: 化痰散结。

处方: 海藻玉壶汤加减。海藻15 g,昆布15 g,金银花20 g,三棱15 g,穿山甲25 g,乳香10 g,知母15 g,夏枯草15 g,桔梗15 g,浙贝母15 g,生牡蛎30 g,甘草10 g,7剂,日1剂。

[二诊] 2014年1月14日。患者颈部结节如前,无明显不适,舌质稍红,苔薄黄,脉稍滑。守方7剂。

按语: 本案患者为年轻女性,妇女以肝为先天,经、孕、产、乳等生理特点与肝经气血有密切关系,遇有情志、饮食等致病因素,常引起气郁痰结,气滞或痰气郁结日久,则深入血分,血液运行不畅,形成痰结血瘀之候。治疗上,当从瘀论治,予海藻玉壶汤理气活血,化痰消瘀。方中夏枯草清热泻火,消肿散结;海藻清热化痰,消肿散结,夏枯草与海藻性寒凉,共用可增强软坚散结功效;昆布化痰消肿,软坚散结;牡蛎潜阳敛阴,化痰软坚;浙贝母清热化痰,消肿散结;五药配伍有消肿散结,清热化痰之功。乳香、三棱、穿山甲活血祛瘀消肿;桔梗排脓消痈,祛痰利咽,载诸药上行,兼以利咽。诸药合用,共奏化痰散结,活血祛瘀之功。杨华诊治瘿瘤经验:初诊评估很重要,腺瘤大小超过3 cm,或经甲状腺反射性核素扫描确定为冷结节者,建议手术治疗,或手术后服中药治疗;腺瘤较小,直径小于3 cm,反射性核素扫描确定为热结节者,可考虑中医治疗或中西医结合治疗;无论何种证型,痰结血瘀为基本病理改变,分型多为痰结血瘀兼气郁火郁,痰结血瘀兼阴虚火旺两种;痰结血瘀兼气郁火郁治以化痰散结、理气疏郁,痰结血瘀兼阴虚火旺治以化痰散结、滋阴降火。

八、虚劳

案1 祁某,女,56岁。

[初诊] 2022年11月25日。

主诉: 乏力半年余,加重1周。

现病史: 患者半年前因外阴肿瘤进行手术治疗,术后出现乏力,休息调整后未见明显改善,近1周自觉症状加重。刻下见乏力,气短,活动后明显,微恶风寒,情志不畅,纳呆,眠差,大便稀溏,小便可。

体格检查: 生命体征平稳,心肺未见异常,腹平软,肝肋下未触及,无压痛及反跳痛,双下肢不肿。舌淡,苔薄白,脉细弱。

西医诊断: 外阴恶性肿瘤术后。

中医诊断: 虚劳。

证型: 脾气虚证。

治法: 益气健脾。

处方: 补中益气汤加减。北柴胡10 g,升麻5 g,党参片50 g,黄芪50 g,陈皮15 g,法半夏15 g,黄芩片10 g,炙甘草15 g,白英10 g,猫爪草15 g,当归15 g,仙鹤草15 g,炒酸枣仁20 g,7剂,日1剂。

[二诊] 2022年12月2日。患者服药后乏力气短明显改善,活动后稍显,无

恶风寒,纳转佳,眠一般,大便较前成形,小便可,舌淡,苔薄白,脉细弱。诸症好转,上方续进7剂。

按语:患者诉乏力气短,活动后明显,微恶风寒,情志不畅,纳呆,眠差,大便稀溏,小便可,舌淡,苔薄白,脉细弱。四诊合参,一派脾气亏虚,纳运无权的表现。补中益气汤出自《内外伤辨惑论》,方由黄芪、人参、白术、茯苓、炙甘草、陈皮、当归、升麻、柴胡组成。主治脾胃内伤不足,气虚无力升浮或下陷,虚火内生。本方立意遵循《黄帝内经》"劳者温之,损者益之,盖温能除大热,大忌苦寒之药泻胃土耳"。《内外伤辨惑论》言:夫脾胃虚者,因饮食劳倦,心火亢甚,而乘其土位,其次肺气受邪,须用黄芪最多,人参、甘草次之。方中加用白英、猫爪草解毒消肿。正如清代程钟龄所说:"若积聚日久,邪胜正虚,法从中治,须以补泻相兼为用。""虚人患积者,必先补其虚,理其脾,增其饮食,然后用药攻其积。"杨华认为,该说法甚为中肯,以补中益气汤为主方加减治疗肿瘤患者,能够针对病机圆机活法,恰到好处,不犯"虚虚实实"之弊。补中益气汤可用于治疗有明显乏力感、精神不振、食欲减退的肿瘤患者。肿瘤患者过食补益之品,易生壅滞,损伤元气,阴火内生;过于攻伐,则耗损正气,败损胃气;若情志不畅,气郁之证隐匿其中,郁久则易化热。"留得一分胃气,便留得一分生机",对肿瘤术后的用药要中正平和,损有余而补不足,不可用辛香理气之品,以防耗气伤津。

案2 田某,女,43岁。

[初诊] 2013年2月22日。

主诉:头晕、畏寒间作半年。

现病史:患者半年前开始经常发作头晕、畏寒,检查提示缺铁性贫血,予服铁剂治疗,症状改善不明显。刻下见头晕,畏寒,月经量多,疲乏,倦怠懒言,纳食一般,睡眠一般,二便调。缺铁性贫血1年余,月经过多病史3年余。

体格检查:睑结膜稍苍白,爪甲稍苍白,心肺未见异常体征,腹平软,无压痛及反跳痛,肠鸣音无亢进,双下肢不肿。舌质淡红,苔白,脉细弱。

西医诊断:缺铁性贫血。

中医诊断:虚劳。

证型:气血两虚证。

治法:益气养血。

处方:十全大补汤加减。党参50 g,茯苓20 g,白术15 g,炙甘草15 g,当归15 g,川芎15 g,白芍15 g,熟地黄20 g,熟附子10 g,肉桂5 g,首乌30 g,枸杞子

30 g,升麻 10 g,柴胡 10 g,黄芪 30 g,7 剂,日 1 剂。

[二诊] 2013 年 3 月 1 日。患者服药后,头晕明显减轻,无明显畏寒,月经未至,未感疲乏,精神转佳,纳食一般,睡眠一般,二便调,舌质淡红,苔白,脉细弱。守初诊方再服 7 剂。

按语:虚劳又称虚损,是以多种慢性虚弱表现为主症的疾病。多因脏腑亏损,气血阴阳虚衰,久虚不复成劳。早在《黄帝内经》《难经》就有关于虚、劳、损的论述,《素问·通评虚实论》有"精气夺则虚",《素问·玉机真藏论》有"五虚死",《素问·宣明五气》有"五劳所伤"等诸多记载。本案患者病起于月经过多所致慢性贫血,月经过多多源于气虚不摄,实为气虚而致血虚,气血两虚为主,兼损阴液之证,故选用十全大补汤益气补血。方中党参补气生血,熟地黄补血滋阴,白术补气健脾,当归补血和血,茯苓健脾养心,白芍养血敛阴,川芎活血行气,补而不滞,炙甘草益气和中,为四君子汤与四物汤合方,此外,四君子汤加黄芪、熟附子温补,四物汤加枸杞子、首乌养血益阴,柴胡、升麻量小升阳举陷,用作脾胃引经之药,十全大补汤能温补气血,治诸虚不足,正是调补气血的良方。

案 3 蔡某,男,48 岁。

[初诊] 2014 年 3 月 7 日。

主诉:畏寒 2 年。

现病史:患者近 2 年无明显诱因下出现畏寒,曾行 X 线胸片示慢性支气管炎。刻下见精神可,畏寒,感后背发凉,时有汗出,睡眠不安,常咳嗽,咳少量白痰,无发热,饮食可,大便一日一行,小便正常。

体格检查:心肺未见异常体征,腹平软,无压痛及反跳痛,双下肢不肿。舌质暗,苔薄白,脉沉细。

西医诊断:自主神经功能紊乱。

中医诊断:虚劳。

证型:肾阳亏虚,心肾不交证。

治法:温补肾阳,交通心肾。

处方:瓜蒌皮 15 g,薏苡仁 30 g,茯神 15 g,甘草 10 g,干姜 5 g,乌药 5 g,浮小麦 30 g,熟附片 10 g,通草 5 g,黄连 5 g,黄柏 15 g,合欢皮 15 g,7 剂,日 1 剂。

[二诊] 2014 年 3 月 14 日。患者服上方后,各症皆有减轻,舌暗减轻,脉较前有力,继服上方 7 剂。

[三诊] 2014 年 3 月 21 日。患者自觉症状明显减轻,嘱继以金匮肾气丸口

服以善其后。

按语：患者中年男性，肾气渐虚，心肾不交，心火不能下济肾水，睡眠不安，肺易感凉而咳嗽，舌脉亦是肾阳虚之表现。此案自主神经功能紊乱，表现为多方面症状，但究其脉症，原因肾阳亏虚，心肾不交，治以温补肾阳，交通心肾，佐以化痰健脾。处方予熟附片温壮肾阳，干姜增温里回阳之力，又温中散寒，甘草益气补中，一与姜、附温补结合，二以甘缓姜、附峻烈之性，三以调和药性，茯神、薏苡仁健脾渗湿安神，乌药温肾散寒行气，瓜蒌皮清肺化痰，合欢皮解郁安神，浮小麦益气止汗，通草、黄连、黄柏苦泄下行，以潜心火向下。诸药合用，交通心肾，水火相济。自主神经功能紊乱实际是一种精神症状综合征，中医辨证论治，方药对症，均有良效。

九、乳癌

案 何某，女，56岁。

[初诊] 2022年10月28日。

主诉：乏力、口干半年余。

现病史：患者于半年前行乳腺癌根治术，术后乏力，至今无明显缓解。刻下见乏力，胸闷气短，喜长出气，口干，饮多，纳欠佳，饥而不欲食，时有反胃，大便偏干结、欠畅，小便稍黄。

体格检查：生命体征平稳，左侧乳腺可见陈旧性瘢痕，心肺查体无特殊，腹平软，无压痛及反跳痛，双下肢不肿。舌红，苔黄干，脉细弱。

西医诊断：乳腺恶性肿瘤术后。

中医诊断：乳癌。

证型：气阴两虚证。

治法：益气养阴。

处方：升陷汤加减。黄芪50 g，柴胡10 g，升麻5 g，党参30 g，陈皮15 g，法半夏15 g，黄芩10 g，炙甘草15 g，白英10 g，猫爪草15 g，玄参20 g，麦冬20 g，酒萸肉10 g，天花粉20 g，7剂，日1剂。

[二诊] 2022年11月8日。患者服药后乏力、胸闷气短较前缓解，口干减轻，饮水温凉皆可，纳一般，已无反胃，大便较前通畅，小便饮多不黄，舌红，苔黄，脉细。守方7剂。

[三诊] 2022年11月17日。患者诉药后诸症好转，上方续进7剂。

按语：患者以乳腺癌术后乏力、口干为主诉,胸闷气短,喜长出气,口干,饮多,纳欠佳,饥而不欲食,时有反胃,大便偏干结、欠畅,小便稍黄,舌红,苔黄干,脉细弱。四诊合参,一派气阴两虚之象。杨华常提示临证要抓主症,《医学衷中参西录》说:"升陷汤,治胸中大气下陷,气短不足以息,或努力呼吸,有似乎喘;或气息将停,危在顷刻。"可见升陷汤的主要方证是:"胸中大气下陷,气短不足以息,或努力呼吸。"临床上凡符合此方证者,用升陷汤多有效验。患者口干多饮、饥而不欲食、大便偏干结、欠畅,火热伤津明显,予黄芩、玄参、麦冬、天花粉清热养阴生津;纳差反胃,予党参、炙甘草、陈皮、法半夏补中和胃。方药与病机相年,故能取佳效。杨华强调,运用升陷汤临床取效的关键在于剂量,一是生黄芪必须是全方的最大剂量的药物,笔者临床上一般生黄芪用30～50 g;二是生黄芪的量应至少是其他药物剂量的2倍。临床上若遇到患者喜长出气,动则气短甚,或喘者,常在升陷汤的基础上加党参15～30 g,山茱萸10～30 g以加强益气固脱之效。

十、胃癌

案 陈某,男,76岁。

[初诊] 2017年7月12日。

主诉：胃痛半年。

现病史：患者半年前因胃部隐痛就诊,经胃镜检查、活检及CT扫描,诊断为胃癌Ⅳ期,肺部转移。家属不愿行放疗和化疗术,遂来诊要求中医治疗。刻下见胃部隐痛,消瘦,气短乏力,心情郁闷急躁,纳呆,大便稀。

体格检查：生命体征平稳,心肺查体无特殊,腹平软,上腹部剑突下压痛,无反跳痛,双下肢不肿。脉沉细弱,舌淡,苔厚。

西医诊断：胃癌Ⅳ期,肺部转移。

中医诊断：胃癌。

证型：肝郁脾虚气陷证。

治法：疏肝健脾,益气升陷。

处方：小柴胡汤合升陷汤加减。柴胡20 g,法半夏15 g,黄芩10 g,党参30 g,大枣15 g,白术15 g,黄芪50 g,升麻5 g,桔梗10 g,麦芽15 g,鸡内金20 g,炙甘草15 g,半枝莲20 g,15剂,日1剂。

[二诊] 2017年7月27日。患者胃纳改善,气短乏力减轻。效不更方,再用

15剂。

[三诊] 2017年8月12日。患者家属前来告知：患者心情转好，食欲好，体重增加0.5 kg，能干一些家务活。嘱注意饮食调养。

按语：该患者年老体弱，肝郁脾虚，正气未复，邪犯少阳。诚如《伤寒杂病论》第97条所言："血弱气尽，腠理开，邪气因入，与正气相搏，结于胁下。"邪结胁下，枢机不利而胃痛；邪入少阳，少火被郁，内扰心神，则心情郁闷急躁；半里之邪迫近于胃，胃气失和，必不欲食、纳呆；肝气犯胃，木邪乘土，日久大气下陷，故气短乏力明显。拟方小柴胡汤合升陷汤加减，方药得当，充分体现中医学辨证论治的优势。杨华强调，张锡纯受李东垣学术思想影响，并参诸医家之言，融会贯通，首提"大气下陷"，始创"胸中大气"升提之法，充实气陷证证候、治法，自成体系，完善脏腑升降浮沉理论之说及中药的药性理论。其理论颇有学术价值，其学术理论和组方遣药之特色，对现代医家颇有启迪意义。值得注意的是，张锡纯认为中气也有下陷之时，但不如大气下陷危险。有因中气下陷，泄泻日久，或转致大气下陷者，可仿补中益气汤之意，于其所拟升陷汤中，去知母加白术数钱。若只大气下陷，而中气不下陷者，白术不可用，恐气分有郁结，黄芪、白术同用，易生胀满。本案患者胃癌晚期，消瘦纳呆，气短乏力，故仿补中益气汤之意，于升陷汤中去知母加白术。配合小柴胡汤疏肝健脾，益气升提。所以学经方要善司其法，通经理而应万变。

十一、痤疮

案1 黄某，女，22岁。

[初诊] 2013年8月6日。

主诉：面部痤疮半年。

现病史：患者近半年来无明显诱因出现面部痤疮，外院口服中药无效。刻下见面部痤疮，口中和，易汗出，无发热，曾自行用外用药物治疗，效果欠佳。

体格检查：面部散在痤疮，无化脓。舌淡，苔白腻，脉细。

西医诊断：痤疮。

中医诊断：痤疮。

证型：阳明郁热证。

治法：清热解毒。

处方：薏苡附子败酱散合当归赤小豆散加减。生薏苡仁30 g，败酱草30 g，附子 5 g,桔梗 10 g,桃仁 10 g,赤小豆 15 g,当归 10 g,白蒺藜 15 g,甘草 5 g,6剂,日 1 剂。

6 剂后,诸症皆减,调治半个月余而愈。

按语: 面属阳明,痤疮病机当为阳明郁热,治法不出清法,但人体是个整体,局部有热,不见得整体就是热证,通过临床观察可以发现很多患有痤疮的青年女性为寒热错杂,或上热下寒,或局部热、整体寒。该患者面部痤疮,但无口干口苦,表明其热象不显,同时易汗出、苔白腻、脉细,提示里虚。六经辨为厥阴病,薏苡附子败酱散合当归赤小豆散,加桔梗、白蒺藜、桃仁,增大清热祛瘀功效,收到满意疗效。痤疮的病机多为阳明郁热,治法以清利湿热,凉血化瘀为主,但临床绝不可泥于病机而杂投清热凉血之品,应四诊合参,辨明阴阳、表里、寒热、虚实,即临床先辨六经、再辨方证,方证合拍,才能收到良效。

案 2 符某,女,20 岁。

[初诊] 2013 年 3 月 19 日。

主诉: 痤疮频发半个月余。

现病史: 患者半个月来频发痤疮。刻下见脸颊、额头密布痤疮,稍口干、口苦,稍腹胀,纳食一般,大便干结,小便偏黄。

体格检查: 脸颊、额头均密布痤疮,部分疮顶可有小脓点,肺未见异常体征,心率 97 次/分,律齐无杂音,腹平软,无压痛及反跳痛,肠鸣音无亢进,双下肢不肿。舌质红,苔稍厚黄,脉稍数。

西医诊断: 痤疮。

中医诊断: 痤疮。

证型: 热毒内郁证。

治法: 清热解毒。

处方: 五味消毒饮合麻杏石甘汤加减。炙麻黄 10 g,杏仁 10 g,生石膏 30 g,野菊花 25 g,金银花 20 g,蒲公英 20 g,紫花地丁 15 g,白芷 15 g,鱼腥草 30 g,草决明 15 g,丹皮 15 g,赤芍 15 g,生地黄 25 g,甘草 10 g,7 剂,日 1 剂。

[二诊] 2013 年 3 月 26 日。患者痤疮大部分消退,无新发痤疮,纳食一般,口干、口苦缓解,大便黄软,无腹胀,小便稍黄,舌质稍红,苔稍厚微黄,脉稍滑。守上方再服 7 剂。

按语: 本案为痤疮实证,病为新起,热毒内郁肺卫,发于皮肤,因肺主卫、主皮毛,热郁于肺卫,与麻杏石甘汤证之热郁于肺相符合,故以清热解毒的五味消毒饮与麻杏石甘汤合方治疗热毒内郁之痤疮。方中麻黄辛温,开宣肺气,开腠理透散邪气;配伍辛甘大寒之生石膏,其用量倍于麻黄。二药一辛温,一辛寒,相反之中寓有相辅之意,麻黄得石膏,宣肺而不助热,石膏得麻黄,清肺胃热而不凉遏。苦杏仁味苦,降肺气,与麻黄相配则宣降相因。金银花性寒味甘,入肺、胃二经,既解上焦热毒,又解血分热毒,为治疗阳性疮疡之要药。野菊花性微寒,辛开苦降,入肝经,清肝胆之火、中焦之热、气分热结。蒲公英利尿通淋,可泄下焦湿热,配伍紫花地丁,清血分热毒,二者均为治疗疔毒痈疮要药。草决明清热泻火,白芷、鱼腥草消痈排脓。本病初期,多因血热煎熬成瘀血,故予丹皮、赤芍、生地黄清热凉血活血。杨华从肺胃论治痤疮,选用麻杏石甘汤治疗,是对中医"异病同治"理念在临床实践中的有益创新。

十二、荨麻疹

案 邱某,女,49岁。

[初诊] 2010年1月3日。

主诉:皮肤瘙痒8个月。

现病史:患者于2009年5月皮肤瘙痒,出现风团,此消彼长,多家医院就诊,但皮疹及瘙痒未完全消退。刻下见情绪烦躁不安,时时悲伤欲哭,皮肤瘙痒,可见风团,伴有怕热怕冷,感咽中有痰,难以咳出,口苦,时口甜,齿龈出血,睡眠不佳。

查体:体型中等,皮肤可见抓痕、斑片及色素沉着,散在风团,咽无充血。舌淡红,苔白厚,脉沉细。

西医诊断:荨麻疹。

中医诊断:荨麻疹。

证型:湿毒内蕴,营阴暗耗证。

治法:清心除烦,养阴解毒。

处方:甘麦大枣汤合百合地黄汤加减。甘草10 g,浮小麦30 g,大枣10 g,百合15 g,生地黄15 g,黄精15 g,合欢皮15 g,茯神15 g,黄连5 g,金银花15 g,连翘20 g,蒲公英30 g,紫花地丁30 g,徐长卿15 g,香附15 g,小蓟10 g,7剂,日1剂。

[二诊] 2010年1月10日。患者自觉皮肤瘙痒稍有减轻,情绪较前平稳,舌淡红,苔白稍厚,脉沉细。效不更方,继服上方7剂。

[三诊] 2010 年 1 月 17 日。患者自觉病情进一步好转,各项症状减轻,舌脉同上。前方去小蓟、徐长卿,加当归 10 g,阿胶 10 g(烊化),14 剂。

继服 14 剂后症状基本消失。嘱患者清淡饮食,调畅情志,防止复发。

按语：本案患者处于更年期,时烦躁或悲伤欲哭,为妇女脏燥症典型表现,皮肤瘙痒,出风团,苔白厚,脉沉细为体内有湿毒征象,二者相互影响,气机紊乱,病情迁延难愈。法当清心除烦,清热解毒,主以甘麦大枣汤、百合地黄汤及清热解毒中药治疗。方中小麦,取其甘凉之性,补心养肝,益阴除烦,宁心安神;甘草甘平,补养心气,和中缓急;大枣甘温质润,益气和中,润燥缓急;百合清肺泻热;生地黄下血分之瘀热;香附、合欢皮、茯神健脾疏肝,解郁安神;黄精滋阴润肺;金银花、连翘、黄连、蒲公英、紫花地丁等清热解毒;小蓟清热凉血;徐长卿祛风止痒。全方共奏清心除烦,养阴解毒之功。杨华认为该患者为中年女性,营阴暗耗,心神失养,加之体内湿毒,故烦躁不安,悲伤欲哭,二者相互影响,气机紊乱,病情迁延不愈,予以清心除烦,清热解毒,辅以养血、凉血、理气治疗,疾病痊愈。治病需标本兼治,切莫只治其标,而不顾其本。

十三、耳鸣

案 余某,男,59 岁。

[初诊] 2015 年 6 月 22 日。

主诉：耳鸣半年。

现病史：患者半年来不明原因出现两耳耳鸣,曾至耳鼻喉科就诊,经外院检查诊断为神经性耳鸣,予以谷维素、健脑片等药物治疗无效。刻下见耳鸣,自诉声响如蝉,伴头晕心烦,多梦失眠,胃纳差,二便基本正常。

查体：心肺、腹部等查体无特殊。舌淡苔白,脉弦滑。

西医诊断：神经性耳鸣。

中医诊断：耳鸣。

证型：肝郁脾虚,痰扰心神证。

治法：疏肝健脾,化痰安神。

处方：柴胡加龙骨牡蛎汤加减。柴胡 10 g,黄芩 10 g,半夏 10 g,党参 10 g,大黄 3 g,龙骨 20 g,牡蛎 20 g,肉桂 10 g,茯苓 20 g,生姜 3 片,大枣 20 g,7 剂,日 1 剂

[二诊] 2015 年 6 月 28 日。患者体型肥胖,噩梦多,偶有恶心。调整方药为

温胆汤加减。

处方：陈皮10 g,半夏20 g,茯苓20 g,枳实20 g,竹茹10 g,甘草5 g,7剂,日1剂。

[**三诊**] 2015年7月5日。患者耳鸣明显好转,睡眠较好。效不更方,再进15剂。后介绍他人来诊,知已痊愈。

按语：神经性耳鸣西医治疗多效果不佳。该患者初用柴胡加龙骨牡蛎汤无效,乃体质不明之故。患者体胖,皮肤细腻,噩梦恶心,显然是痰湿体质,用温胆汤收效。《灵枢·经脉》云:"胆足少阳之脉……其支者,从耳后入耳中,出走耳前。"《灵枢·经筋》云:"足少阳之筋……其直者,循耳后。"耳鸣一症,与胆关系密切。温胆汤用于治疗胆胃不和,痰热内扰之证。方中半夏燥湿化痰,甘淡微寒之竹茹清胆和胃,清热化痰,二药相配,清胆热,令胆气清肃,胃气顺降,胆胃得和。陈皮理气行滞,燥湿化痰,枳实降气导滞,消痰除痞,乃治痰须治气,气顺则痰消。茯苓渗湿健脾,以杜生痰之源。甘草益气和中,调和诸药。纵观全方,温凉并进,痰浊得去则胆无邪扰,复其宁谧,治清窍闭塞之耳鸣者,得心应手。

十四、鼻渊

案 徐某,男,62岁。

[**初诊**] 2015年2月20日。

主诉：反复喷嚏8年。

现病史：患者8年前出现经常打喷嚏症状,曾在外院诊断为过敏性鼻炎,给予中西药治疗,皆效果不佳。刻下见鼻流清涕,鼻塞,喷嚏连声,多白色稀痰,诉天冷或遇凉风加重,素日不易出汗,胃纳及睡眠一般,二便基本正常。

查体：体型中等,肤色青黑,心肺、腹部等查体无特殊。舌苔水滑,脉象弦滑。

西医诊断：过敏性鼻炎。

中医诊断：鼻渊。

证型：风寒犯肺证。

治法：温肺散寒。

处方：小青龙汤加减。麻黄10 g,桂枝10 g,白芍10 g,干姜10 g,细辛3 g,五味子10 g,附子10 g,半夏10 g,甘草5 g,5剂,日1剂。

[**二诊**] 2015年2月25日。患者症状明显减轻。上方加黄芪30 g,陈皮

10 g,15 剂,日 1 剂。

按语：小青龙汤是《伤寒杂病论》中散寒化饮的方剂,主治咳而微喘,恶寒不渴,呕吐涎沫者。该患者体质强健,鼻涕为水样,痰液稀薄,毅然投以小青龙汤治疗,使多年痼疾霍然而愈。"形寒饮冷则伤肺。"肺主宣发,寒邪犯肺,伤其肺气,宣降失司,肺津不布,聚而为饮,饮滞肺系,为风所引,则发为过敏性鼻炎。方中重用麻黄、桂枝辛温宣散,开畅肺气,上焦得通津液得下,同时发散表邪；干姜、细辛温肺化饮,干姜温运中州,杜绝痰饮化生之源,细辛助麻、桂散寒化饮；附子温补元阳,五味子收敛肺气,又能敛阴生津,白芍和营养血,与五味子同用,防温燥伤阴；半夏燥湿化痰,和胃降逆；炙甘草益气和中,调和辛散酸收之品,使风寒得解,痰饮得化,肺气得宣。

十五、口干

案 黄某,女,53 岁。

[初诊] 2019 年 5 月 8 日。

主诉：反复口干渴、眼干、双腮部肿痛、低热 2 年余。

现病史：患者 2 年前开始反复出现口干渴、眼干、双腮部肿痛、低热等症状,曾到三甲医院就诊,诊断为口眼干燥综合征,用糖皮质激素治疗 1 年余,上症明显缓解,但因糖皮质激素的副作用呈满月脸、双下肢浮肿而停药 2 个月,由于上症加重而到我院就诊。刻下见口干渴,口中黏腻感,眼干,双腮部肿痛,低热,大便干结,小便黄。

查体：生命体征平稳,心肺、腹部查体无特殊。舌红,苔干燥少津,脉细数。

西医诊断：干燥综合征。

中医诊断：口干。

证型：燥热阴虚证。

治法：滋阴润燥。

处方：小柴胡汤合大补阴丸加减。柴胡 15 g,法半夏 10 g,沙参 15 g,黄芩 10 g,龟板 30 g,熟地黄 15 g,黄柏 15 g,知母 15 g,玄参 20 g,连翘 30 g。

治疗 3 周后症状明显缓解。

按语：口眼干燥综合征临床表现为眼干、口干等特征,乃唾液腺、泪腺受免疫损伤所致。本病可单独存在,也可与其他自身免疫病同时存在,后者常见于类风湿关节炎、系统性红斑狼疮等。病变主要累及唾液腺及泪腺,呼吸道、消化道腺体也可受累。患者口干渴、口腔黏膜发黏、眼干、双腮部肿痛、低热、大便干结、舌红、苔干燥少津、脉细数,符合少阳本经证上焦郁火的病机特点,合理运用小柴胡汤合大补阴丸清郁火,疏利三焦,可取得满意疗效。杨华认为口眼干燥综合征属于自身免疫性疾病,是免疫系统对机体发生免疫反应而造成损害引发的疾病。小柴胡汤对机体免疫功能有双向调节作用。大补阴丸中熟地黄滋补真阴,填精益髓,龟板滋阴潜阳,补肾健骨,两药相须搭配补阴固本,滋水亦可制火,共为君药。相火既动,必须加以清降,所以加入黄柏之苦寒降泄;知母味苦性寒质润,既能清泄肺、胃、肾三经之火热,又能滋补三经之阴。两方合用切合病机,可取良效。

十六、口疮

案 杨某,女,28岁。

[初诊] 2015年1月6日。

主诉:口腔溃疡2个月。

现病史:患者2个月前出现口腔溃疡,服牛黄解毒片无效。刻下见口腔溃疡,局部疼痛,甚至张口困难,少许口干苦,纳眠稍差,大便偏稀,小便清。

查体:体质健壮,唇红,咽喉红,口腔及舌有多块大小不等之溃疡,心肺腹查体无特殊。舌红,脉滑数有力。

西医诊断:口腔溃疡。

中医诊断:口疮。

证型:寒热错杂证。

治法:平调寒热。

处方:泻心汤合四逆汤加减。大黄10g,黄连5g,黄芩15g,干姜10g,附子5g,甘草10g,大枣20g,5剂,日1剂。

[二诊] 2015年1月11日。患者大便稀薄,溃疡好转,前方再服5剂,5日后痊愈。

按语:口腔溃疡虽为小疾却非常痛苦,经方甘草泻心汤对于寒热交杂,久治不愈,体质虚弱和脾胃虚弱者有良效。然此患者体质强健,虽久治不愈却火热尤甚,故用泻心汤合四逆汤合方治疗。方中黄连、黄芩苦寒泻心火,清邪热,除邪以安正;大黄逐瘀通腑泄热,唐容川说:"方名泻心,实则泻胃,胃气下泄,则心火有所消导,而胃中之热气,亦不上壅,斯气顺而血不逆矣。"附子、干姜大辛大热,相须为用,温里回阳,以其温热之性,制泻心汤之苦寒,避免折伤中阳;大枣甘温益气,以补脾虚;甘草补脾和中,调和诸药。诸药相伍,寒热平调,胃气降、心火消,则口疮可愈。中医把口疮分为实火和虚火。实火之人多为青壮年,体格健壮,病程较短;虚火之人多为中老年、女性,病程长,病情迁延难愈。复发性口疮主要病因当属虚火,常从脾胃论治,采用补脾清胃,清热解毒,平调寒热之法,脾气足则运化正常,气血充足调和,胃火得降,心火得泻,口疮不再复发。

十七、喉痹

案 李某,男,43岁。

[初诊] 2015年1月16日。

主诉:咽痒、干咳1个月。

现病史:患者1个月前开始出现咽痒、干咳,曾服六神丸无效。后伴有胸闷症状,查胸片无异常。刻下见咽喉干痒,干咳,严重时声音嘶哑,遇烟味刺激易发作,时有胸闷,饮食、睡眠可,二便基本正常。

查体:咽喉充血,可见滤泡增生。舌淡红,苔白,脉滑。

西医诊断:慢性咽炎。

中医诊断:喉痹。

证型:痰热互结证。

治法:清热化痰利咽。

处方:桔梗甘草汤合半夏厚朴汤加减。桔梗10 g,甘草6 g,半夏10 g,厚朴10 g,茯苓12 g,苏梗10 g,连翘20 g,栀子10 g,4剂,日1剂。

[二诊] 2015年1月20日。患者诸症缓解,继续服药7剂后,诸证顿消。

按语:本案患者因外感风邪、热邪,邪热侵袭,致肺阴亏损,阴虚生内热,又因素体脾虚,中焦运化无力,痰湿气滞,津液输布不畅,痰湿与邪热相合,津液不能上承咽喉,故见咽干。结合舌脉,辨为痰热互结证。方中桔梗宣肺祛痰,利咽排脓,甘草补脾益气,清热解毒,祛痰止咳,半夏化痰散结,厚朴下气除满,茯苓健脾渗湿,痰气并治,湿去则痰无由生,苏梗行气宽中,宣通郁结之气,连翘、栀子清热解毒,消肿利咽,气顺痰消,津液输布复常,则咽部不适、胸闷等诸症皆安。桔梗甘草汤是《伤寒杂病论》中治疗咽痛之祖方。半夏厚朴汤为《金匮要略》治疗梅核气之方,对于咽喉有异物感有良效。杨华经验,此两方结合对于咽喉类疾病、喉源性咳嗽,有迅速消除症状的效果。

十八、口臭

案 王某,女,42岁。

[初诊] 2019年5月22日。

主诉:口臭伴磨牙半年。

现病史:患者半年来半夜12点左右开始磨牙,白天口臭难闻,曾至多家医院就诊于口腔科、内科,但治疗效果欠佳。刻下见口臭,夜间磨牙,夜间12点左右磨牙明显,口干、口渴、口苦,睡眠一般,大便干结,小便黄。

查体:生命体征平稳,心肺腹查体无特殊。舌红,苔黄偏腻,脉滑。

西医诊断:口臭。

中医诊断:口臭。

证型:中焦湿热证。

治法:清热利湿。

处方:小柴胡汤加减。柴胡20 g,制半夏10 g,黄芩15 g,太子参25 g,甘草10 g,大枣10 g,生姜10 g,生石膏40 g,7剂,日1剂。

治疗1周后上症明显缓解。

按语:本案患者因少阳经气不降,阳明胃气上逆,故见口干、口臭、夜间磨牙;少阳胆火亢旺,胆汁上犯于口,故见口苦。今有"口苦、咽干"两症,余少阳诸症不必悉俱,可予小柴胡汤和解少阳。方中柴胡轻扬疏肝解郁,黄芩苦降,清泄胆热,一升一降,疏泄肝胆;柴胡推陈出新,黄芩主治诸热,柴、芩合用,能解少阳半表半里之邪;太子参、半夏、甘草、姜、枣是脾胃药,太子参、甘草甘味益脾,半夏和胃降逆,祛痰止呕,姜、枣养胃和营;磨牙大多是胃腑热燥,加生石膏入阳明胃经,清热泻火。诸药合用,清泄少阳之邪,阳明胃气顺降,胃火得清,诸症皆平。磨牙、口干渴、口臭、口苦是阳明实火的表现,到晚上12点左右出现是阴阳不相顺接的表现,合理运用小柴胡汤疏利三焦,调理枢机,顺接阴阳,可取得满意疗效。杨华强调,临床上治疗某些时间节点特征的疾病,要重视小柴胡汤及其类方疏利三焦,调节阴阳的作用,如仲景在《伤寒杂病论》第58条所云:"凡病,若发汗、若吐、若下、若亡血、亡津液,阴阳自和者,必自愈。"

第八节　肢体经络病证医案

一、面瘫

案　林某,男,58岁。

[初诊] 2015年3月4日。

主诉：口角歪斜间作20年。

现病史：患者20年前第1次出现口角歪斜,诊断为面瘫,经针灸治疗完全恢复。5年前因感受风寒后再次出现面瘫,经用中药和针灸治疗后仍遗留左侧口角歪斜,右前额纹变浅。2个月前因工作疲劳出现第3次同侧面瘫,综合治疗半个月疗效欠佳而转到我院。刻下见面萎黄不华,少气懒言,面部麻木感,畏风、出汗、疲乏,纳眠一般,二便尚可。

查体：生命体征平稳,口角向左侧歪斜,右侧眼裂扩大、额皱纹消失,面部感觉减退,心肺腹查体无特殊,四肢神经系统检查无异常。舌淡红,苔薄白,脉缓无力。

西医诊断：面瘫。

中医诊断：面瘫。

证型：气虚血痹证。

治法：益气活血。

处方：黄芪桂枝五物汤加葛根合牵正散加减。黄芪30 g,桂枝15 g,赤芍15 g,生姜10 g,大枣10 g,葛根50 g,白附子10 g,僵蚕15 g,全蝎5 g,14剂,日1次。并施针灸,针刺阳白、承浆、下关、地仓、颊车等穴。

治疗20日后患者左口角歪斜、右眼裂扩大均恢复正常,右面部麻木感消失,面色有华,畏风、出汗、疲乏明显改善,精力较前明显充沛。

按语：《金匮要略·血痹虚劳病脉证并治》云："血痹,阴阳俱微,寸口关上微,尺中小紧,外证身体不仁,如风痹状,黄芪桂枝五物汤主之。"本案证属太阴中风血痹,以黄芪桂枝五物汤为主方,配合牵正散。牵正散出自《杨氏家藏方》,为治风剂,具有祛风化痰,通络止痉的功效。方中白附子辛温燥烈,入阳明经而走头面,以祛风化痰,尤其善散头面之风,为君。全蝎、僵蚕均能祛风止痉,其中全蝎长于通络,僵蚕且能化痰,合用既助君药祛风化痰,又能通络止痉,共为臣药。两方合用切合病机,则效如桴鼓。杨华强调,黄芪桂枝五物汤是以辛为主,去掉甘草,加重生姜,生姜配桂枝是以辛发散为主,用于血痹表上风寒不解或表上废水增多时。桂枝加黄芪汤以甘药为主,保留了甘草,黄芪甘温用量五两,是以甘养为主。黄芪配生姜功效为解表散寒,养血除痹,温中化饮。黄芪既能甘温补益,又能发散湿气,生姜既能输布津液,又能解表除湿。

二、痹证

案1 符某,男,32岁。

[初诊] 2014年3月11日。

主诉: 双足跟痛3个月。

现病史: 患者3个月前出现双足跟痛,曾在当地医院行双足X线检查未见异常。未予治疗,症状逐渐加重。刻下见双足跟痛,局部用力时加重,无腰痛,小便正常,大便偏干。

查体: 精神可,体形稍胖,双足跟轻压痛。舌红,苔白中带黄腻,脉弦细。

西医诊断: 足跟痛。

中医诊断: 痹证。

证型: 肝肾不足证。

治法: 补益肝肾,活血止痛。

处方: 六味地黄汤合青娥丸加减。熟地黄20 g,补骨脂15 g,大枣皮15 g,骨碎补20 g,牛膝15 g,狗脊20 g,枸杞子15 g,独活20 g,蜈蚣2条,7剂,日1剂。

[二诊] 2014年3月18日。患者服上方后,症状缓解不明显,查舌脉同前。上方去枸杞子,加土鳖虫10 g,黄芪30 g,鹿角霜30 g,7剂。

[三诊] 2014年3月25日。患者足跟疼痛消失,感左小腿时有酸胀。上方去蜈蚣,加薏苡仁30 g,厚朴20 g,继服7剂,病痊愈。

处方: 熟地黄20 g,补骨脂15 g,大枣皮15 g,骨碎补20 g,牛膝15 g,狗脊20 g,黄芪30 g,独活20 g,土鳖虫10 g,鹿角霜30 g,薏苡仁30 g,厚朴20 g,7剂,日1剂。

按语: 痹证与外感风、寒、湿、热之邪和人体正气不足有关。风、寒、湿邪气,在卫气虚弱时容易侵入而致病。汗出当风、坐卧湿地、涉水冒雨等,均可使风、寒、湿邪气侵入机体经络，留于关节，导致经脉气血闭阻不通，不通则痛，若素体阳盛或阴虚火旺，复感风寒湿邪，邪从热化或感受热邪，留注关节，则为热痹。总之，风、寒、湿、热之邪侵入机体，痹阻关节肌肉筋络，导致气血闭阻不通，筋脉关节失于濡养产生本病。本案患者素体肝肾不足，外感风湿，发为痹证，见双足跟痛；舌红、脉弦细是肝肾不足之症，苔白中带黄腻，提示体内有痰湿，故治以补肝肾，祛风湿，辅以活血止痛。方中熟地黄滋阴补肾，填精益髓，大枣皮养肝肾而涩精，补骨脂补肾益精，助阳散寒，骨碎补补肾活血，牛膝补肝肾，强筋骨，活血祛瘀，狗脊补肝肾，强腰膝，祛风湿，枸杞子滋补肝肾，独活祛风湿，蜈蚣通络止痛。诸药配伍，共奏滋补肝肾，祛风湿，活血止痛之功。痹证一证，需辨证施治，而非偏用一法，除祛风、散寒、除湿外，主张用活血化瘀法及重用虫类药物以活血通络，病程日久应辅以补益气血，补养肝肾等治法，虚实兼顾，标本并治。

案 2　田某，女，50 岁。

[初诊] 2014 年 5 月 16 日。

主诉：全身骨关节痛 2 年余。

现病史：患者近 2 年无明显诱因下出现全身关节痛，X 线检查提示双侧膝关节退行性病变，红细胞沉降率正常，类风湿因子阴性。刻下见全身关节痛，以膝关节为甚，关节无明显肿胀、晨僵，疼痛受凉后加重，无发热，纳眠一般，二便正常。

查体：生命体征平稳，双膝关节轻压痛，无红肿，活动稍受限。舌淡胖，苔薄白，脉沉细。

西医诊断：多发性关节炎。

中医诊断：痹证。

证型：肝肾不足证。

治法：祛风寒，补肝肾。

处方：独活寄生汤加减。独活 10 g，桑寄生 10 g，当归 15 g，川芎 6 g，生地黄 15 g，白芍 20 g，怀牛膝 15 g，杜仲 20 g，补骨脂 20 g，秦艽 10 g，威灵仙 10 g，鸡血藤 15 g，酸枣仁 20 g，山药 30 g，细辛 5 g，炙甘草 5 g，7 剂，日 1 剂。

[二诊] 2014 年 5 月 23 日。患者关节痛减轻，睡眠好转，苔薄白，脉沉细。上方去生地黄，加熟地黄 15 g。

处方：独活 10 g，桑寄生 10 g，当归 15 g，川芎 6 g，熟地黄 15 g，白芍 20 g，怀牛膝 15 g，杜仲 20 g，补骨脂 20 g，秦艽 10 g，威灵仙 10 g，鸡血藤 15 g，酸枣仁

20 g,山药 30 g,细辛 5 g,炙甘草 5 g,7 剂,日 1 剂。

[三诊] 2014 年 5 月 30 日。患者关节痛基本缓解,精神、睡眠改善,继以上方加黄芪 20 g,广木香 10 g,以巩固疗效,并嘱避风寒,适当运动。

处方: 独活 10 g,桑寄生 10 g,当归 15 g,川芎 6 g,熟地黄 15 g,白芍 20 g,怀牛膝 15 g,杜仲 20 g,补骨脂 20 g,秦艽 10 g,威灵仙 10 g,鸡血藤 15 g,酸枣仁 20 g,山药 30 g,细辛 5 g,炙甘草 5 g,黄芪 20 g,广木香 10 g,7 剂,日 1 剂。

按语: 患者感受风、寒、湿邪,发为痹证,而出现关节痛。患者年龄较大,肝肾不足,其脉沉细亦是肝肾不足的表现。治以祛风寒,固肾气,同时还应补益肝肾,补益气血。方中独活辛苦微温,善治伏风,长于祛下焦风寒湿邪而除痹痛,细辛发散阴经风寒,搜剔筋骨风湿;秦艽祛风胜湿,威灵仙祛风湿,舒经络,止痹痛,桑寄生、牛膝、杜仲补肝肾,祛风湿,壮筋骨,当归、白芍、生地黄、川芎、酸枣仁养血活血,鸡血藤行血补血,舒经活络,寓"治风先止血,血行风自灭"之意,补骨脂补肾益精,助阳散寒,山药补脾益肾,炙甘草补脾和中,调和诸药。全方以祛邪蠲痹为主,辅以补益肝肾气血之品,邪正兼顾,祛邪不伤正,扶正不留邪。痹证与外感风、寒、湿、热之邪和人体正气不足有关。风、寒、湿、热之邪侵入机体,痹阻关节肌肉筋络,导致气血闭阻不通,筋脉关节失于濡养产生本病。年老患者常常伴有肝肾不足,治标时勿忘其本虚,以防复发。

案 3 陈某,女,65 岁。

[初诊] 2013 年 3 月 26 日。

主诉: 反复头晕 1 年余。

现病史: 患者 1 年前始发头晕,此后类似症状间断发作,曾查颈椎 CT 提示颈椎病,经中西医治疗,症状仍时有发作。刻下见头晕,体位变动头晕加重,颈项僵硬感,右手麻木,纳食稍差,睡眠一般,二便调。

体格检查: 心肺未见异常体征,腹平软,无压痛及反跳痛,肠鸣音无亢进,双下肢不肿。舌质淡红,苔白稍厚,脉弦。颈椎 CT 示 $C_3 \sim C_4$、$C_4 \sim C_5$、$C_5 \sim C_6$ 椎间盘突出。

西医诊断: 颈椎病。

中医诊断: 痹证。

证型: 经络气血瘀滞,营卫不和证。

治法: 活血通络,和营通痹。

处方: 桂枝加葛根汤加减。桂枝 15 g,白芍 10 g,炙甘草 10 g,生姜 5 g,大枣

10 g,葛根 60 g,姜黄 10 g,木瓜 15 g,威灵仙 10 g,鸡血藤 30 g,丹参 15 g,7 剂,日 1 剂。

[二诊] 2013 年 4 月 2 日。患者头晕缓解,颈项僵硬感消失,偶有右手轻微麻木,纳食改善,睡眠一般,二便调,舌质淡红,苔白,脉稍弦。守初诊方再服 3 剂。

按语:颈椎病属中医"痹证""肩颈痛"等范畴。本案患者因正气不足,营卫失调,腠理疏松,汗出当风,外邪入体,流窜全身,流注关节,发为痹证。"由血气虚,则受风湿,而成此病。"《伤寒杂病论·辨太阳病脉证并治》言:"太阳病,项背强几几,反汗出恶风者,桂枝加葛根汤主之。"现代常用该方治疗项背强紧、肌肉僵硬颈型颈椎病。方中桂枝辛温,入血分,具有温阳化气,通利血脉的作用,合甘缓补益之炙甘草,则辛甘化阳;白芍性微寒,味酸、苦,《神农本草经》记载其具有"主邪气腹痛,除血痹,破坚积"等功效,亦入血脉,合甘草酸甘化阴;生姜开胃,助桂枝发汗,大枣养血,生化汗源。《神农本草经》言葛根"主消渴,身大热,诸痹,解肌发表",桂枝加葛根汤具有舒筋活络,祛风止痛,温阳散寒之效。姜黄破血行气止痛,丹参活血祛瘀止痛,鸡血藤行血补血,舒经活络,威灵仙祛风湿,舒经络,止痹痛,木瓜舒筋活络。诸药合用,和气血,调阴阳,通筋脉,标本同治,内外兼顾。颈椎病可归于中医痹证范畴,辨证为经络气血瘀滞,营卫不和证者,常用桂枝加葛根汤活血通络,和营通痹;常加用活血驱风通络之品,如鸡血藤、丹参、木瓜、威灵仙、姜黄等。

案 4 黄某,女,67 岁。

[初诊] 2022 年 11 月 4 日。

主诉:颈肩僵痛不适 3 个月。

现病史:患者 3 个月前劳累后出现颈肩僵痛不适,曾在当地医院诊断为神经根型颈椎病,给予口服及外用药,但效果欠佳。刻下见颈肩僵痛不适,前额痛,头晕,反胃,手麻,右肩活动受限,怕风冷,手凉手潮,纳一般,大便成形,小便调,眠欠佳。

体格检查:颈肩部压痛,活动稍受限。舌淡紫,苔白厚,脉细微。

西医诊断:神经根型颈椎病。

中医诊断:痹证。

证型:风寒血虚证。

治法:祛风散寒,温阳活血。

处方： 黄芪桂枝五物汤加减。黄芪 50 g,桂枝 15 g,赤芍 15 g,生姜 30 g,大枣 20 g,当归 30 g,丹参 30 g,鸡血藤 30 g,生地黄 30 g,姜黄 10 g,羌活 15 g,凤仙透骨草 30 g,14 剂,日 1 剂。

[二诊] 2022 年 11 月 18 日。患者诉药后诸症改善,上方续进 7 剂。

按语： 患者以颈肩僵痛不适,前额痛,头晕反胃,手麻,右肩活动受限,怕风冷,手凉手潮为主诉,四诊合参,辨为表有风寒困束,里位血虚痹阻。予黄芪桂枝五物汤,乃治血痹名方,可益气温经,和血通痹,是外感风邪而致血痹的常用方。以肌肤麻木不仁,肢节疼痛,或汗出恶风,脉微为辨证要点。痹有闭阻不通之意,古医说：痹在骨则增生,在于脉则血凝而痛,在于筋则屈不伸,在于肉则麻木不仁。所以血痹,是邪入血中,痹在筋脉与肉的一种疾病。治疗需攘外除风,安内补气血,和阴阳。上下肢麻木疼痛、心脑血管病、中风后遗症等见有肢体麻木疼痛,属气虚血滞,微感风邪者,均是其治疗范畴。当以血痹为所急所苦时,需加营血大药生姜。黄芪桂枝五物汤中倍用生姜至六两,固护津血,养血除痹是它的重要功效。本方合用当归、丹参、鸡血藤、生地黄、姜黄等养血活血之药,配合羌活、凤仙透骨草搜风剔络,全方共奏祛风散寒,温阳活血之佳效。凤仙透骨草辛散温通,能散风除湿,通行气血。《本草正》谓其"善透骨通窍",为治疗痹痛之常用药物,凡风、寒、湿邪闭阻肌肉关节所致痹证疼痛均可应用。因本品善能通经络,透达关节,止痛力强,故亦常作伤科疗伤止痛之用,以散瘀止痛。它的作用体现在一个"透"字,能透入筋骨,把关节中的寒气以及风邪、湿邪透散出去。透骨草以祛风散寒除湿为主,加上当归、丹参补血活血,使气血通畅,关节既不受邪气所扰,又能受到气血滋润,一举多得。凤仙透骨草配羌活、鸡血藤、姜黄,能祛风活络,凤仙透骨草尚有活血止痛作用,姜黄走肢臂而利关节。诸药合用,增强祛风活络止痛之功,适用于风湿兼有血瘀之四肢麻木疼痛。

三、胸痛

案 赵某,男,50 岁。

[初诊] 2013 年 7 月 23 日。

主诉： 右上胸部发作性疼痛 2 周。

现病史： 患者 2 周前出现胸右上部胀痛,曾自贴膏药治疗,无缓解,于今日来诊。刻下见胸右上部胀痛,时作时止,每次发作数秒至十余秒,无胸闷,无气短,无咳嗽,纳食稍差,睡眠稍差,二便调。

体格检查：血压正常，胸廓无挤压痛，心肺未见异常体征，腹平软，无压痛及反跳痛，肠鸣音稍亢进，双下肢不肿。舌质淡红，苔薄黄，脉弦细。心电图未见异常。

西医诊断：肋间神经痛。

中医诊断：胸痛。

证型：气滞血瘀证。

治法：理气活血止痛。

处方：四逆散加减。柴胡10 g，枳壳15 g，白芍10 g，甘草10 g，延胡索20 g，郁金15 g，瓜蒌20 g，香附20 g，山楂15 g，莱菔子15 g，7剂，日1剂。

[二诊] 2013年7月30日。患者胸右上部胀痛缓解，无胸闷，无气短，无咳嗽，纳食改善，睡眠稍差，二便调，舌质淡红，苔薄白，脉弦细。守上方4剂。

按语：肋间神经痛根据其临床表现当属于中医学"胁痛"范畴。胁痛是以一侧或两侧胁肋疼痛为主要表现的病症。《素问·缪刺论》云："邪客于足少阳之络，令人胁痛不得息。"肝居胁下，其经脉布于两胁，胆附于肝，与肝呈表里关系，其脉亦循于胁，故胁痛之病，主要责于肝、胆。本案患者情志不畅致肝气郁结，经络不通，不通则痛，故发为胁痛；气滞日久，血行不畅，应治以理气活血为法，方选四逆散加活血止痛药。方中柴胡入肝胆经，升发阳气，疏肝解郁，透邪外出，白芍敛阴养血柔肝，枳壳理气宽中，与柴胡为伍，一升一降，加强疏畅气机之功，并奏升清降浊之效，与白芍相配，又能理气和血，使气血调和。甘草调和诸药，益脾和中。延胡索、郁金、香附活血行气止痛，瓜蒌清肺化痰，以利胸膈，山楂、莱菔子消食和胃，使脾运健旺，生血有源，肝有所藏。全方配伍，气机调畅，瘀血消散，则疼痛自除。本病案之胁痛为局部经络气滞血瘀，不通则痛，治疗以活血化瘀止痛为主。方选四逆散加止痛作用明显的延胡索、郁金等药物，气滞散，瘀血消，血络通，疼痛自止。

四、蛇串疮疼痛

案 崔某，女，87岁。

[初诊] 2014年11月14日。

主诉：背部疼痛反复3个月。

现病史：患者3个月前患蛇串疮至今，曾多处求医，中西医结合治疗，剧痛难忍终不能获效。刻下见神疲，表情痛苦，右侧背部多发疱疹，疼痛难忍，纳少，睡眠差,大便秘结,小便尚可。

体格检查：右侧背部靠中线肤色暗红,局部有凹陷结痂。舌质暗,苔黄厚,脉弦细。

西医诊断：带状疱疹后遗症。

中医诊断：蛇串疮。

证型：气滞血瘀证。

治法：活血祛瘀,行气止痛。

处方：血府逐瘀汤加减。黄芪 60 g,桃仁 10 g,红花 10 g,当归 10 g,川芎 15 g,赤芍 10 g,生地黄 15 g,柴胡 15 g,枳壳 10 g,地龙 10 g,桔梗 10 g,甘草 10 g,地鳖虫 10 g,延胡索 20 g。7 剂,日 1 剂,并采用局部针刺放血,随后拔火罐 10 分钟,隔日 1 次。

按语：此患者年事已高,观前医治法仍按热毒未清来治之。笔者纵观诸证,属余邪未尽,阻滞于经络气血之间,表现在局部肌肤之上,采用活血祛瘀,行气止痛之血府逐瘀汤加减,结合针刺放血、拔火罐立起沉疴。本案患者因气血亏虚,正气不足以抗邪外出,导致余邪留滞经络,气血不畅,不通则痛,或因妄用苦寒,苦而化燥,燥而伤阴,导致津液不足,失于濡润,不荣则痛。带状疱疹后遗神经痛多为虚实夹杂,气血同病。治以活血养血,化瘀解毒为法。血府逐瘀汤以桃红四物汤合四逆散加减化裁而成,方中红花、川芎、桃仁、牛膝行血之瘀滞,桔梗、枳壳、柴胡行气之郁结,当归、生地黄滋阴补血,同时防止活血必耗血之弊。赤芍、甘草酸甘化阴,又可凉血散瘀止痛。地龙、土鳖虫等虫类药祛风通络止痛,延胡索活血行气止痛。诸药合用,使瘀血得消,气血畅通,通则不痛。同时,中医外治法如针刺放血、拔火罐等,可通经脉,调理气血,通过调整脏腑功能及大脑神经中枢的反馈调节,迅速阻断对神经的进一步损害,疏通局部静脉,保持营卫通畅。针药并用,可取良效。

参 考 文 献

[1] (汉)张仲景.伤寒论[M].北京：人民卫生出版社,2012.
[2] (汉)张仲景.金匮要略[M].北京：人民卫生出版社,2012.
[3] (南北朝)陈延之.小品方[M].北京：中国中医药出版社,1995.
[4] (宋)杨士瀛.医学全书[M].北京：中国中医药出版社,2006.
[5] (明)王肯堂.证治准绳[M].北京：中国中医药出版社,1997.
[6] (明)张介宾.景岳全书[M].天津：天津科学技术出版社,2015.
[7] (清)叶天士.临证指南医案[M].北京：人民卫生出版社,2011.
[8] 张锡纯.医学衷中参西录[M].北京：中国中医药出版社,2009.
[9] 许家栋.经方探源[M].北京：人民卫生出版社,2020.
[10] 周贤,许乐思,邢颖,等.叶天士上下交病治其中辨治思想探析[J].中国中医基础医学杂志,2016,22(7)：893-894.
[11] 洪丹,程亚伟,杨华.杨华教授治疗脾胃病的学术思想和经验简介[J].中国医药导报,2018,15(16)：89-92,96.
[12] 陈楠楠,蒙传鹏,郭华."上下交病治其中"理论来源与《伤寒杂病论》[J].环球中医药,2019,12(9)：1328-1332.
[13] 谌子诺,王阶,张振鹏.《金匮要略》水气病篇"气分"探析及临床辨治[J].中华中医药杂志,2020,35(6)：2742-2744.
[14] 黄秋霞,桑红灵.从水与气的关系探析《金匮要略》水气病[J].中国中医基础医学杂志,2020,26(6)：721-722,725.
[15] 林道斌,杨振宇,张明,等.基于"上下交病,治其中"探讨2型糖尿病和动脉粥样硬化共病的中医辨治[J].环球中医药,2024,17(6)：1140-1143.
[16] 林道斌,张明.杨华教授从肝论治心衰胸腔积液理论探析[J].中医药学报,2024,52(7)：52-55.